En nu online ...

Sibrenne Wagenaar
Joitske Hulsebosch

En nu online ...

Sociale media voor professionals, organisaties en trainers

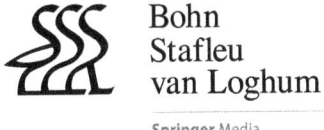
Bohn
Stafleu
van Loghum
Springer Media

Houten 2013

ISBN 978-90-313-9745-7

© Bohn Stafleu van Loghum, onderdeel van Springer Media 2013
Alle rechten voorbehouden. Niets uit deze uitgave mag worden verveelvoudigd, opgeslagen in een geautomatiseerd gegevensbestand, of openbaar gemaakt, in enige vorm of op enige wijze, hetzij elektronisch, mechanisch, door fotokopieën of opnamen, hetzij op enige andere manier, zonder voorafgaande schriftelijke toestemming van de uitgever.

Voor zover het maken van kopieën uit deze uitgave is toegestaan op grond van artikel 16b Auteurswet j° het Besluit van 20 juni 1974, Stb. 351, zoals gewijzigd bij het Besluit van 23 augustus 1985, Stb. 471 en artikel 17 Auteurswet, dient men de daarvoor wettelijk verschuldigde vergoedingen te voldoen aan de Stichting Reprorecht (Postbus 3060, 2130 KB Hoofddorp). Voor het overnemen van (een) gedeelte(n) uit deze uitgave in bloemlezingen, readers en andere compilatiewerken (artikel 16 Auteurswet) dient men zich tot de uitgever te wenden.

Samensteller(s) en uitgever zijn zich volledig bewust van hun taak een betrouwbare uitgave te verzorgen. Niettemin kunnen zij geen aansprakelijkheid aanvaarden voor drukfouten en andere onjuistheden die eventueel in deze uitgave voorkomen.

NUR 807
Serie: HRD-fonds
Eindredactie: Olga Koppenhagen, Voorburg
Ontwerp omslag: hAAi ontwerpbureau, Rotterdam
Ontwerp binnenwerk: Studio Bassa, Culemborg
Automatische opmaak: Crest Premedia Solutions (P) Ltd, Pune, India

Springer Media BV
Het Spoor 2
Postbus 246
3990 GA Houten

www.springermedia.nl

Inhoud

1	**Introductie**	1
1.1	Waar gaat het boek wel en niet over?	3
1.2	Voor wie is het boek bedoeld?	4
1.3	Wat zijn sociale media?	5
1.4	Sociale media en web2.0-tools	6
1.5	Kenmerkende socialemediatools	6
1.6	Opbouw van het boek	11
1.7	Leeswijzer	12
1.8	Ten slotte	13

Deel 1 Aan de slag met sociale media als professional

2	**Online professionaliseren**	17
2.1	Informeel leren in verbinding	19
2.2	Trends in het werk van professionals	20
2.3	Generatieverschillen	22
2.4	Van informatie zoeken tot personal branding	24
2.5	Efficiënter worden in je werk	26
3	**Een strategie ontwikkelen**	27
3.1	Experimenteren met tools	28
3.2	Het doel van werken met sociale media	29
3.3	Een socialemediastrategie in de praktijk	30
3.4	Nadelen en valkuilen van sociale media	42
4	**Sociale media inpassen in je werk**	45
4.1	Ontwikkelen van routines	47
4.2	Een bursty werkstijl	48
4.3	Bekwaamheden voor leren met sociale media	49
4.4	Privégebruik en professioneel gebruik	53
4.5	Afsluiting deel 1: Sociale media veranderen het leren en samenwerken van professionals	54
4.6	Tips & Tools bij deel 1: Sociale media voor professionalisering	56

Deel 2 Aan de slag met sociale media in teams en organisaties

5	**Op weg naar organisatie2.0**	73
5.1	Wat gebeurt er al in organisaties?	75
5.2	Functies van sociale media in een organisatie	77
5.3	Wat kunnen sociale media de organisatie opleveren?	81
5.4	Wat is een organisatie2.0?	81
5.5	Generatieverschillen en sociale media	83

6	**Introduceren van sociale media in de organisatie**	85
6.1	Ontwerpen van een socialemediastrategie	86
6.2	Implementeren van een socialemediastrategie: vragen en tips	90
6.3	Wanneer kun je beter niet investeren in sociale media?	94
6.4	Sociale media op de agenda van de organisatie zetten	96
6.5	Veiligheid, valkuilen en controle	97
7	**Sociale media voor collectief leren**	101
7.1	Sociale media en kennis delen: een aantal voorbeelden	102
7.2	Stimuleren van een open organisatiecultuur	107
7.3	Rol van de manager2.0	108
7.4	Tien tips bij het gebruik van sociale media voor kennis delen	109
8	**Online samenwerken in teams**	113
8.1	Virtuele en niet-virtuele teams	117
8.2	De rol van de 'tech steward'	119
8.3	Groepsdynamiek in een virtueel team	120
8.4	De keuze van webtools	122
8.5	Het introduceren van tools voor virtuele teams in 7 stappen	123
8.6	Het lerende team	125
8.7	De grenzeloze facilitator	126
8.8	Ontwerpen voor teamleren	127
8.9	Specifieke interventies bij teams	129
8.10	Afsluiting deel 2: Sociale media beïnvloeden het leren en samenwerken in organisaties	130
8.11	Tips & Tools bij deel 2: Sociale media in organisaties	132

Deel 3 Aan de slag met online faciliteren

9	**Online leren**	145
9.1	Een voorbeeld van een online-leertraject	147
9.2	Stimuleren van sociaal leren	148
9.3	Sociale media als stimulans voor formeel en informeel leren	150
9.4	E-learning en online leren	153
9.5	De meerwaarde van online leren	154
9.6	Mobiel leren	154
10	**Voorbeelden van leerinterventies**	157
10.1	Online-leernetwerken en -community's	158
10.2	Het starten van een succesvolle community	160
10.3	Community's rond socialemediaservices: Twitter, Flickr en Blogging	162
10.4	Online-workshops	166
10.5	Conferentie2.0 en webconferenties	168
10.6	E-coaching	174
10.7	Online gaming of serious gaming	174

11	**Ontwerpen van online-leerprocessen**	177
11.1	Ontwerpstappen voor het inrichten van online leren	180
12	**De rol van de online-trainer**	199
12.1	Van face-to-face naar online faciliteren	201
12.2	Activiteiten en vaardigheden voor online faciliteren	203
12.3	Verschillende rollen in een online-leeromgeving	205
12.4	Faciliteren van de overgangen face-to-face en online	208
12.5	Stimuleren van online-activiteit	208
12.6	Wat te doen als…?	210
12.7	Afsluiting deel 3: Sociale media veranderen het faciliteren van leren	213
12.8	Tips & Tools bij deel 3: Faciliteren van online leren	214
	Over de auteurs	227
	Overzicht van links	231

Dankwoord

Voor je ligt de tweede druk. In april 2007 zijn we begonnen met het schrijven van de eerste versie. Na een tijd met meer en minder intensieve schrijfperiodes, met boeiende gesprekken om praktijkverhalen te horen, met fasen van feedback verzamelen en met het ontwikkelen van nieuwe inzichten, mede door het lezen van een blogpost, lezen van een boek of het werken met professionals in onze praktijk, lag het boek er eind 2010. Het thema ontwikkelt zich voortdurend. In twee jaar tijd zijn er weer nieuwe inzichten bijgekomen en nieuwe tools met potentie voor leren en veranderen. Die hebben we in deze druk meegenomen. Tevens hebben we feedback van onze lezers ter harte genomen waardoor sommige delen zijn aangescherpt en voorbeelden toegevoegd.

Iedereen die een bijdrage heeft geleverd aan ons denken over het gebruik van sociale media in leerprocessen willen we heel hartelijk bedanken. Angelica Senders, Anita Smit, Anne-Marie Heemskerk, Catharinus Doornbos, Davied van Berlo, Godfried Knipscheer, Ina Nieborg, Jan-Jaap in de Maur, John Smith, Josien Kapma, Maarten Boers, Martin Kloos, Menno Lanting, Nancy White, Rob Coers, Rob Oele, Simon Koolwijk: dank jullie wel voor het met ons delen van jullie praktijkervaringen.

Elmine Wijnia, Josien Kapma, Laurent Umans, Maaike Smit, Ria van Dinteren, Russell Kerkhoven en Simon Koolwijk: jullie hebben onze eerste opzetten van dit boek gelezen en met jullie waardevolle feedback hebben jullie ons nieuwe energie en richting gegeven. We hebben dat heel erg gewaardeerd! En Ans Grotendorst, jou willen we graag in het bijzonder bedanken voor je meedenken vanaf het begin en de zeer zorgvuldige feedback die je hebt gegeven gedurende ons schrijfproces. Je geloof in de waarde van sociale media voor leerprocessen en de manier waarop wij dit hebben beschreven heeft ons heel veel goed gedaan en heeft zeker bijgedragen aan het uiteindelijke resultaat zoals dat er nu ligt.

Als laatste willen we ons online-netwerk bedanken, alle mensen die we volgen via RSS, Twitter en blogs of tegenkomen in online-community's, voor het delen van blogverhalen en tips via Twitter. Veel van wat er in dit boek staat hebben we via onze online-netwerken en -community's geleerd!

Sibrenne Wagenaar en Joitske Hulsebosch
Den Haag, mei 2012

> **Hoe kun je ons inmiddels online volgen?**
> Door de twitternaam @en_nu_online te volgen, ontvang je elke dag een tip over het gebruik van sociale media bij leren en veranderen (▶ http://twitter.com/en_nu_online).
> Elke maand versturen we een e-nieuwsbrief, waar je je voor kunt aanmelden:
> ▶ http://bit.ly/xgcMuU.

We bloggen zowel op onze eigen websites ▶ joitskehulsebosch.nl en link2learn.eu als op de site En nu online: ▶ http://www.ennuonline.com.

En wellicht wil je na dit boek nog meer lezen? Dan is er het boek 'Omdat het werkt!' verschenen, met 11 praktijkcasussen over het gebruik van sociale media bij leren en veranderen. Dit boek kun je hier gratis downloaden: ▶ http://losmakers.nl/download/.

Begrippenlijst

Account Een registratie waardoor de gebruiker met een gebruikersnaam en wachtwoord toegang krijgt tot een bepaalde website of software.

Advanced search Een zoekfunctie waarmee via specifieke velden gezocht kan worden in de beschikbare informatie op een website.

Asynchrone tools Middelen waarmee je kunt communiceren zonder dat je tegelijk online hoeft te zijn; mensen reageren op verschillende tijdstippen.

Back-up Een reservekopie van een bestand, programma of software voor het geval dat de originelen verloren gaan.

Blogging tools Middelen waarmee je een online-dagboek kunt bijhouden. Het laatste bericht komt steeds bovenaan te staan.

Bloglines Een RSS-lezer speciaal ontwikkeld voor het lezen van blogs.

Breedband Een hogesnelheidinternettoegang (via ADSL of kabel).

Browser Een programma om op internet sites te kunnen bekijken. Voorbeelden zijn Internet Explorer van Microsoft en Firefox als open source-browser.

Bursty werkstijl Een werkstijl die gekenmerkt wordt door periodes van mindere en periodes van intensieve activiteit.

Buzz (op Hyves) Een functie op Hyves waar je onder andere de laatste reacties en nieuwe hyves van vrienden vindt.

Chattools Middelen voor interactieve communicatie door middel van tekstberichten (en emoticons). Wat de ene persoon intikt, verschijnt ongeveer gelijktijdig bij de andere op het beeldscherm en omgekeerd. Voorbeelden zijn MSN, Yahoo Messenger en Google Talk.

Cloud computing Gebruik van software via internet in plaats van software op de eigen computer of server. Een organisatie kan de software 'huren', waarbij het softwarepakket centraal op een server staat.

Critical friend Een systematische vorm van collegiale visitatie, die bestaat uit een training, een onderzoek en een presentatie. De methode is ontworpen door John Mcbeth.

Crowdsourcen Een manier van werken waarbij organisaties of personen gebruikmaken van een grote groep niet vooraf gespecificeerde individuen (professionals, vrijwilligers, geïnteresseerden) voor innovatie, beleidsvorming en onderzoek.

Directory Een gerubriceerd overzicht van websites, al dan niet voorzien van een uitgebreidere omschrijving.

Discussieforum Een online-discussiegroep waar mensen met een gemeenschappelijke interesse informatie, meningen en standpunten kunnen uitwisselen.

Distant closeness Een term die aangeeft dat sociale media nieuwe communicatiemiddelen zijn waarbij zonder direct contact mensen op de hoogte kunnen blijven van elkaars leven en welzijn.

E-collaboration Een samenwerking tussen mensen waarbij gebruik wordt gemaakt van elektronische middelen zoals de computer of mobiele telefoons.

Elevator pitch Een presentatiewijze van een idee voor een product, service of project. De naam geeft de tijdsduur weer waarin een lift van de onderste naar de bovenste verdieping gaat, in ongeveer 30 seconden of omgerekend rond de 100 woorden.

Eerste ring (op LinkedIn) De contacten waarmee een connectie is aangegaan. De contacten hebben elkaar toegevoegd als connectie.

Face-to-face Communicatie die tussen mensen plaatsvindt terwijl ze zich op dezelfde fysieke locatie bevinden.

Firewall Programmatuur die zorgt voor een scheiding tussen een lokaal netwerk ('intranet') en het internet. Een firewall moet het kraken van computers tegengaan.

Formeel leren Alle vormen van leren binnen een gestructureerde leercontext, bijvoorbeeld op school of in een training.

Geek Engelse benaming voor iemand die gek is op technologie en/of computers.

Groepsdynamiek De bepalende factoren van het interactiegedrag van personen als leden van een groep.

Hashtag Een afgesproken kernwoord of afkorting die toegevoegd wordt aan berichtjes op Twitter waardoor mensen berichtjes over dit onderwerp kunnen vinden en erop kunnen reageren. Een hashtag begint met het #-tekentje (bijv. #kmers).

Hosten Het bedrijf dat 'host' zorgt ervoor dat de website van de aanbesteder beschikbaar is.

iGoogle Een gratis dienst van Google, een RSS-lezer die bedoeld is als online-startpagina van waaruit je het internet opgaat. Door RSS-feeds aan de pagina toe te voegen heb je een gepersonaliseerde startpagina met de nieuwste berichten van favoriete websites.

Informatieoverload Het probleem dat mensen moeite hebben om iets te begrijpen en een beslissing te nemen door een teveel aan informatie.

Informeel leren Het leren dat zich, min of meer spontaan, voordoet in een context die niet expliciet voor leren georganiseerd is, bijvoorbeeld: leren koken door het helpen in de keuken.

Instant messaging Systeem om te chatten op internet, zie ook 'chattools'.

Interface Het raakvlak tussen mens en computer (de gebruikersinterface) of de koppeling tussen componenten (zowel software als hardware) in computersystemen.

Lifeblogger Een persoon die in een weblog zijn leven, of een deel van zijn leven, beschrijft.

Linkblogger Een persoon die in een weblog vooral links naar andere bronnen beschrijft.

Microblogging-tools Tools waarbij de gebruikers veel kortere tekstberichten en/of kleinere mediabestanden plaatsen dan op een weblog (bij Twitter maximaal 140 tekens). Vaak wordt microblogging gebruikt om geïnteresseerden op de hoogte te houden van de eigen activiteiten.

Mobiel internet Verwijst naar het gebruik van het internet via een draadloos netwerk met behulp van een mobiel apparaat, zoals een daarvoor geschikte mobiele telefoon, Personal Digital Assistant, smartphone, pocket-pc, handheld pc of laptop.

Multitasken Meerdere taken tegelijk uitvoeren.

(het) Nieuwe werken Plaats- en tijdonafhankelijk uitvoeren van kantoorwerkzaamheden. Hierbij wordt gebruikgemaakt van mobiele technologie zoals laptops, smartphones en socialemediatools.

Offline Engels voor het niet verbonden zijn met het internet; de tegenhanger van online (verbonden zijn met het internet).

Open source De praktijk die vrije toegang geeft tot de bronmaterialen (de source) van het product, zodat iedereen hiermee verder kan gaan ontwikkelen.

Online-community Een online-ontmoetingsplaats waar mensen zich verzamelen, elkaar opzoeken en met elkaar in contact treden op basis van een gemeenschappelijke interesse.

Online-community of practice Mensen die een professionele praktijk delen en door online-interactie leren hoe ze hier beter in kunnen worden.

Online-discussie Een inhoudelijke uitwisseling via een online-forum die het mogelijk maakt om berichtjes te plaatsen in reactie op andere berichten.

Online-forum Elektronische discussiegroep waar mensen met een gemeenschappelijke interesse informatie, meningen en standpunten kunnen uitwisselen.

Online ideagoras Een online-marktplaats voor ideeën en uitvindingen.

Begrippenlijst

Online survey Een enquête die online ingevuld kan worden.

Personal branding Het ontdekken, zichtbaar maken en versterken van je talenten en onderscheidende waarde om meer energie, plezier en succes in je werk te realiseren.

Podcast Een audioprogramma dat via internet beschikbaar wordt gesteld aan mensen met een iPod of andere digitale mp3-speler.

Pop-upnotificatie Een bericht dat in een nieuw scherm(pje) wordt geopend.

Realtime communicatie Directe communicatie. Hierbij vindt het uitwisselen van tekst, geluid en/of beeld zonder wachttijden plaats.

RSS-feed Een technisch hulpmiddel waarmee je je op de nieuwe berichten van een website kunt abonneren.

RSS-lezer Een online-nieuwslezer die nieuwe informatie van de RSS-feeds waarop je geabonneerd bent laat zien (bijv. Pageflakes, Googlereader of Netvibes).

Serious gaming Games of simulaties die door bedrijven worden ingezet om serieuze problemen op te lossen.

Sociaal-constructivistische leertheorie Theorie die ervan uitgaat dat mensen zelf betekenis verlenen aan hun omgeving en dat sociale processen hierbij een prominente rol spelen. Kennis wordt door ieder mens op een eigen wijze geconstrueerd, waarbij men sterk wordt beïnvloed door de reacties en opvattingen in de sociale omgeving.

Social bookmarking Een manier om via internet bladwijzers ofwel favorieten te delen, waarbij deze openbaar toegankelijk zijn.

Software Computerprogrammatuur die instructies aan het computersysteem bevat en het mogelijk maakt dat de computerapparatuur taken uitvoert.

Status update Kort berichtje waarin je laat weten waar je bent of wat je aan het doen bent. Status updates is een functionaliteit op verschillende platforms zoals LinkedIn, Skype en Facebook.

Synchrone communicatie Middelen waarmee je kunt communiceren terwijl je tegelijk online bent, met andere woorden: je krijgt in realtime reactie.

Tag Een zelfgekozen trefwoord (label) dat door de gebruiker gekoppeld wordt aan een website (tekst, video, audio).

Technology steward Iemand met genoeg ervaring in een community om de behoeften aan technologische ondersteuning te begrijpen en genoeg ervaring met technologie om een rol te kunnen spelen bij het helpen vervullen van deze behoeften.

Teleconferentietools Middelen voor een gesprek (vergadering) tussen mensen op afstand.

Tribe Engelse term voor een gemeenschap. Een tribe kan open, gesloten of geheim zijn.

Tweede ring (op LinkedIn) De contacten van de eerste ring-contacten. Heb je 10 contacten en hebben deze ieder weer 10 contacten, dan bestaat de tweede ring uit 100 contacten.

Tweetdeck Een applicatie waarmee gebruikers kunnen communiceren via hun accounts op Twitter, Facebook, LinkedIn en MySpace (tweetdeck.com).

Wifi De afkorting van Wireless Fidelity, een techniek waarmee een computernetwerk met behulp van een radiozender en radio-ontvanger draadloos kan worden opgebouwd.

Webdesigner Iemand die zich bezighoudt met het maken en vormgeven van websites op het internet.

Webredacteur Iemand die teksten voor internet en intranet schrijft, herschrijft en redigeert.

Weblog Een website waarop een dagboek wordt bijgehouden. Er verschijnen regelmatig nieuwe bijdragen. De informatie wordt in omgekeerde chronologische volgorde (het nieuwste bericht verschijnt als eerste) weergegeven.

Webtool Een online-gereedschap met een bepaalde functie. Flickr is bijvoorbeeld een webtool waarbij je foto's kunt uploaden, bewaren en delen, Skype is een webtool voor gesprekken, teleconferenties en instant messaging.

Widget Een kleine applicatie die op een website gehost wordt, maar op andere websites gebruikt kan worden. Een widget is te kopiëren naar een andere site door middel van een code.

Wiki Een applicatie of (web)toepassing waarmee webdocumenten gezamenlijk kunnen worden bewerkt.

Wikinomics Een verbinding van de woorden 'wiki' en 'economics'. Het omvat een nieuwe manier van organiseren en werken. Kerngedachte bij wikinomics is dat de omgeving van een onderneming veel meer weet en kan dan die onderneming zelf. Daar kan de onderneming gebruik van maken.

Workplace internet leisure browsing De praktijk van het op het werk voor je plezier op internet surfen.

Introductie

1.1	Waar gaat het boek wel en niet over? – 3	
1.2	Voor wie is het boek bedoeld? – 4	
1.3	Wat zijn sociale media? – 5	
1.4	Sociale media en web2.0-tools – 6	
1.5	Kenmerkende socialemediatools – 6	
1.5.1	Wikitools – 7	
1.5.2	Social bookmarking – 7	
1.5.3	RSS-feeds en RSS-lezers – 7	
1.5.4	Curating tools – 7	
1.5.5	Teleconferentietools – 8	
1.5.6	Webinar-tools – 8	
1.5.7	Brainstormtools – 8	
1.5.8	Chattools – 9	
1.5.9	Discussieforums en social networks – 9	
1.5.10	Microbloggingtools – 9	
1.5.11	Bloggingtools – 9	
1.5.12	En tot slot: tools om je te kunnen concentreren – 10	
1.6	Opbouw van het boek – 11	
1.7	Leeswijzer – 12	
1.7.1	Lezen van voor naar achter – 12	
1.7.2	Lezen vanuit een specifieke interesse – 12	
1.7.3	Lezen van praktijkervaringen – 12	
1.7.4	Lezen over een specifieke socialemediatool – 12	
1.8	Ten slotte – 13	

> 'Water?', zei de GVR met een grote frons. 'Wat is water?' 'Dat drinken wij', zei Sofie. 'Wat drinken jullie?' 'Fropskottel', verklaarde de GVR. 'Alle reuzen drinken fropskottel.' 'Is dat net zo vies als die snoskommers van jullie?', vroeg Sofie. 'Vies!', riep de GVR. 'Het is om de dooie drommel niet vies! Fropskottel is zoet en zwijmelig.'
> *Uit: De GVR van Roald Dahl*

Nieuwigheden zijn voor de één uitdagend en interessant om te verkennen, een ander laat ze zo lang mogelijk links liggen tot het echt niet anders meer kan. Dit zie je met sociale media ook gebeuren. Jij behoort wellicht tot de groep nieuwsgierigen die al ervaring heeft met nieuwe mediatoepassingen zoals LinkedIn, Twitter of Facebook en deelneemt aan een discussiegroep op Ning. Sociale media zijn een grote verzameling online-sites waarbij interactie en cocreatie centraal staan: iedereen kan zelf verhalen, filmpjes en foto's op het web zetten zonder tussenkomst van een webredacteur. En gebruikers kunnen op elkaar reageren. Het kan een nieuwe wereld lijken als je er (nog) niet in thuis bent. Wij zijn ervan overtuigd dat sociale media geen hype zijn, maar een ontwikkeling in gang zetten waar we niet onderuit kunnen. De grote hoeveelheid aan nieuwe tools die ontstaan en vaak gratis of voor weinig geld te gebruiken zijn is één, maar interessanter nog vinden wij de nieuwe mogelijkheden die dit biedt voor interactie, samenwerking en leren.

In dit eerste hoofdstuk geven we een korte inleiding in de wereld van socialemediatools en -services. We geven aan vanuit welk perspectief wij ernaar kijken, en ook wat we niet doen in dit boek. Ook beschrijven we hoe het boek is opgebouwd en hoe je het kunt lezen. Je hoeft het namelijk niet van voor naar achter te lezen.

Dit boek gaat over sociale media en webwerken. En over het gebruik daarvan in samenwerkings- en leerprocessen. Veel van de dingen die we nu zo automatisch doen, waren in het pre-internettijdperk niet mogelijk, zoals gebruikmaken van e-mail om te communiceren met collega's of van Google om informatie op te zoeken. En nu, met sociale media, is er nog veel meer mogelijk. Online-samenwerken met een collega in Amerika of een team vormen met collega's uit Groningen en Tilburg. Deelnemen aan een leertraject dat deels online plaatsvindt of nieuwe contacten opdoen via online-netwerken. Werken met sociale media is als het betreden van een nieuw land, omdat de ongeschreven regels, de cultuur, het openlijk delen van informatie en ideeën fundamenteel anders zijn dan we gewend zijn. Een land met een nieuwe taal, onbekende tools en een ongekende hoeveelheid mogelijkheden.

In de afgelopen jaren hebben we ervaring opgedaan met het gebruik van sociale media in organisaties. De basis is gelegd in ontwikkelingssamenwerking, waar organisaties veel op afstand en over grenzen heen met elkaar communiceren en samenwerken. Onze ontdekkingstocht heeft ons in de afgelopen jaren langs veel verschillende tools en ervaringen gebracht (Figuur 1.1), zoals het werken in een virtueel team, faciliteren van online-communities of practice, meedenken met organisaties over het implementeren van een socialemediastrategie en ontwerpen en faciliteren van leertrajecten met een sterke online-component. Vanuit onze rol als trainer, ontwerper en adviseur van leer- en veranderprocessen hebben we samengewerkt met professionals, managers en trainers om sociale media voor leren en samenwerken in een professionele context vorm te geven. Onze voorkeur voor een pragmatisch onderbouwde insteek zie je terug in dit boek. Naast informatie en uitleg

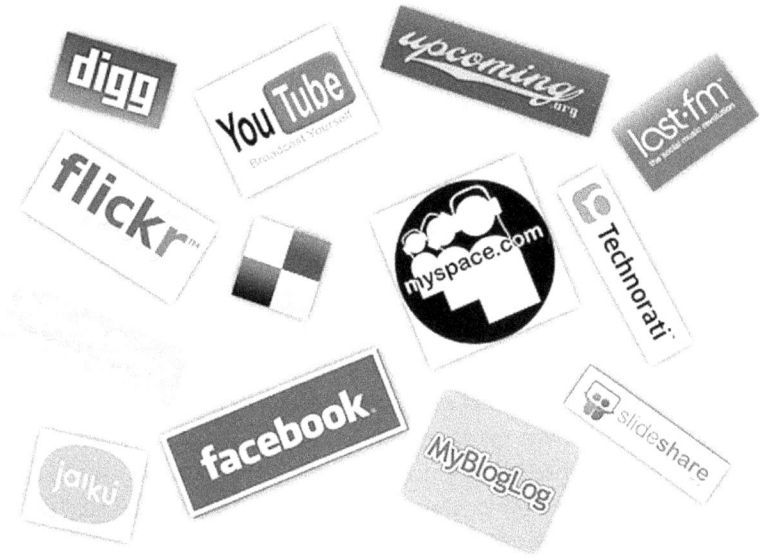

◘ **Figuur 1.1**   De veelheid aan socialemediatools.

kom je vooral veel ervaringsverhalen, voorbeelden en praktische tips tegen, waar je direct mee aan de slag kunt. We vinden het leuk om op deze manier ons enthousiasme over de mogelijkheden die sociale media bieden te kunnen delen.

1.1   Waar gaat het boek wel en niet over?

Het boek biedt informatie, uitleg, praktijkervaringen, voorbeelden, tips en verwijzingen voor het gebruik van sociale media in drie verschillende contexten:
1. in je eigen werksituatie als professional;
2. in het werken als team of organisatie als geheel;
3. in het faciliteren van online leren.

Deze driedeling komt voort uit onze ervaring dat je sociale media kunt gebruiken ter ondersteuning van je eigen professionalisering en vanuit deze expertise ook een team, organisatie of leerproces anders kunt inrichten. We beginnen in het boek daarom met het verkennen van mogelijkheden om te professionaliseren met sociale media in je eigen werk. Denk aan het gebruik van LinkedIn voor het onderhouden van je contacten, een weblog om je gedachten en lessen uit de praktijk te delen, of een RSS-lezer om nieuwe berichten op voor jou interessante websites makkelijk bij te houden. Het eerste deel is een geschikte startplek om te gaan experimenteren en te zien wat je aanspreekt. Ben je ergens enthousiast over, dan is een makkelijke en voor de hand liggende volgende stap om eens een webtool te proberen in een project waarin je werkt en met teamleden die je kent. Voor aanvang van een werkbijeenkomst kan je een online-discussie starten om de thematiek al met elkaar voor te bereiden.

Werk je in een projectteam met leden verspreid over de afdeling, over verschillende organisaties of over het land, dan kun je online een gezamenlijke werkplek creëren waar je elkaar ontmoet, informatie deelt, uitwisselt en werkt aan gezamenlijke documenten. Ook kun je als organisatie besluiten expliciet gebruik te maken van sociale media. De jongere generatie medewerkers neemt vaak al kennis van participatie in sociale media met zich mee. Je kunt het als organisatie belangrijk vinden om klanten direct bij het proces van product- en dienstverlening te betrekken. En sociale media kunnen een waardevol hulpmiddel zijn bij interne kennisprocessen. Door als organisatie gebruik te maken van een strategische benadering kan het werk innovatiever, creatiever en professioneler ingericht worden.

In dit boek richten we ons dus op het gebruik van sociale media in de werkpraktijk, in verschillende sectoren. Sociale media hebben een belangrijke technische component en we zullen zeker veel verschillende tools aan bod laten komen. Maar dit gebeurt altijd in het licht van een bepaalde toepassing in de praktijk. Boeiender dan de technische kant vinden we de vraag waaraan het gebruik van sociale media kan bijdragen. En hoe je het gebruik ervan zo faciliteert dat het daadwerkelijk vruchten afwerpt. We schrijven voortdurend vanuit het perspectief van leren en professionaliseren. Dit betekent bijvoorbeeld dat we niet uitgebreid ingaan op het gebruik van Twitter als marketingtool, maar wel als tool voor het opbouwen van je netwerk en om je te laten inspireren door ideeën van anderen. We zien sociale media als krachtig gereedschap voor trainers en begeleiders van leerinterventies. Als trainer kun je een leertraject zo inrichten dat het bestaat uit een face-to-face-deel en een online-deel. Als coach gebruik je sociale media om ook online-coachen vorm te geven. Als trainer van een werkbijeenkomst gebruik je sociale media om het samen werken aan een plan of product ook online mogelijk te maken. En ben je betrokken bij het ontwerp van een congres, dan kun je sociale media bijvoorbeeld gebruiken om deelnemers van tevoren al kennis met elkaar te laten maken. Of je nodigt experts uit het buitenland uit om online een bijdrage te leveren.

1.2 Voor wie is het boek bedoeld?

Het boek is geschreven voor professionals die wellicht al enkele socialemediatools kennen en zich er graag verder in verdiepen. Vooral om er zelf meer handigheid in te krijgen. En om te ervaren wat het kan opleveren. Hoe kun je door participatie via sociale media creatiever, innovatiever en slimmer bezig zijn in je eigen vakgebied?

Het boek is ook geschreven voor managers, projectleiders en adviseurs die behoefte hebben aan ondersteunende vormen voor onderlinge interactie en samenwerking. Die de waarde van netwerken zien en een netwerk ook als breder beschouwen dan de mensen in je directe omgeving. Hoe kun je sociale media strategisch inzetten voor de afdeling en organisatie?

En het boek is zeker geschreven voor HRD-professionals, onderwijskundigen, trainers en docenten die zich bezighouden met het ontwerpen en begeleiden van leerprocessen en nieuwsgierig zijn naar toepassingsmogelijkheden van sociale media. Als nieuw gereedschap voor face-to-face-trainers. Hoe kun je online-interactie zo ontwerpen en faciliteren dat deze ondersteunend is aan reflectie, kennis delen, leren en ontwikkelen?

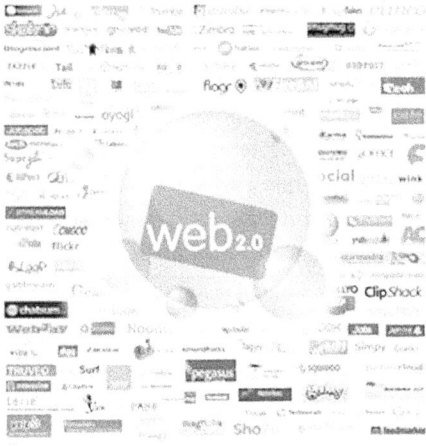

◘ Figuur 1.2   Socialemediatools.

1.3 Wat zijn sociale media? (◘ Figuur 1.2)

Laten we eerst eens kijken waar we het over hebben als we spreken over sociale media. Waar je zeker bekend mee bent is web1.0. Dit zijn websites die je tegenkomt als je informatie zoekt over een organisatie of een onderwerp. Sites waar je informatie vindt over je vakantiebestemming, over producten die je kunt kopen, websites van gemeenten met uitleg over gemeentelijk beleid. Een belangrijk kenmerk van web1.0 is dat het vooral wordt gebruikt om informatie te publiceren, het is eenrichtingsverkeer. Vaak plaatsen webdesigners en webredacteuren de informatie op het internet. Het vraagt specifieke vaardigheden om met web1.0 te kunnen werken.

We hebben inmiddels de stap gezet naar web2.0, ook wel sociale media genoemd. Bij sociale media staan interactie en cocreatie centraal: iedereen kan zelf verhalen, filmpjes en foto's op het web zetten zonder tussenkomst van een webredacteur. En gebruikers kunnen op elkaar reageren. Met elkaar maken we de inhoud. Sociale media gaan dus over verbinding, delen van kennis en ervaringen, netwerken, samenwerken, actief participeren.

» Social media are not really so much a revolution in technology, but in how people use technology and how people interact with each other as a result of that technology.[1] «

De technologische ontwikkeling van web1.0 naar web2.0 zit in de zeer gebruikersvriendelijke sites en tools die we inmiddels tot onze beschikking hebben. Je hebt geen specifieke IT-kennis meer nodig om een eigen weblog te beginnen. Een discussieomgeving heb je met een beetje handigheid vrij vlot vormgegeven. En een eigen profiel aanmaken op een socialemediatoepassing zoals Facebook of LinkedIn is eigenlijk zo gedaan. Over het algemeen zijn deze tools gratis te gebruiken. Zo kun je bij een site zoals Wordpress (► www.wordpress.org) gratis een weblog beginnen, of bij Flickr (► www.flickr.com) je foto's delen.

---

1   Bron: ► http://newton.typepad.com/content/2008/07/how-web-20-will.html.

Zo hier en daar verschijnt het begrip web3.0[2] al, voor het eerst gebruikt door John Markoff van de New York Times in 2006[3]. Het refereert aan een mogelijke derde generatie internet-based services die gericht zijn op het faciliteren van begrip van informatie en het verzorgen van een intuïtieve gebruikerservaring. Men noemt dit ook wel het semantische web. Informatie wordt gesorteerd en gecombineerd, zodat er samenhang ontstaat en er slimme analyses gemaakt kunnen worden. Een voorbeeld zijn de advertenties van Google bij Gmail. De advertenties worden op jouw specifieke mailonderwerpen en zoekopdrachten aangepast. De ontwikkeling van web3.0 wordt sterk gedreven door technologische innovaties. Dit in tegenstelling tot web2.0, waar het vooral een ontwikkeling betreft op het vlak van interactie, participatie en online-conversaties.

1.4 Sociale media en web2.0-tools

In dit boek hanteren we de term sociale media in plaats van web2.0. We willen hiermee de discussie vermijden of een tool web2.0 of web1.0 is. De popularitet van sociale media brengt met zich mee dat er veel verschillende interpretaties en beelden ontstaan over sociale media. Voor ons staat het online delen van verhalen, kennis en ervaringen, online-interactie en uitwisseling tussen mensen centraal.

» Primarily, social media depend on interactions between people as the discussion and integration of words builds shared-meaning, using technology as a conduit.[4] «

De term sociale media[5] legt de nadruk op de sociale interactie in plaats van op de technische specificaties. Webtools zien we dan als belangrijke instrumenten van sociale media. Daarnaast zijn er ook andere tools zoals e-mail, die wel sociale interactie mogelijk maken, maar van vóór het web2.0-tijdperk zijn. Samenvattend zijn sociale media voor ons:

» …een verzamelterm voor online sociale interactie, mogelijk gemaakt door online-technologieën. Door deze participatie op het internet kunnen mensen op nieuwe manieren communiceren, leren en samenwerken. «

1.5 Kenmerkende socialemediatools

Oriënterend zul je ontdekken dat er een grote verzameling aan socialemediatools beschikbaar is. De uitspraak 'door de bomen het bos niet meer zien' is hier zeker passend bij. Om

---

2 Voor een video waarin Tim Berners-Lee over het semantische web praat, zie: ▶ https://www.youtube.com/watch?v=HeUrEh-nqtU
3 Bron: ▶ http://en.wikipedia.org/wiki/Web_3.0.
4 Bron: ▶ http://en.wikipedia.org/wiki/Social_media
5 In Nederland wordt soms ook de term nieuwe media gebruikt. Nieuwe media zijn een manier om media in te delen. Nieuwe media komen dan tegenover oude media te staan. Het gebruik van de term varieert. Tegenwoordig worden vooral de digitale media bedoeld met de term nieuwe media. In die zin hoort een mobiele telefoon bij de nieuwe media, terwijl een analoge telefoon bij de 'oude' media hoort. Onder de 'oude' media verstaan we dan traditionele film, televisie, pers en fotografie (bron: ▶ http://nl.wikipedia.org/wiki/Nieuwe_media).

1.5 · Kenmerkende socialemediatools

wat ordening aan te brengen geven we hieronder een overzicht van de bekendere tools. Tools die ook in het boek regelmatig genoemd worden in het kader van een bepaalde toepassing. De volgende sites zijn een goed startpunt als je op zoek bent naar een service voor een tool.
- Go2web2.0 (▶ www.go2web20.net)
- Seomoz web2.0 Awards (▶ www.seomoz.org/web2.0)
- Top 100 tools for learning (▶ www.c4lpt.co.uk/recommended/top100.html)

1.5.1 Wikitools

Pbworks (▶ www.pbworks.com), Mediawiki (▶ www.mediawiki.org), Wikispaces (▶ www.wikispaces.com) en Wetpaint (▶ www.wetpaint.com). Een wiki is heel geschikt om samen aan een document te werken, een omgeving in te richten waarin je met elkaar werkt. Een bekend voorbeeld van een wiki is Wikipedia (▶ www.wikipedia.nl). Bij gebruik van een wiki is het prettig als iemand uit het team de structuur maakt. Het vraagt even wat verkenning om de werkwijze onder de knie te krijgen.

1.5.2 Social bookmarking

Delicious (▶ http://delicious.com) of Diigo (▶ www.diigo.com/). Met deze tools kun je als team waardevolle internetlinks rondom thema's bewaren en delen. Het werkt als de lijst met 'favorieten' op je eigen computer. Social bookmarking maakt dat jouw favorieten ook zichtbaar zijn voor anderen. En je categoriseert op 'tags' gerelateerd aan het onderwerp waar je je als team mee bezighoudt. Het werkt heel gemakkelijk, het is vooral een kwestie van 'craan denken' als je op internet aan het surfen bent.

1.5.3 RSS-feeds en RSS-lezers

GoogleReader (▶ www.google.com/reader), Netvibes (▶ www.netvibes.com) of Netnewswire (▶ http://netnewswireapp.com) voor de Mac. Vanuit de techniek bezien is RSS een belangrijke ontwikkeling geweest voor sociale media. RSS is een afkorting van Real Simple Syndication. Een RSS-feed geeft een signaaltje als er nieuwe inhoud wordt toegevoegd aan een website, een blog of wiki. Via een RSS-feedlezer kun je bijhouden welke nieuwe berichten zijn toegevoegd aan sites met een RSS-feed. Meestal krijg je de titel te zien en kun je erop klikken voor meer informatie. Als het team waar je in werkt bijvoorbeeld een weblog heeft, kun je via een RSS-feedlezer zorgen dat je geen blogpost mist.

1.5.4 Curating tools

Er is online een schat aan informatie te ontdekken. Steeds belangrijker wordt de vraag hoe in deze hoeveelheid aan informatie het juiste te vinden. Een RSS-lezer helpt al, maar er zijn nog zo veel andere informatiebronnen dan weblogs. Tweetdeck (▶ www.tweetdeck.com) en Hootsuite (▶ http://hootsuite.com) bieden je de mogelijkheid te volgen wat er gebeurt in je sociale netwerken. Ook Flipboard (▶ http://flipboard.com) kun je scharen onder de tools waarmee je een soort persoonlijk 'dashboard' kunt maken. Iets wat de laatste tijd sterk in ontwikkeling is, is het zogenaamde cureren van informatie door 'curators': experts op een bepaald gebied die een dagtaak hebben aan het verzamelen van relevante informatie. Deze mensen doen het selectiewerk voor je, zou je kunnen zeggen. Wat de kracht van dit cureren is? De selectie van informatie via een 'curator' is persoonlijk. Een curator verzamelt kwalitatief hoogstaande informatie en heeft het in zich je met relevante stukken te verrassen. Wanneer je vertrouwen hebt in een curator kun je een hoop zoekwerk zelf achterwege laten. Dit cureren kun je ook zelf doen. Scoop-it (▶ http://www.scoop.it) is een handige tool waarmee je eenvoudig nieuws verzamelt, bewerkt en publiceert als online-magazine. Paper.li (▶ http://paper.li) is vergelijkbaar. Met Pinterest (▶ http://pinterest.com) kun je foto's van je favoriete thema's delen. Met Symbaloo (▶ www.symbaloo.com) maak je een persoonlijke startpagina met verwijzingen naar sites die voor jou van belang zijn. Opvallend door vormgeving en gebruikersgemak. Ook kun je hiermee pagina's maken die je vervolgens deelt met anderen (bijvoorbeeld een pagina met links naar sites over breinleren).

1.5.5 Teleconferentietools

Skype (▶ www.skype.nl), VOIPbuster (▶ www.voipbuster.com), GoogleTalk (▶ www.google.com/talk) of Google Hangouts (▶ www.google.com/±/learnmore/hangouts/). Deze tools stellen je in staat een groepsgesprek te voeren. Als je gebruikmaakt van een webcam kun je elkaar ook zien. Skype heeft tevens een chatfunctie, zodat je tijdens het gesprek een verslag kunt bijhouden. Net als in een gewone vergadering is ook hier de manier waarop het proces gefaciliteerd wordt het belangrijkst.

1.5.6 Webinar-tools

Wil je met een groep online synchroon (tegelijkertijd) werken, dan kun je daar specifieke webinar-tools voor gebruiken. Met Bigmarker (▶ www.bigmarker.com), Meetingburner (▶ www.meetingburner.com) of Anymeeting (▶ www.anymeeting.com), allen gratis tools, organiseer je vrij gemakkelijk een online-vergadering, training of interactieve sessie. Tools voor webinars zijn flink in ontwikkeling. Het is soms nog wel wat zoeken naar de geschikte tool voor het type webinar dat je wilt verzorgen. Bekende betaalde tools zijn: WebEx (▶ www.webex.com), GoToMeeting (▶ www.gotomeeting.com) en AdobeConnect (▶ www.adobe.com/products/adobeconnect.html).

1.5.7 Brainstormtools

Een categorie tools die we leuk vinden om apart te noemen, zijn tools die een online-brainstormproces (synchroon of asynchroon) mogelijk maken. Tools die je eens kunt bekijken zijn: Wallwisher (▶ http://wallwisher.com), Bubble.us (▶ https://bubbl.us/), Sticky Notes (▶ http://en.linoit.com/), Edistorm (▶ www.edistorm.com/) en Scrumblr (▶ http://scrumblr.ca/). Ook een mooie tool is Spiderscribe (▶ http://www.spiderscribe.net), waarmee je ook, gezamenlijk, een mindmap kunt maken.

1.5.8 Chattools

Yahoo messenger (▶ http://messenger.yahoo.com), MSN (▶ www.msn.com), Gabbly (▶ http://home.gabbly.com) of Todaysmeet (▶ http://todaysmeet.com/). Met deze tools kun je via tekst berichten uitwisselen, een-op-een of in een groep. Je kunt zien of iemand online is en dan snel een berichtje sturen. Met een tool als Channel me (▶ http://channel.me/) kun je samen een website bekijken en chatten. Het is makkelijk voor korte lijnen in communicatie: even iets afstemmen, horen waar iemand mee bezig is. Het gebruik van deze tools tijdens het werk geeft een gevoel van samenzijn en samenwerking.

1.5.9 Discussieforums en social networks

E-maildiscussieforums zijn Google groups (▶ http://groups.google.com) of Yahoo groups (▶ http://groups.yahoo.com). Wat uitgebreidere social networks met discussieforums zijn Ning (▶ www.ning.com), Socialgo (▶ www.socialgo.com), Socialengine (▶ http://www.socialengine.com/) of Elgg (▶ http://elgg.com/). Een discussieforum kun je gebruiken voor asynchroon overleg. Zo kun je berichtjes plaatsen op een online-forum die je teamleden lezen als ze eraan toe zijn. Belangrijke sociale netwerken zijn ook Facebook, LinkedIn en Hyves. Op deze sociale netwerken kun je ook groepen aanmaken met een discussieforum functie.

1.5.10 Microbloggingtools

Twitter (▶ www.twitter.com), Jaiku (▶ www.jaiku.com) of Yammer (▶ www.yammer.com). Microblogging maakt het mogelijk om in een beperkt aantal karakters (vergelijkbaar met een sms) een update te geven van wat je aan het doen bent. Omdat Twitter de bekendste service is, wordt dit ook wel twitteren genoemd. Het voordeel van Twitter is dat de meerderheid van de professionele microbloggers van Twitter gebruikmaakt. Yammer is een tool die je goed kunt gebruiken binnen een organisatie of netwerk, omdat het een besloten microbloggingtool is. Alleen de mensen die je uitnodigt, kunnen de updates lezen terwijl bij Twitter de standaard is dat Tweets (de twitterberichtjes) publiek toegankelijk zijn.

1.5.11 Bloggingtools

Wordpress (▶ www.wordpress.com), Blogger (▶ www.blogger.com) of Weblog (▶ www.weblog.nl). Een weblog, vaak een blog genoemd, is een site in dagboekstijl. De maker, de weblogger of blogger, schrijft regelmatig een stukje tekst dat op de blog geplaatst wordt.

Het recentste stukje komt bovenaan te staan. Vaak maakt een blogger in zijn tekst gebruik van links naar andere webpagina's die hij of zij leuk of interessant vindt.

1.5.12 En tot slot: tools om je te kunnen concentreren

Door gebruik te maken van sociale media krijg je toegang tot een grote hoeveelheid (waardevolle) informatie, via Twitter, LinkedIn, Facebook of een online-community waar je lid van bent. En dat kan best afleidend werken. Even naar dat nieuwe twitterberichtje kijken dat net binnenkomt... Oh, een overzicht van de nieuwste reacties in je LinkedIn-groep... Die blog oogt heel interessant! Soms is het prettig om ook echt even geconcentreerd aan iets te werken zonder afgeleid te worden. Op die behoefte wordt momenteel flink ingespeeld door de opkomst van zogenaamde timemanagement- of concentratietools. Mocht je wel wat hulp kunnen gebruiken om je even te kunnen concentreren, dan kun je deze tools eens bekijken: Pomodoro (▶ www.pomodorotechnique.com), Selfcontrol (▶ http://visitsteve.com/made/selfcontrol/), FocusBooster (▶ www.focusboosterapp.com/) of Think (▶ http://freeverse.com/mac/product/?id=7013). Ze variëren van een digitale versie van de traditionele eierkookwekker tot een tool die je internettoegang compleet afsluit voor een door jou bepaalde tijd.

Misschien maak je al wel gebruik van een van deze tools? Goed om in de gaten te houden is dat je veel tools op twee manieren kunt gebruiken: voor individueel gebruik en voor samenwerken en netwerken. Je kunt Flickr (▶ www.flickr.com) gebruiken om je foto's op internet te zetten zodat je er toegang toe hebt vanaf elke computer. Maak je de foto's op Flickr publiek toegankelijk, dan ontstaat er een communicatiemiddel voor vrienden, of om mensen met vergelijkbare interesses te vinden. In een artikel van Van House[6] over het gebruik van de fotosite Flickr blijkt dat mensen die foto's delen hierdoor een digitaal geheugen opbouwen voor zichzelf, maar dat het ook gebruikt wordt voor communicatie. Mensen zijn zich ervan bewust dat hun Flickr-fotostroom het beeld dat anderen van hen hebben beïnvloedt. Het begrip 'distant closeness' wordt hier geïntroduceerd als personen anderen informeren en geïnformeerd blijven over anderen zonder direct contact. Dit is een belangrijk kenmerk van sociale media: je krijgt er nieuwe manieren van communiceren bij met je netwerken, zonder direct contact met individuen. Hierover meer in hoofdstuk 2. Nu eerst een schets van de opbouw van het boek en een leeswijzer, zodat je kunt kiezen waar je begint te lezen.

[Praktijkverhaal 1]

Meer communiceren is niet altijd beter
Serge: 'Bij mijn tandarts kun je via de website een virtuele toer maken door zijn praktijk. Dit vind ik zelf wel een voorbeeld van iets wat technologie mogelijk maakt. Een virtuele toer door de praktijk: leuk, maar niet nuttig. Uiteindelijk moet je toch naar de tandarts en zie je vanzelf hoe mooi of lelijk de wachtkamer is.

---

6 Van House, Nancy A. *Distant closeness: cameraphones and public image sharing.* School of Information, University of Berkeley, California, ▶ http://bit.ly/PBgbyM.

Ik geloof niet dat meer communiceren en gebruikmaken van alle nieuwe mogelijkheden altijd beter is. Mijn tandarts bevestigt alle afspraken op papier, per sms en per mail. Dit vind ik erg dubbelop. Ik ben zelf mans genoeg om de afspraak op de kalender te zetten en die na te komen. Het is zeker innovatief om al die mogelijkheden te gebruiken, maar voor mij hoeft het niet. Hij zou klanten misschien beter eerst kunnen vragen waaraan ze behoefte hebben. Op basis daarvan kun je de manier van communiceren aan laten sluiten bij de behoefte van de klant en zo misschien het percentage nagekomen afspraken verhogen. Dan koppel je het aan een concreet doel.'

1.6 Opbouw van het boek

Het boek bestaat uit 12 hoofdstukken, verdeeld over drie delen:
- Deel 1 (hoofdstuk 2, 3 en 4): Aan de slag met sociale media als professional.
- Deel 2 (hoofdstuk 5, 6, 7 en 8): Aan de slag met sociale media in teams en organisaties.
- Deel 3 (hoofdstuk 9, 10, 11 en 12): Aan de slag met online faciliteren.

In deel 1 beschrijven we hoe je sociale media kunt gebruiken voor eigen professionele ontwikkeling. Er komen socialemediatools (denk aan Twitter, Flickr, Pinterest) aan de orde en we gaan specifiek in op de vraag hoe je deze tools kunt gebruiken om vorm te geven aan je eigen professionele ontwikkeling. Als professional kun je op veel verschillende manieren gebruikmaken van socialemediatools: om op de hoogte te blijven van nieuwe ontwikkelingen op je vakgebied, om jezelf te positioneren als professional, om in contact te komen met anderen met soortgelijke interesses en om online-samenwerking met collega's vorm te geven. Bij elk van deze manieren staan we expliciet stil, om vervolgens aandacht te besteden aan de vraag hoe je het werken met sociale media kunt integreren in je dagelijkse werkritme.

In deel 2 belichten we sociale media in de context van de organisatie, met name de processen van leren en samenwerken in organisaties. We gaan in op manieren waarop je sociale media kunt inzetten op het niveau van een team en een organisatie. Teams kunnen virtueel gaan werken, maar je kunt een team ook 'grenzeloos faciliteren' om zo meer effectiviteit te bereiken. Als organisatie kan het je helpen om op een andere manier in contact te komen met klanten, of juist de meedenkkracht van klanten en betrokkenen goed te benutten. Ook kunnen sociale media een waardevolle uitbreiding zijn van de werkomgeving van professionals.

Deel 3 behandelt het gebruik van sociale media in online-leertrajecten. Aan de hand van een aantal cases gaan we in op het ontwerp van een leertraject waarin je online- en face-to-face-leren met elkaar verbindt, of zelfs helemaal online werkt. Verder belichten we de verschillende competenties die nodig zijn voor online leren, zowel voor de deelnemer als voor de trainer. Ten slotte gaan we in op de kunst van het online faciliteren.

1.7 Leeswijzer

1.7.1 Lezen van voor naar achter

Heb je iets met het onderwerp en ben je er nog niet zo bekend mee? Dan kun je de tekst lezen van voor naar achter. De hoofdstukken bouwen op elkaar voort en in elk hoofdstuk vind je een aantal oefeningen en praktische tips waar je mee aan de slag kunt. Deze oefeningen kunnen helpen bij het vinden van eigen routines in het gebruik van sociale media.

1.7.2 Lezen vanuit een specifieke interesse

Heb je al enige ervaring met het gebruik van sociale media in je eigen praktijk en wil je vooral weten hoe je er in je team of organisatie meer gebruik van kan maken? Dan is deel 2 het interessantst. Ben je nieuwsgierig naar toepassingsmogelijkheden vanuit je rol als HRD-professional of trainer, dan zou je kunnen beginnen met deel 3. Of wil je het juist gerichter toepassen voor je eigen professionalisering? Begin dan met deel 1.

1.7.3 Lezen van praktijkervaringen

Wil je weten op welke manieren anderen gebruikmaken van sociale media? Wat hun ervaringen zijn over wat wel en niet werkt? Wat volgens anderen belangrijke aandachtspunten zijn bij de implementatie van sociale media in leer- en organisatieprocessen? Dan zijn de interviews en praktijkverhalen goed om te lezen. Deze staan in aparte kaders verspreid door het boek.

1.7.4 Lezen over een specifieke socialemediatool

Heb je een specifieke tool op het oog die je eerst eens wilt uitproberen of ben je op zoek naar tips voor het gebruik van bepaalde tools? Aan het einde van elk van de drie delen vind je Tips & Tools.

> **Snelle leeswijzer**
> - Ben je een professional en wil je weten of het zin heeft om te investeren in het gebruik van sociale media? Ga dan naar hoofdstuk 2.
> - Wil je weten wat voor jou de beste strategie is om online te netwerken en leren? En hoe je dit in kunt passen in je dagelijkse werk? Ga dan naar hoofdstuk 3 en 4.
> - Wil je weten wat sociale media kunnen betekenen voor organisaties? Lees hoofdstuk 5 en 6.
> - Ben je geïnteresseerd in leren in organisaties? Ga dan naar hoofdstuk 7.

- Werk je in een team en wil je weten op welke manieren je sociale media kunt inzetten? Ga dan naar hoofdstuk 8.
- Wil je meer weten over hoe online leren zich verhoudt tot 'gewone' leerprocessen? Ga dan naar hoofdstuk 9.
- Hoofdstuk 10 beschrijft voorbeelden van leerinterventies waarbij online leren een rol speelt. Mocht je ideeën op willen doen over wat er allemaal mogelijk is met sociale media in leertrajecten, dan is dit een goed hoofdstuk om te lezen.
- Ben je een trainer of facilitator en wil je weten hoe je online leren kunt ontwerpen? Ga dan naar hoofdstuk 11 voor de ontwerpstappen.
- Wil je meer weten over hoe je online leren kunt faciliteren, lees dan hoofdstuk 12.

1.8 Ten slotte

Tja… waarom hebben we deze informatie in boekvorm gepubliceerd en niet online? Een vraag die we onszelf meerdere malen hebben gesteld. Als je zo bezig bent met sociale media, past het dan wel om een boek te schrijven? Waarom geen wiki of andere online-tool? Er zijn meerdere argumenten die doorslaggevend waren voor de boekvorm. Wanneer je online met een tool experimenteert, is het onze ervaring dat het handig is om de beschrijving van de tool naast je computer te kunnen leggen, of in de trein te kunnen lezen. En in de trein is een boek lezen toch prettiger dan je computer uitpakken om een wiki te bekijken. Daar komt bij dat we verwachten dat een deel van de lezers nog relatief onbekend is met sociale media en nog lang niet 'alles' online doet. We geloven ook dat deze media altijd naast elkaar zullen blijven bestaan en elkaar zullen versterken. We lezen zelf ook nog zeer regelmatig een boek, wat ons iets anders oplevert dan het lezen van weblogs of het scannen van informatie in een wiki.

Deel 1 Aan de slag met sociale media als professional

Inleiding
Hoe kun je als professional gebruikmaken van sociale media? Wat kan het bijdragen aan het vinden van informatie die belangrijk is voor je vak en aan het uitbreiden van je netwerk? In dit deel beschrijven we sociale media vanuit het kader van professionele ontwikkeling. Er komen veelgebruikte sociale media (denk aan Twitter, LinkedIn, Facebook) aan de orde en ook een aantal minder bekende. We gaan in op de vraag hoe je kunt participeren in sociale media om zo te werken aan je eigen professionalisering. Als professional kun je op verschillende manieren gebruikmaken van webtools: om jezelf te positioneren als professional, om in contact te komen met anderen met vergelijkbare interesses en om je netwerk zichtbaar te maken en te onderhouden. Sociale media bieden mogelijkheden om je eigen leerproces te sturen en in te vullen op een manier die past bij je eigen leervoorkeuren.

Hoofdstuk 2: Online professionaliseren

Hoofdstuk 3: Eerste stappen in sociale media

Online professionaliseren

2.1	Informeel leren in verbinding – 19
2.2	Trends in het werk van professionals – 20
2.3	Generatieverschillen – 22
2.4	Van informatie zoeken tot personal branding – 24
2.4.1	Informatie scannen, zoeken en verwerken – 24
2.4.2	Participeren in online-conversaties – 24
2.4.3	Netwerken – 25
2.4.4	Personal branding – 25
2.4.5	Samenwerken – 25
2.5	Efficiënter worden in je werk – 26

Dat je internationaal kunt netwerken, je blik kunt verbreden met een laptop vanuit je stoel en kunt deelnemen aan congressen vanuit je eigen werkkamer is toch fascinerend? De hedendaagse professional die zich voortdurend wil ontwikkelen, zal meer en meer gebruik gaan maken van sociale media. In dit hoofdstuk beschrijven we hoe sociale media behulpzaam kunnen zijn bij het vormgeven van persoonlijke professionalisering in het werk. Hiertoe kijken we eerst naar de manier waarop professionals leren, wat trends in het werk van professionals zijn en wat de invloed van de jongere generatie is op het gebruik van sociale media in het werk. We laten professionals aan het woord over de sociale media die zij gebruiken bij hun werk. En we geven aan wat het je als professional kan opleveren om meer met sociale media te werken.

In het kader lees je een gesprek met Joitske Hulsebosch over haar manier om gebruik te maken van sociale media.

Wat zijn voor jou momenteel de belangrijke socialemediatools?
'Dat zijn mijn weblog, de weblogs van anderen die ik volg en een aantal online-netwerken waarin ik actief ben. En ik twitter. Maar social bookmarking is ook heel belangrijk. Voor mij zit er vooral veel waarde in de combinatie van verschillende sociale media: wat ik op Twitter hoor aan interessante dingen, bewaar ik via social bookmarking zodat ik het later terug kan vinden. Zo heb ik eens een tijdje gevolgd hoe sociale media conferenties veranderen; de waardevolle bronnen die ik tegenkwam heb ik bewaard met de tag 'conference2.0'. Hier kon ik later in een opdracht goed gebruik van maken.'

Je hebt een eigen weblog. Hoe ben je daarmee gestart?

'Ik ben begonnen met bloggen nadat ik had meegedaan aan een internationale online-workshop. De meeste deelnemers aan deze workshop waren al zeer actief in het communiceren met elkaar via allerlei sociale media. Zo ben ik in contact gekomen met bloggers op mijn vakgebied, op het snijvlak van kennisproductiviteit, community's of practice en sociale media. Dit heeft mij geïnspireerd om ook met bloggen te beginnen. Via mijn weblog wil ik mijn praktijkervaringen met leren en professionaliseren delen. Ook blog ik mijn reflecties op artikelen en stukjes die me aanspreken. Ik volg inmiddels zo'n 90 weblogs op mijn vakgebied en zo'n 1000 mensen op Twitter. Ik gebruik lijsten om specifieke mensen op Twitter wat beter te kunnen volgen, 1000 is zo'n enorme stroom dat je er veel van mist. Door andere bloggers, die ik overigens nooit heb ontmoet, kom ik op het spoor van nieuwe weblogs die ik wil volgen. Regelmatig lever ik ook commentaar op blogposts van anderen en ik merk dat dit helpt om het online-contact te intensiveren. Veel van de bloggers 'ontmoet' ik nu ook op andere socialemediaplekken, zoals op Twitter en in online-forums.'

Wat levert het je op?

'Ik krijg niet vaak opdrachten direct via sociale media, al gebeurt dit wel steeds meer. Wel ontmoet ik veel mensen die mijn weblog kennen. Dus het versterkt wel de bekendheid met je werk en interesses.'

En voor jou persoonlijk?

'Mijn weblog stimuleert me om regelmatig te reflecteren op iets wat ik heb gedaan of meegemaakt. Reageren op een post van iemand anders vraagt om echt nadenken en er iets van vinden. Ik merk dat ik steeds beter word in het formuleren wat ik ergens van vind, en in doordenken op wat anderen beschrijven. Ik heb het gevoel goed op de hoogte te zijn van nieuwe ontwikkelingen. En ik heb inmiddels een waardevol online-netwerk van professionals met voor mij interessante ideeën en ambities. Zo werk ik samen met twee mensen die ik via hun weblog en Twitter-accounts heb ontmoet. Samenwerkingsinitiatieven komen er inmiddels ook uit naar voren. Het volgen van weblogs levert mij ook heel veel inspiratie op. Ik gebruik regelmatig materialen voor workshops die ik via een weblog heb gevonden. Natuurlijk pas ik het dan nog wel aan.'

Wat doe je in online-netwerken?

'Ik participeer in een aantal online-netwerken, community's en mailinggroepen. Bij de voor mij echt belangrijke netwerken volg ik alle berichten en reageer ik zelf ook. Daarnaast is er een flink aantal netwerken die ik zijdelings volg. Deze netwerken zijn wel een belangrijke bron voor mijn persoonlijke ontwikkeling. Ik neem niet zo snel deel aan een training, maar richt mijn leren meer informeel en online in. Door in contact te blijven met andere professionals, op de hoogte te blijven van wat hen bezighoudt, door nieuwe sociale media uit te proberen en relevante onderzoeken en boeken te lezen.'

Het verhaal van Joitske laat zien op welke manier je sociale media kunt gebruiken voor professionalisering en het opbouwen en onderhouden van je netwerk. Leren vindt veelal informeel plaats. Het vraagt om een reflectieve en actieve houding van jou als professional. Het vraagt vaak ook om een bepaalde mate van keuzes maken. Zeker in het begin gaat het om discipline om regelmatig een bijdrage te leveren, of dit nu een nieuwe post op je weblog betreft, een Twitter-berichtje of een reactie in een online-netwerk. Ga op zoek naar netwerken die voor jou interessant zijn. Kies socialemediatools die je aanspreken en die vragen om een manier van werken die bij jou past. Ben je een schrijver, dan is een eigen weblog wellicht een mooie manier om je ervaringen en gedachten te expliciteren. Ben je een netwerker en vind je veel contacten inspirerend? Dan is een tool zoals Twitter wellicht iets voor je. En zoals het verhaal van Joitske laat zien, kunnen verschillende tools elkaar prima aanvullen en versterken.

2.1 Informeel leren in verbinding

Het gebruik van sociale media gaat veel over het participeren in netwerken, of dat nu een netwerk is waar je je als professional bij aansluit, of dat je een weblog bijhoudt, of dat je twittert. In al deze situaties krijgt dat wat je doet meer waarde wanneer anderen reageren en jij op anderen kunt reageren. Participatie in sociale media is daarmee ook te zien als een sociaal-constructivistisch leerproces: het leren is gericht op het ontwikkelen van een professionele identiteit door participatie in relaties, community's en netwerken. Leren is geen individueel proces, maar vindt plaats in de context van interactie met andere professionals, een sociale gemeenschap. Leren is een sociaal proces waarbij persoonlijke kennis ontstaat in interactie.

Sociale media zorgen voor de spontane creatie van community's waarin individuen samenkomen om te leren, kennis te delen en samen te werken. Door online-interactie en uitwisselen van professionele kennis (denk bijvoorbeeld aan het delen van presentaties op Slideshare, interactie op LinkedIn en Twitter) ontstaan allerlei online-community's van professionals rondom gedeelde vakmatige interesses. Dit hoeft niet altijd op één afgebakend platform te zijn, maar kan ook een dynamisch web van interacties zijn via verschillende media.

Het toenemend gebruik van sociale media door professionals maakt dat informele leerprocessen op steeds grotere schaal plaatsvinden. Informeel leren is niet langer beperkt tot de gesprekken met collega's op het werk. Professionals volgen weblogs en raken geïnteresseerd in andermans gedachtelijnen. Ze stellen vragen online of delen ervaringen uit hun dagelijkse praktijk. Op Twitter ontmoeten professionals anderen die met vergelijkbare thema's bezig zijn. Een LinkedIn-groep wordt gevraagd feedback te geven op een artikel in wording. Of collega's in een organisatie werken samen in een wiki aan een projectplan en leren van elkaar hoe je op een effectieve manier tot een eerste opzet komt.

Intensief gebruik van sociale media stimuleert actieve verwerking van nieuwe informatie. Web2.0 wordt ook wel het 'read-write'-web genoemd. Informatie die je leest, verwerk je meteen door het met een kernzin te delen op Twitter. Een boek vat je samen via een blogpost. De actieve rol van de lerende uit zich door het schrijven van blogposts, bijdragen aan wiki's en het stellen en beantwoorden van vragen. Naast deze 'read-write'-verwerking stimuleert het gebruik van sociale media het proces van betekenisgeving en meningsvorming. Je stelt jezelf voortdurend vragen als 'wat vind ik hiervan?' en 'wat vind ik echt de moeite waard om met anderen te delen en waarom?' Het proces van verbinden van nieuwe informatie aan bestaande denkkaders is op deze manier een continu proces. Dit in tegenstelling tot het leren in trainingen en cursussen, waarbij de transfer van het geleerde naar de praktijk vaak problematisch is en speciale aandacht behoeft.

2.2 Trends in het werk van professionals

Tot nu toe spraken we veel over professionals en de waarde die wij voor professionals zien in het gebruik van sociale media. Wie hebben we voor ogen als we spreken over professionals? Een professional is iemand met intellectuele taken, een sterke beroeps- of arbeidsidentiteit en met een sterke motivatie om te leren vanuit de praktijk, in interactie met andere professionals. Kwakman[1] ziet een professional als iemand die zich vakinhoudelijk wil blijven ontplooien en zich daarnaast als persoon wil ontwikkelen. Professionals zijn steeds meer op zoek naar zelfactualisatie, worden erkend als intrinsiek gemotiveerd en met een groot zelfsturend vermogen. Authentiek zijn staat hoog op het lijstje van een professional. Professionals in organisaties, vooral in organisaties met een sterke hiërarchie, zijn op zoek naar ruimte en autonomie doordat ze zich sterk identificeren met hun vakgebied. De Caluwé en Vermaak[2] beschrijven deze identificatie van een professional met zijn vakgebied met de volgende metafoor:

---

1 Kwakman, Frank (2007). *De toekomst van professionals*. Schoonhoven: Academic Service.
2 De Caluwé, Leon & Vermaak, Hans (1999). *Leren Veranderen. Een handboek voor de veranderkundige*. Alphen a/d Rijn: Samson.

》 De overeenkomsten tussen Erasmus, een vioolbouwer en een leraar zijn: 《
》 elk is zeer geleerd, heeft veel geleerd 《
》 elk weet zelf het best hoe hij zijn vak moet uitoefenen 《
》 elk bepaalt zelf hoe hij met zijn 'klanten' omgaat 《
》 elk identificeert zich meer met zijn beroep en vakbroeders dan met de organisatie waar hij deel van uitmaakt 《
》 elk leert zelf door te doen en geeft daar zelf richting aan 《

De hang naar autonomie, ontplooiing en flexibiliteit maken dat participatie in sociale media een aantrekkelijke strategie kan zijn voor professionals. Het toenemend aantal zzp-ers is hiervan een illustratie. Professionals zijn vaak goed in staat zelf richting te geven aan hun persoonlijke ontwikkeling, waarbij sociale media als krachtige leeromgevingen kunnen dienen. Sociale media kunnen ook heel behulpzaam zijn bij het vormgeven van een eigen identiteit en een manier zijn om jezelf op een authentieke wijze te laten zien.

Een kenniswerker is 'iemand die voor het goed kunnen uitoefenen van zijn primaire taak permanent, relatief veel moet leren'[3]. Door de toegenomen snelheid van technologische ontwikkelingen en de globalisering is kennis vlot verouderd. Je zult je voortdurend moeten blijven ontwikkelen, maar waarop? Het idee van een T-profiel van Weggeman kan hierbij behulpzaam zijn: je kiest één specialistisch deelgebied en één tot drie aanpalende gebieden die je op appreciatieniveau wilt bijhouden. Het hoofdspecialisme moet duidelijk genoeg zijn om daar state-of-the-art in te kunnen blijven. De overige vakgebieden zorgen er aan de ene kant voor dat je kunt communiceren met aanverwante disciplines, aan de andere kant zorgen ze voor innovatie. Het communiceren met andere disciplines voorkomt een verkokerde visie.

Auteurs zoals Pink[4] zien een nieuw tijdperk ontstaan waarin het belangrijk wordt om ook intuïtie, verbeelding, creativiteit en groot denken een rol te laten vervullen. Dit zijn allemaal aspecten waar onze rechterhersenhelft verantwoordelijk voor is. Volgens Pink ligt de uitdaging voor de komende jaren in een evenwichtig gebruik van beide hersenhelften. Door het uitbesteden van de meer gestandaardiseerde, routinematige werkzaamheden aan lagelonenlanden zal het werk hier in het Westen vooral gaan over het creëren van nieuwe relaties in plaats van het uitvoeren van standaardtransacties. Het ontwikkelen van nieuwe ideeën komt in de plaats van routinematig problemen oplossen, het denken in grotere verbanden in plaats van onderzoek naar deelproblemen. Verdere automatisering en de ontwikkeling van het internet zorgen ervoor dat de computer veel van ons denkwerk overneemt. Wat voor professionals 'overblijft', zijn complexe problemen en dat wat databases en software niet kunnen overnemen, zoals coachen, facilitatie, vertellen van verhalen en andere diensten die afhankelijker zijn van onze rechterhersenhelft. Sociale media kunnen een rol spelen bij het ontwikkelen van de competenties die nodig zijn voor een nieuw tijdperk waarin de rechterhersenhelft belangrijker wordt. Pink benoemt zes belangrijke competenties die professionals nodig zullen hebben:

---

3   Weggeman, Matthieu (2007). *Leidinggeven aan professionals? Niet doen! Over kenniswerkers, vakmanschap en innovatie.* Schiedam: Scriptum Management.
4   Pink, Daniel H. (2005). *A whole new mind. Why right-brainers will rule the future.* New York: Penguin Group.

1. ontwerp: het creëren van nieuwe dingen om zo betekenis te geven aan ons leven;
2. verhaal: het vertellen van verhalen met emotionele impact;
3. compositie: het verbinden van stukjes, bredere patronen zien, iets nieuws maken door het combineren van onverwachte elementen;
4. empathie: je inleven in iemand anders en begrijpen hoe iemand kijkt, voelt, denkt;
5. spel: met spel en plezier activeer je de rechterhersenhelft, je creëert een onbeperkte ruimte. Het geloof dat je alles kan doen wat je wilt;
6. betekenis: werken aan dat wat ertoe doet.

Sociale media kunnen de verbeelding van professionals stimuleren en het empathisch vermogen vergroten. Door het volgen van een breed scala aan individuen op Twitter bijvoorbeeld, wordt het combineren van onverwachte inzichten gestimuleerd. Via serious gaming kun je werken aan het ontwikkelen van nieuwe competenties. Weblogs, video's en podcasts zijn ideaal voor het ontsluiten van verhalen met een emotionele waarde.

Zelenka en Sohn[5] observeren een ontwikkeling van kenniswerk naar webwerk. Een webwerker is iemand die werkt vanuit plekken met een wifi-verbinding (thuis, in een café), met een variatie aan projecten met mensen uit verschillende organisaties. Hij of zij werkt samen met anderen, al dan niet ontmoet via het web. Het werk ontstaat door het verbinden en combineren van en doorwerken op ideeën en ervaringen ontwikkeld door anderen. De webwerker zoekt voortdurend naar nieuwe mogelijkheden op het web, participeert in diverse community's en onderhoudt actief online-relaties. Hierbij maakt hij of zij gebruik van een flexibele set aan webtools, ondersteunend aan het type werk en de interacties die voor de webwerker van belang zijn.

Kortom, de huidige professional is iemand die op eigen wijze, uniek, authentiek en autonoom aan de slag wil binnen een zelfgekozen vakgebied en zich voortdurend wil blijven ontwikkelen. Het zien van bredere patronen, zelfstandig keuzes maken en werken aan dingen die ertoe doen zijn belangrijk. Sociale media bieden veel handvatten voor professionals om hier – online – vorm aan te geven, bijvoorbeeld via een weblog je gezichtspunten benadrukken, via Twitter in contact komen met andere disciplines en door het scannen van RSS-feeds weten welke nieuwe ontwikkelingen er spelen.

2.3 Generatieverschillen

Tot welke generatie behoor jij? Ben je opgegroeid met MSN en Facebook? Heb je het jezelf eigen gemaakt doordat je altijd al interesse had in softwaretoepassingen? Ben je ermee in aanraking gekomen via een collega en zie je nu mogelijkheden om het ook van meerwaarde te laten zijn in je eigen werk? Percepties over en ervaring met sociale media verschillen sterk van professional tot professional, maar de verschillen zijn het grootst tussen generaties. Tapscott[6] schetst een profiel van de 'netgeneratie', de generatie die is opgegroeid in het internettijdperk en geboren is tussen 1977 en 1997. In zijn boek *Grown up digital* beschrijft hij hoe deze generatie opgegroeid is met de mogelijkheid zelf keuzes te maken

---

5 Zelenka, A.T. & Sohn, J. (2008). *Connect. A guide to a new way of working. Tips, resources and inspiration for the web worker.* Indiana: Wiley Publishing.
6 Tapscott, D. (2009). *Grown up digital. How the net generator is changing your world.* New York: McGraw-Hill.

en behoefte heeft aan openheid en integriteit. Zij zijn op zoek naar innovatieve bedrijven waar ze hun werk en sociale leven makkelijk kunnen combineren. Voor deze generatie is de aanwezigheid van sociale media een gegeven. Hoewel er nog weinig onderzoek naar is gedaan, is het duidelijk dat jongeren veel minder gebruikmaken van e-mailverkeer en veel meer continu met elkaar in contact staan via instant messaging zoals MSN en via sociale netwerken zoals Hyves en Facebook. Met de veelheid aan communicatie wordt het steeds lastiger om goede keuzes te maken en niet bij eigen voorkeuren te blijven steken.

[Praktijkverhaal 2]

Sociale media gebruik ik de hele dag door

Anita Smit, rijkstrainee: 'Internet is mijn primaire communicatiemiddel en sociale media gebruik ik de hele dag door. Als ik 's morgens wakker word, lees ik eerst mijn Twitter-feed. Zo weet ik meteen wat er aan de hand is. Of al mijn afspraken die dag nog doorgaan en of de trein wel rijdt. Of het heeft gesneeuwd. Gedurende een dag controleer ik minstens één keer de buzz op mijn Hyves en de statusupdates op Facebook en LinkedIn. Als er iets interessants gebeurt in het leven van mijn collega's, vrienden en kennissen weet ik dat direct en kan ik er ook meteen op reageren. Als ik ergens van baal of heel enthousiast over ben, zet ik dat ook op internet. Ik krijg dan direct reacties en dat vind ik erg gezellig. Ik voel me nooit alleen. Via internet sta ik altijd en overal in contact met iedereen die ik ken. Familie, vrienden, collega's en kennissen. Zo liet mijn oom via Twitter weten dat mijn oma haar heup had gebroken. En vertelt mijn leidinggevende me wat ik moet doen. En kon ik binnen een minuut aan mijn hele netwerk laten weten dat ik door was naar de finale van de verkiezing Jonge Ambtenaar van het Jaar. Bovendien leer ik op internet ook nog eens regelmatig nieuwe mensen kennen. Het is er altijd gezellig en contact is zo gelegd.'

» Clay Shirky: 'People my age and older have a very good sense of when to call someone on the phone, and when to send them a personal letter, and when to go see them. But we don't have such a good sense of when to email them, or IM them, or Twitter or what you have, because all of that stuff was invented after we had already solidified our sense of the media landscape. All of those things are still new.'[7] «

Ook tussen mensen van verschillende generaties die gebruikmaken van sociale media is er een verschil in beleving van openheid en privacy. Adelson noemt in zijn lezing[8] bijvoorbeeld het verschil tussen hemzelf en zijn (jongere) kinderoppas. Hoewel hij zelf ook informatie deelt via Twitter, is zijn informatie feitelijker. Hij vertelt dat hij gaat lunchen, terwijl de oppas deelt dat ze gedeprimeerd is of 'vol zit'. Natuurlijk is het onderscheid dat we hier maken tussen jong en oud enigszins arbitrair. Er zijn zeker ook 'ouderen' die zeer bedreven zijn met sociale media en jongeren die er helemaal niets mee hebben. Daar komt bij dat het belangrijk is scherp te blijven op wat men dan met sociale media doet. Gebruik

---

7 Bron: ▶ www.worldchanging.com/archives/007925.html.
8 Bron: ▶ www.krisjordan.com/2008/09/19/jay-adelson-organizing-chaos-the-growth-of-collaborative-filters.

je sociale media om informatie te vinden, te communiceren met anderen, je netwerk ook online vorm te geven, je ideeën aan te scherpen, je te laten zien? Is het socialemediagebruik voornamelijk verbonden met privé, of zet je het in om je werk productiever te maken? Uiteindelijk gaan sociale media niet direct om het gebruik van bepaalde tools, maar om het op een andere manier omgaan met je kennis en ervaring en samenwerking met anderen. We veranderen van consumenten in producenten. Hoe vervullen we deze rol op een goede manier? En wat hebben we daarin te leren? Het thema mediawijsheid is ontstaan: wat zet je wel en niet op internet? Hoe ga je om met privacy en veiligheid? Welke vaardigheden heb je nodig om effectief met sociale media te werken?

Het verschil in gebruik van sociale media leidt ook tot verschillen in het gebruik voor eigen professionalisering. Jongeren zijn wellicht sneller in het omgaan met de media, terwijl ouderen (let wel: iedereen geboren voor 1977!) meer tijd nodig zullen hebben er handigheid in te krijgen. Tegelijkertijd zou het natuurlijk best zo kunnen zijn dat ouderen een beter inzicht hebben in de verschillende kennisdomeinen waarin ze zich willen specialiseren en het dus makkelijker vinden om te focussen.

2.4 Van informatie zoeken tot personal branding

Je bent professional. Je hebt interesse in sociale media. Wat kun je ermee? Via actieve participatie in sociale media kun je een (online) netwerk opbouwen met collega-professionals. Je kunt nieuwe ideeën en gedachten uitwerken en voorleggen aan collega-professionals. Ook voor personal branding zijn sociale media goed geschikt. Wij zien vijf hoofdstrategieën om gebruik te maken van sociale media, te weten informatie zoeken, participeren in online-conversaties, netwerken, personal branding en samenwerken. We laten ze hier kort de revue passeren en in het volgende hoofdstuk gaan we er uitgebreider op in.

2.4.1 Informatie scannen, zoeken en verwerken

Google is een bekend startpunt als je informatie op internet zoekt. Via sociale media kun je ook op andere manieren informatie zoeken, bijvoorbeeld door gebruik te maken van de sociale netwerken waarbinnen je actief bent. Dit betekent dat je de kracht van een menselijk filter van informatie gebruikt, want je vindt bronnen die jouw netwerk belangrijk vindt. Deze strategie is aanvullend aan het zoeken via zoekmachines. Ook is het gebruik van een RSS-lezer en daarbij de juiste keuze van sites om te volgen, een goede manier om snel informatie te scannen en verwerken.

2.4.2 Participeren in online-conversaties

Welke strategieën gebruik jij om je persoonlijk en professioneel te blijven ontwikkelen? Naast deelname aan formele opleidingen, cursussen en workshops zul je vast ook informelere vormen noemen, zoals uitwisseling met collega's, nieuwe opdrachten aangaan of reflecteren op opgedane ervaringen. Afhankelijk van je leerstijl zal het uitwisselen met vakgenoten een belangrijke of minder belangrijke plek innemen. Was dit vroeger beperkt tot ontmoetingen op conferenties of tijdens een training en gesprekken met collega's op het werk, sociale media maken het mogelijk om voortdurend informatie uit te wisselen met mensen uit de praktijk die met vergelijkbare taken bezig zijn, of mee te lezen en te reageren op experts.

2.4.3 Netwerken

Er zijn vele vormen van netwerken mogelijk met sociale media. Er zijn gespecialiseerde professionele 'social network'-sites zoals LinkedIn, Plaxo en Xing (zie aan het eind van dit deel Tips & Tools 1.4 en 1.5 voor een beschrijving van deze netwerken). Ook veel andere socialemediatools bieden de mogelijkheid om te netwerken. Zo kun je via je weblog netwerken, of via sites zoals Scribd (delen van documenten), Slideshare (delen van presentaties), Flickr (delen van foto's), YouTube (delen van video's) en Pinterest (delen van afbeeldingen). Daarnaast heb je microbloggingtools zoals Twitter, die erg makkelijk zijn bij netwerken. Netwerken kan geheel online plaatsvinden, maar kan ook ondersteunend zijn aan face-to-face-netwerken. Je voegt bijvoorbeeld iemand online toe die je op een bijeenkomst hebt ontmoet. Zo kun je meteen zien hoe het netwerk van die persoon eruitziet.

2.4.4 Personal branding

Je hoeft tegenwoordig geen Madonna te heten om een 'personal brand' te zijn. Zeker door de komst van het internet is iedereen in staat van zichzelf een merk te maken en een reputatie op te bouwen. Het hebben van een 'personal brand' sluit ook sterk aan bij gedachten rondom authenticiteit, werken vanuit je eigen passie, dat doen wat je boeiend vindt en waar je goed in bent. Wie je bent en wat je wilt kun je bijvoorbeeld laten zien door je profiel op socialenetwerksites zoals Facebook, Myspace of LinkedIn. Met een eigen weblog, of door regelmatig iets te plaatsen op weblogs van anderen, kom je ook al een heel eind. Je ziet dit veel ontstaan bij zelfstandig ondernemers en adviseurs. Maar interne personal branding kan net zo interessant zijn. Het kan je meer zelfvertrouwen opleveren doordat je goed van jezelf weet wat je wilt en waar je goed in bent. Het geeft richting en focus aan je werk. En maakt je aantrekkelijk voor collega's om mee samen te werken, advies te vragen en uit te wisselen.

2.4.5 Samenwerken

Samenwerken staat bij veel werkzaamheden centraal. Sociale media kun je gebruiken om samenwerkingsmogelijkheden te identificeren en te ondersteunen. Je bent niet meer gebonden aan samenwerking met je collega's in hetzelfde gebouw, maar je kunt snel een grotere groep mensen vinden die willen samenwerken rond een thema. Ook face-to-face-samenwerking verandert. Door het communiceren via een online-forum kunnen interessante ideeën of inzichten die pas na een bijeenkomst opkwamen ook meegenomen worden. Het wordt meer een doorlopende samenwerking die minder in een keurslijf wordt gedwongen door de face-to-face-groepsdynamiek. Bij het samen produceren van een document hoef je niet te werken met verschillende versies van een document. Het gaat er in de samenwerking niet meer om wie wat heeft gedaan; de inhoud komt centraler te staan.

2.5 Efficiënter worden in je werk

Sociale media bieden dus veel toepassingsmogelijkheden en kunnen voor professionals een krachtige leeromgeving vormen. Maar word je van actieve participatie in sociale media ook efficiënter in je werk? Ga je er tijd mee winnen? Gaan sommige werkzaamheden je makkelijker af? Dat zijn interessante vragen. Je kunt sociale media gebruiken om het werk dat je doet nog beter te doen, meer kwaliteit en creativiteit te bereiken. Je kunt ook proberen om sociale media te gebruiken om handiger te werken. Dit is bijvoorbeeld de insteek van Lifehacking en Getting Things Done[9].

Socialemediatools als een wiki kunnen het werk efficiënter maken doordat je daarmee in een omgeving werkt waarin alles voortdurend up-to-date is. Bovendien hoef je in een samenwerkingsproces niet te wachten totdat je collega een slag heeft gemaakt alvorens jij er weer mee door kan. Je kunt aan het geheel werken op het moment dat het jou uitkomt. Veel organisaties maken inmiddels, in meer of mindere mate met succes, gebruik van Yammer (een interne microbloggingtool) en deze tool kan helpen in het beter benutten van diverse communicatielijnen in de organisatie, waardoor sommige berichten die eerst via de mail verspreid werden nu via Yammer gaan. Dit kan een behoorlijke verlichting betekenen voor het aantal berichten in je mailbox. Het blijft echter voor velen een mythe dat het gebruik van sociale media leidt tot effectiever werken. Bij een niet-representatieve enquête op LinkedIn[10] met 59 respondenten blijkt dat slechts 18% vindt dat sociale media helpen om in minder tijd meer gedaan te krijgen. Men noemt wel andere voordelen, zoals beschikken over meer informatie, een groter persoonlijk netwerk en naamsbekendheid.

Ons gaat het in dit boek vooral om dit soort voordelen. Efficiënter werken en tijd besparen door gebruik te maken van sociale media zijn niet onze insteek. Wij houden het zelfs voor mogelijk dat je, zeker in het begin, minder efficiënt gaat werken. Experimenteren met een nieuwe socialemediatool, het webwerken inpassen in je dagelijkse werkritme, uitvinden hoe je op een voor jou goede manier een blogpost schrijft, het vraagt allemaal tijd. Je kunt je gemakkelijk verliezen in de veelheid aan informatie, ideeën en dynamiek die je aantreft in online-netwerken. En de tijd vliegt voorbij als je verdiept bent in andermans weblog. Werken met sociale media vraagt om specifieke bekwaamheden; die zul je je eigen moeten maken wil je het webwerken goed kunnen combineren met en integreren in je huidige werkpraktijk. Hierover meer in hoofdstuk 4. Mocht je al eens willen weten in hoeverre de hoeveelheid informatie die jij dagelijks verwerkt je stress oplevert, dan vind je bij de Tips & Tools van dit deel een zelftest (zie Tips & Tools 1.1).

---

9   Voor meer informatie en tips zie ▶ http://lifehacking.nl en ▶ http://www.meereffect.nl.
10 Bron: Vrouwen presteren met sociale media meer dan mannen! ▶ http://95.211.20.22/~pimage/copy/?p=3164.

Een strategie ontwikkelen

3.1	Experimenteren met tools – 28	
3.2	Het doel van werken met sociale media – 29	
3.3	Een socialemediastrategie in de praktijk – 30	
3.3.1	Strategie 1: informatie scannen, zoeken en verwerken – 30	
3.3.2	Strategie 2: participeren in online-conversaties – 34	
3.3.3	Strategie 3: netwerken – 38	
3.3.4	Strategie 4: personal branding – 40	
3.3.5	Strategie 5: samenwerken via sociale media – 41	
3.4	Nadelen en valkuilen van sociale media – 42	

Er is veel mogelijk op het gebied van sociale media, dus waar begin je? Start je een weblog? Maak je een LinkedIn-profiel aan? Sluit je je aan bij een online-netwerk? Begin je met Twitter? In dit hoofdstuk willen we daar wat handvatten voor aanreiken. Wij zijn ervan overtuigd dat het belangrijk is om eerst te gaan experimenteren met sociale media en zo te ervaren wat bij jouw voorkeuren past. Als je wat ervaring hebt opgedaan, hebt afgekeken bij collega-professionals en de onlinecultuur en etiquette wat hebt leren kennen, kun je nadenken over een eigen 'socialemediastrategie'. Enige ervaring met sociale media maakt het mogelijk om de focus op het technisch leren werken met socialemediatools los te laten en eerst te bedenken welk doel je wilt realiseren, alvorens een tool en activiteiten te kiezen waar je energie in gaat steken.

3.1 Experimenteren met tools

We gaan niet uitgebreid in op allerlei tools en de manier waarop ze werken. Veel tools zijn gemakkelijk in het gebruik. Op het internet is over de meeste al uitgebreid geschreven. Even zoeken en je vindt beschrijvingen, instructievideo's en ervaringsverhalen van andere gebruikers. De meeste tools hebben een gebruikersvriendelijke handleiding, vaak in de vorm van een video.

In hoofdstuk 1 hebben we een overzicht gegeven van basistools en services. Dit overzicht kun je als inspiratiebron gebruiken. Bij de Tips & Tools aan het eind van dit deel vind je de volgende handreikingen die je kunt gebruiken om aan de slag te gaan:

- Oefening 1.2: Een persoonlijke startpagina maken met iGoogle
- Oefening 1.3: Sociale media volgen met RSS-feeds
- Oefening 1.4: Je aanmelden bij een sociaal netwerk
- Oefening 1.5: Netwerken op LinkedIn
- Oefening 1.6: Een eigen weblog beginnen
- Oefening 1.7: Twitter, Twitter, tweet, tweet, tweet
- Oefening 1.8: Social bookmarking met Delicious
- Oefening 1.9: Oefenen in een testwiki

[Praktijkverhaal 3]

Welke socialemediatools gebruiken wij zelf?
Tijdens de periode van het schrijven van dit boek hebben wij in onze eigen praktijk veel verschillende tools gebruikt. Af en toe komt er een nieuwe tool bij, waar we eerst mee experimenteren.
- We delen foto's van bijeenkomsten met deelnemers via Flickr (▶ www.flickr.com) of filmpjes via Blip.tv (▶ http://blip.tv) en YouTube (▶ www.youtube.com).
- We gebruiken een wiki als 'reader' voor onze training (▶ www.werkenmetweb2.wikispaces.com) of Google docs (▶ www.docs.google.com) als gezamenlijke werkruimte voor het schrijven van een artikel.
- We proberen gedachten en ervaringen te expliciteren en delen met anderen via onze weblogs (▶ www.ennuonline.com ▶ www.link2learn.eu en ▶ www.joitskehulsebosch.nl).

- We werken samen met een collega in Zuid-Afrika en voeren online-gesprekken middels een chat, Skype (▶ www.skype.com) of e-mail.
- We participeren in verschillende online-discussiefora; bijvoorbeeld de Yahoo Group over 'communities of practice' (▶ http://groups.yahoo.com/group/com-prac).
- We delen korte 'koffiepraatjes', vangen gesprekken op en leren nieuwe professionals kennen via Twitter (▶ www.twitter.com).
- We hebben een profiel op LinkedIn en nemen deel aan discussies (▶ www.linkedin.com).
- We verzamelen waardevolle internetlinks met het social bookmarking-programma Delicious (▶ www.delicious.com). Zo worden links voor dit boekje bewaard met de tag web2boekje (▶ www.delicious.com/tag/web2boekje).
- To do-lijstjes houden we bij via Remember the milk (▶ www.rememberthemilk.com).
- Bijeenkomsten of Skype-gesprekken worden gepland met een Meetingwizard (▶ www.meetingwizard.com).
- Via Dopplr (▶ www.dopplr.com) weten we wanneer iemand in de buurt is zodat we een afspraak kunnen maken.
- We schrijven samen met andere professionals een caseboek en delen dat via 'pay-with-a-tweet' (▶ www.losmakers.nl).

3.2 Het doel van werken met sociale media

Als je wat ervaring hebt opgebouwd met socialemediatools, kun je na gaan denken over de reden om met sociale media te gaan werken. Wat wil je ermee bereiken? Om een goede strategie te ontwikkelen is het noodzakelijk om helder te hebben wat het vakgebied of de vakgebieden zijn waarop je je begeeft. Wat zijn de onderwerpen waar je in geïnteresseerd bent, wat is de inhoud waar je je op wilt richten? Een duidelijke inhoudelijke focus is belangrijk om gericht je eigen socialemediastrategie te ontwikkelen, als leidraad om te beslissen in welke contacten, community's van professionals en netwerken je wilt investeren. Niet elke professional heeft dit op elk moment op een rijtje. Het uitwerken van je T-profiel is een goede eerste stap op weg naar het definiëren van deze focus. Bij Tips & Tools 1.10 vind je een praktische handreiking als je wilt nadenken over je eigen T-profiel. Gebruik de inhoudelijke focus en een definitie van de vakgebieden die voor jouw werk belangrijk zijn bij het maken van keuzes voor de weblogs die je wilt volgen, de mensen die je op Twitter verzamelt en de community's waar je actief in gaat participeren.

Hoewel het hebben van een heldere focus belangrijk is om je doel te bepalen en keuzes te maken, zijn de publieke conversaties op het web ook een grote bron van inspiratie. Soms ben je voor een project informatie aan het zoeken en vind je opeens een stukje tekst in een weblog dat je raakt en aan het denken zet. Of vind je iets dat heel bruikbaar is voor een ander project. Een leernetwerk dat je faciliteert loopt niet lekker, maar je weet niet wat je eraan moet doen. Opeens lees je in een blogpost over een veranderingstraject waar het hielp om mensen inzicht te geven in de dynamiek in plaats van hen steeds in dezelfde richting te duwen. Misschien is zo'n aanpak wel een geschikte oplossing voor het probleem in het leernetwerk waar je bij betrokken bent? Serendipiteit levert vaak het gevoel op dat het kwartje valt. Kortom, geef jezelf de ruimte om los van je focus rond te kijken. Laat je inspireren door de veelheid aan ideeën, volg links die je bij een serieuze zoektocht niet zou volgen en kijk eens waar je uitkomt.

3.3 Een socialemediastrategie in de praktijk

Wat moet het gebruik van sociale media je opleveren? Participeren via sociale media vraagt tijd. Een account aanmaken is zo gebeurd, maar het opbouwen van een waardevol Twitter-netwerk of een inhoudelijk waardevolle weblog vereist een zekere energie en tijdsinvestering. Tijd om de tool te leren kennen, de vaardigheden te ontwikkelen om een goede blogpost te schrijven, om te reageren op berichten van anderen, om zichtbaar te worden en online-contacten te leggen. Veel doelen die je stelt zullen een langetermijnopbrengst beogen: een stevig online-netwerk creëren, naamsbekendheid opbouwen rondom een thema of meerwaarde realiseren in teamwerk door de inbreng van socialemediatools.

Het fascinerende van sociale media is dat ze heel flexibel zijn en veel mogelijkheden hebben. Je kunt een eigen strategie ontwikkelen die past bij je leervoorkeuren. Ben je visueel ingesteld, dan is het gebruik van video en foto wellicht iets voor jou. Ben je auditief ingesteld, dan kunnen podcasts aantrekkelijk zijn. Ben je iemand die graag reflecteert en leert door te schrijven, dan ligt een weblog voor de hand. In het vorige hoofdstuk hebben we al kort vijf hoofdstrategieën genoemd op basis waarvan je als professional komt tot het gebruik van sociale media. We staan hierna bij elke strategie uitgebreider stil en geven praktische suggesties over hoe je vanuit elke strategie kunt starten. Het lijkt nu alsof deze strategieën los van elkaar staan, maar in de praktijk zijn ze vaak met elkaar verweven. Iemand die een weblog start, doet dit misschien om zijn eigen leerproces te documenteren, maar kan als bijeffect ook aan zijn reputatie werken.

3.3.1 Strategie 1: informatie scannen, zoeken en verwerken

Sociale media kunnen helpen om snel informatie te scannen, zoeken en verwerken. Natuurlijk kun je zoeken via zoekmachines, maar sociale media zorgen ervoor dat je een filter kunt gebruiken van professionals die je vertrouwt. Als je actief deelneemt in verschillende sociale media, zul je zien dat je vanzelf minder via een zoekmachine gaat zoeken en meer informatie gaat verwerken die zich in je netwerk verspreidt. Dit stimuleert ook om meer (en sneller) te lezen.

Een aantal voorbeelden:
- Via een expert of collega in je social bookmarking-netwerk (bijvoorbeeld via Delicious) kun je in zijn of haar bookmarks zoeken. Ook kun je ieders tags gebruiken om te zoeken. Stel dat je zoekt naar 'afvalverwerking' (in het Engels: waste management), dan kun je bij ▶ www.delicious.com/tag/wastemanagement zoeken naar wat mensen bewaard hebben over dit onderwerp. Als je de bookmarks van een expert gebruikt,

- gebruik je in feite het filter van zijn of haar expertise. Zo is Nancy White een expert op het gebied van online faciliteren. Haar bookmarks zijn te vinden op ▶ www.delicious.com/choconancy. Voor een uitleg over hoe je kunt werken met Delicious, zie Tips & Tools 1.8.
- Via Twitter kun je zoeken naar informatie over een bepaald onderwerp (▶ http://search.twitter.com). Twitter wordt wel gebruikt om elkaar links naar waardevolle websites te sturen. Je zult vaak weer verwijzingen naar andere internetbronnen vinden. Ook kun je je Twitter-netwerk vragen naar bepaalde informatie.
- Je kunt op LinkedIn zoeken naar vragen die al eens gesteld zijn. Surf naar LinkedIn answers (▶ www.linkedin.com/answers) en klik op de tab 'advanced answers search' en typ je vraag. De vraag 'How to select the best e-learning software?' levert bijvoorbeeld een flink aantal resultaten op. Ook kun je zelf vragen stellen en vragen van anderen beantwoorden.
- Ook zoekmachines kun je inzetten om naar bepaalde informatie in sociale media te zoeken, zoals bijvoorbeeld het gebruik van Google blogs (▶ http://blogsearch.google.nl/) om in weblogs te zoeken of via een vraag tussen aanhalingstekens na te gaan of deze vraag al eens in een forum is gesteld.
- Er zijn ook sites die de inhoud van verschillende blogs verzamelen en makkelijk zoekbaar maken. Bijvoorbeeld een site over workliteracy (▶ http://browse.workliteracy.com/), een vergelijkbare site over e-learning (▶ www.elearninglearning.com/) en een site over community's en networks (▶ http://cc.fullcirc.com/).

RSS-feeds en RSS-lezers

Vanuit de techniek bezien is RSS een belangrijke ontwikkeling geweest. RSS is een afkorting van Real Simple Syndication. Een RSS-feed geeft een signaaltje als er nieuwe inhoud wordt toegevoegd aan een website, een blog of wiki. Via een RSS-feedlezer zoals iGoogle (▶ www.google.nl/ig) kun je deze nieuwe berichten bijhouden. Meestal krijg je de titel te zien, en kun je daarop klikken als je meer informatie wilt. Een weblog heeft altijd een RSS-feed.

Via een RSS-lezer kan iedereen een *eigen* startpagina samenstellen met relevante bronnen. Dit is een groot verschil met een statisch intranet, waarbij een redacteur bepaalt wat alle medewerkers te zien krijgen. Het voordeel van deze gepersonaliseerde ervaring is dat webervaring kan aansluiten bij eigen leerstijlen, interesses en voorkeuren. Zie Tips & Tools 1.2 voor informatie over het instellen van je eigen RSS-lezer.

Uitwisselingen via sociale media kunnen snel gaan en dan komt er veel informatie voorbij. Dit kan je het gevoel geven overladen te worden. Het kan ook een snoepwinkel met informatie zijn. Vanuit het web1.0-tijdperk zijn we gewend dat je informatie allemaal moet verwerken: al je e-mail beantwoorden en alle memo's lezen. Dit levert een grote druk op. Bij sociale media moeten mensen in het begin vaak leren dat het niet nodig is, en ook niet haalbaar, om alles in deze stroom aan informatie te verwerken. Je drinkt ervan als je dorst hebt en zin om te participeren. Je laat het aan je voorbij gaan als het op dat moment niet uitkomt.

Social bookmarking is een goede manier om je persoonlijke archief van internetlinks op te bouwen. Als je op internet iets ziet waar je wellicht later naar wilt kijken, kun je het via social bookmarking opslaan. Je kunt dan te allen tijde een beroep doen op je persoonlijk archief. Stel dat een collega een interessant artikel deelt via Twitter, dan kun je het opslaan via social bookmarking. Zo grijpen de verschillende tools op elkaar in en vullen ze elkaar aan als deel van je professionaliseringsstrategie.

De basistools die helpen bij het systematisch scannen op informatie zijn RSS-feeds en social bookmarking, maar ook zogenaamde socialmedia management dashboards als Hootsuite (▶ www.hootsuite.com) of Tweetdeck (▶ www.tweetdeck.com). Met een goede RSS-lezer en de gewoonte om deze bijvoorbeeld aan het begin of einde van de dag te checken kun je de relevante nieuwe informatie op je vakgebied bijhouden. Hoe je iGoogle kunt inrichten als je RSS-lezer leer je in Tips & Tools 1.2. Het kan handig zijn om je RSS-lezer in te stellen als startpagina in je internetbrowser[1]. Je kunt ook verschillende RSS-lezers gebruiken, bijvoorbeeld een iGoogle als je startpagina met een aantal basiswebsites en Bloglines voor je weblogs die je leest als je wat meer tijd hebt. Of je kunt een aparte RSS-lezer opzetten voor de discussieforums waar je lid van bent. Met een dashboard (bv. Hootsuite of Tweetdeck) kun je bepaalde Twitterstromen makkelijker volgen (zoals een hashtag) en je kunt ook verschillende netwerken toevoegen, bijvoorbeeld Twitter en LinkedIn. Het is belangrijk om hierin een manier te vinden die voor je werkt, en de bronnen die voor jouw professionele ontwikkeling een belangrijke bijdrage leveren. Je zult dus regelmatig een feed weg moeten gooien en nieuwe bronnen toe moeten voegen. Omdat sociale media zoals Delicious gebruikmaken van RSS-feeds, kun je hiermee ook spelen bij het inrichten van je RSS-lezer. De zoekresultaten van een bepaalde tag in Delicious of resultaten van een andere zoektocht (zie Tips & Tools 1.3 en 1.8) kun je allemaal toevoegen aan je RSS-lezer. Zo krijg je elke keer als je naar je RSS-lezer kijkt een overzicht van nieuwe bronnen en geplaatste artikelen.

Social bookmarking

Social bookmarking (bijvoorbeeld Delicious) is een handige tool voor het bewaren van informatie en interessante conversaties. Wellicht kom je iets tegen wat je op dat moment niet direct nodig hebt, maar waarvan je het gevoel hebt dat het later nog weleens van pas kan komen. Zoals je voorheen een interessante link aan je mapje 'favorieten' toevoegde, zo sla je deze link nu op in een social bookmarking-programma. Om een link aan het programma toe te voegen maak je gebruik van 'tags' ofwel kernwoorden. Het krachtige hiervan is dat anderen diezelfde tags gebruiken, waardoor je toegang krijgt tot de links die anderen onder dezelfde tag hebben opgeslagen. Naast dat je een persoonlijk online-archief aanlegt, kun je dus gebruikmaken van al die persoonlijke archieven van collega-professionals. Voor meer informatie over social bookmarking, zie Tips & Tools 1.8.

---

[1] Bij Firefox als browser kun je dit doen door de RSS-lezer te openen en hierna via 'voorkeuren' te kiezen voor 'huidige pagina instellen' als startpagina. Bij Internet Explorer kun je een startpagina instellen door via menu 'Extra' te klikken op 'Internet-opties'. Hierna kun je via het tabblad 'Algemeen' in het vak 'Adres' het adres van de webpagina instellen, of, als de RSS-lezer al open staat, voor 'Huidige gebruiken' kiezen.

Het is ook mogelijk om met Google je eigen gespecialiseerde zoekmachine te bouwen (in het Engels: customized search engine). Stel dat je met een groep collega's een online-bibliotheek van internetbronnen hebt opgebouwd. Via een gespecialiseerde zoekmachine kun je deze dan makkelijk beschikbaar maken. Meer over het bouwen van een aangepaste zoekmachine kun je online vinden op de site van Google: ▶ www.google.nl/cse/.

[Praktijkverhaal 4]

Creatiever schrijven door social bookmarking

Ryan: 'Ik weet niet meer hoe ik social bookmarking-tools zoals Delicious (▶ www.delicious.com) heb leren kennen, maar ik zou nu niet meer zonder kunnen. Ik denk dat ik het heb opgepikt via collega's die al veel langer online actief zijn en van wie ik veel heb kunnen afkijken. Ik ben bookmarking via Delicious gaan uitproberen en ben nooit meer gestopt. Daarvoor gebruikte ik de favorietenfunctie in mijn browser, maar bewaarde dan alleen heel belangrijke websites. Nu bewaar ik alles wat ik lees, of binnenkort wil gaan lezen. Het heeft mijn internetbeleving erg veranderd: ik lees veel weblogs en artikelen die ik tag als ik ze interessant vind. Maar ik vind ook nieuwe artikelen via Delicious. Ik werk met 'tags' om al deze bronnen te ordenen voor later gebruik. Dit is een grote bron van boeken, artikelen en losse meningen geventileerd in blogposts. Deze losse 'flodders' kunnen mij heel erg inspireren en aan het denken zetten. Ik weet niet of dat voor iedereen zo werkt, maar als ik iets moet ontwerpen of schrijven, stimuleert het mijn creativiteit om zo'n grote *pool* te hebben van verschillende ideeën en invalshoeken.'

Het probleem van 'information overload' komt toch wel snel om de hoek kijken. Er is ook wel erg veel informatie te vinden op Twitter, Pinterest, Facebook, Scoop.it en in alle discussiegroepen waar je zo bij bent aangesloten. Een manier van omgaan met de voortdurend toenemende hoeveelheid informatie schetst Harold Jarche op zijn weblog (▶ www.jarche.com): Seek - Sense - Share. Hij geeft aan dat een open houding vereist is ten aanzien van leren en nieuwe dingen ontdekken, waarbij het gaat om een continu proces van zoeken, betekenis geven en delen. 'Zoeken' ziet hij als het uitvinden van dingen, bijblijven. 'Betekenis geven' gaat voor hem over het persoonlijk en bruikbaar maken van gevonden informatie, wat vaak experimenteren vereist. En 'delen' betreft het uitwisselen van bronnen, ideeën en ervaringen die van waarde zijn voor mensen in je netwerk en in de samenwerking met collega's.

Kijkend naar het proces van 'zoeken' is de uitspraak van Clay Shirkey behulpzaam, die zegt: 'It's not information overload but filter failure'. Het is belangrijk je eigen filters te gebruiken om zo die informatie te krijgen die je interesseert. Alle overige informatie ervaar je als ballast en hoef je dus niet te zien. Er zijn grofweg twee hulpmiddelen voor dit filteren: (1) focus op het bouwen van een relevant netwerk en (2) gebruik van voor jou handige tools. Kies voor een paar netwerken en mensen waarin je wilt investeren. Je bent zo lid van 50 netwerken, maar je kunt lang niet in al deze netwerken actief zijn. Kies twee of drie netwerken die echt van waarde kunnen zijn voor je en investeer door te reageren op discussievragen, blogposts en tweets. De andere netwerken laat je gaan of scan je zo nu en dan. Daarnaast is het slim om tools te gebruiken die informatie voor jou overzichtelijk maken. Denk aan een RSS-lezer, een persoonlijk dashboard (zoals Flipboard, Hootsuite of Tweetdeck) of een curating tool als Pinterest, Paper.li of Scoop.it. En kies een tool waarmee je informatie die langskomt kunt bewaren. Hierbij kun je denken aan een social bookmarking-tool (Diigo of Delicious) of een 'Lees later'-tool (Pocket (▶ http://getpocket.com) of Instapaper (▶ www.instapaper.com)). En bouw momenten in je werk in waarop je de informatie via deze tools bekijkt. Misschien werkt het voor jou het beste om dit 's ochtends vroeg te doen of juist aan het einde van de dag.

3.3.2 Strategie 2: participeren in online-conversaties

Leren door participeren in professionele online-conversaties betekent in de praktijk dat je relaties opbouwt met vakgenoten via verschillende sociale media. Er zullen mensen zijn die je via hun weblog volgt, maar ook op Twitter, en die je ook weer spreekt op bepaalde teleconferenties. Andere mensen bevinden zich in je LinkedIn-netwerk, maar maken geen deel uit van je Twitter-volgers. Professionele conversaties vinden plaats op verschillende plaatsen: in weblogs door commentaren op blogposts, op Twitter en in online-community's. Zowel weblogs, wiki's, microblogs, mailinglijsten als discussieforums lenen zich voor professionele online-conversaties.

[Praktijkverhaal 5]

Online maak je makkelijker contact
Martin Kloos over Twitter en hoe hij er gebruik van maakt (▶ http://twitter.com/martinkloos):
'Ik ben in 2006 met Twitter gestart, omdat ik Twitter steeds voorbij zag komen in de tech- en trendblogs zoals Techcrunch (▶ www.techcrunch.com) en Mashable (▶ http://mashable.com). Destijds nog redelijk nieuw en onder de radar. Een kleine groep Nederlandse vroege Twitter-gebruikers heeft me over de streep getrokken. In het begin was het heel erg aftasten. Hoe kan ik waarde uit Twitter halen? In het begin volgde ik een selecte groep invloedrijke mensen. Ik volgde hen zo nauwgezet dat ik zelfs een abonnement op mijn eigen Twitter RSS-feed had!
Ik gebruik Twitter nu met name om mijn expertise te tonen door kwalitatief inhoudelijke en voor mij relevante tweets, gedachten en links te plaatsen. Ik plug periodiek in om mee te lezen. Soms heb ik Tweetdeck aanstaan om wat nauwgezetter te volgen. Ik vermoei mensen niet (of slechts sporadisch) met irrelevant geklets. Ik gebruik het nagenoeg alleen zakelijk. Ik post dus gedachten en links van anderen op mijn specifieke onderwerpgebieden. Daarnaast gebruik ik het om mijn weblog in het netwerk te promoten.
Het levert me vooral interessante contacten en klanten op, zakelijk gezien. Exacte percentages heb ik niet, maar ik weet zeker dat Twitter me een paar (kleinere) opdrachten heeft opgeleverd. Daarnaast heeft het me in een jaar meer interessante contacten opgeleverd dan ik via andere kanalen zou kunnen opdoen. Online maak je makkelijker contact, vind ik, dan op bijvoorbeeld fysieke bijeenkomsten. En eenmaal iemand volgen maakt de drempel lager om fysiek af te spreken. Tot slot biedt het me een mogelijkheid om aan mijn persoonlijke reputatie te werken.'

Het reageren op, of starten of lezen van interessante conversaties kun je op verschillende manieren aanpakken. Ten eerste zul je op zoek moeten naar interessante mensen op jouw vakgebied en de online-plekken waar conversaties plaatsvinden. Het helpt als je T-profiel duidelijk is en/of je je interessegebieden met kernwoorden kunt benoemen. Een begin van online-activiteit kan zijn collega's en experts die je al kent te vragen of ze een weblog of een Twitter-account hebben en van welke online-community's ze lid zijn. Gebruik mensen met vergelijkbare interesses die online actief zijn als ingang en kijk wat zij doen. Kijk bijvoorbeeld eens van welke LinkedIn-groepen je contacten lid zijn en zoek er één uit die ook voor jou interessant kan zijn.

Je kunt het ook gestructureerder aanpakken en op zoek gaan naar weblogs via het zoeken op trefwoord. Op veel vakgebieden zijn waardevolle weblogs te vinden. Zoek via Google blogs (▶ http://blogsearch.google.com) of Technorati (▶ www.technorati.com), een zoekmachine voor blogs, op namen van voor jou bekende professionals of onderwerpen en je vindt vast een paar weblogs. Goede tips voor het zoeken in sociale media vind je in Tips & Tools 1.3. Door het lezen van deze blogs via een RSS-feedlezer kun je bijblijven op je vakgebied, korte stukjes tekst lezen die aanzetten tot denken of je laten verrassen door een andere invalshoek. Hierbij is het een keuze of je weblogs op je eigen vakgebied wilt volgen of dat je je juist ook wilt laten inspireren door andere vakgebieden. Begin met het volgen van een aantal mensen en al snel zul je je repertoire uitbreiden. Wil je een blognetwerk opbouwen, dan is het goed om zelf een weblog te hebben en te beginnen met het reageren op blogposts die je goed vindt.

Veel online-conversaties vinden plaats in discussieforums. Je kunt je aansluiten bij een Yahoo Group of Google Group of een online-platform dat door een netwerk is gestart (zie Tips & Tools 1.4 en 1.5). Veel netwerken en verenigingen hebben een doorlopende online-uitwisseling met discussies over uiteenlopende onderwerpen. Een goede strategie is om eerst eens een tijdje 'mee te luisteren'. Door een actieve bijdrage vergroot je de leerervaring, maar het vraagt meer van je om in een discussie mee te doen, vragen te stellen, voort te denken op wat iemand eerder heeft geopperd. Je wordt dan gestimuleerd na te gaan wat jij ergens van vindt. Als je een aantal discussieforums hebt gevonden, zul je zelf moeten besluiten welke forums je intensief wilt volgen en hoe actief je in verschillende forums wilt zijn. Uiteindelijk werkt het het beste als je een beperkt aantal discussieforums kiest dat je intensief wilt volgen, en een aantal dat je meer scant. En bedenk wat voor jou een goede manier is om dit 'volgen' te organiseren. Bij sommige forums kan je aangeven dat je per mail op de hoogte gehouden wilt worden van nieuwe berichten en activiteiten. Het merendeel van deze forums kun je volgen met een RSS-lezer.

[Praktijkverhaal 6]

Ik leer nog elke dag

Menno Lanting van De Baak over twitteren (▶ http://twitter.com/mlanting):
'Halverwege 2007 was ik er vroeg bij toen ik een Twitter-account aanmaakte. Ik ben er echter na twee dagen mee gestopt. Ik begreep het totaal niet en vond het volstrekte onzin. Een jaar later hoorde ik er wel erg veel over en heb ik het weer opgepakt. Toen heb ik besloten om het minimaal vier maanden te doen en dan pas te besluiten om er

al dan niet mee door te gaan. Ik heb aan een aantal mensen gevraagd hoe ik het goed in zou kunnen zetten, en toch duurde het nog zeker drie maanden voordat ik het echt 'doorhad'.

Ik gebruik Twitter om ideeën en inzichten te verzamelen, deze te delen en er met anderen over te praten. Ik leer nog elke dag. Er is ook geen eenduidige handleiding hoe Twitter te gebruiken (ook al menen sommigen wel dat ze die wijsheid in pacht hebben). Dus wat de één leuk en interessant vindt, daar valt een ander over. Dat is overigens het mooie van Twitter: mensen kunnen je heel makkelijk volgen en je net zo gemakkelijk weer loslaten.

Ik ben wel realistisch in mijn Twitter-gebruik. Niet in de zin dat ik een hele strategie heb uitgestippeld, maar het moet wel ergens toe leiden. Ik ben bewust terughoudend om veel 'alledaagse' zaken te tweeten. Vooral omdat ik dat zelf niet zo interessant vind om bij anderen te lezen. Dat is een persoonlijke keuze, want er zijn ook mensen die dat juist wel interessant vinden. Ik probeer vooral te reageren op zaken die me interesseren en op deze manier ook zaken te delen die me opvallen.

Wat ik heb geleerd is dat mensen op Twitter graag willen helpen, als je er maar om vraagt. In die zin levert het me veel op. Ook ongevraagd is het een enorme bron van kennis en contacten. Voor mijn boek *Connect* heb ik bijvoorbeeld mensen laten meedenken over de titel en hoe de cover eruit diende te zien. Daarbij vind ik het ook weer interessant om anderen gevraagd of ongevraagd te kunnen helpen.'

Twitter lijkt misschien vooral een zelfexpressiemiddel en wat te beknopt voor conversaties, maar het is wel degelijk een medium voor online professionele conversaties. Bij de top 10 van favoriete e-learningtools stond het in 2011 op nummer 1[2] (nummer 2 was YouTube en nummer 3 was Google docs). Vaak worden links gegeven naar andere plaatsen waar meer informatie of een uitgebreidere mening te vinden is. Er worden zelfs Twitter-chats en Twitter-conferenties georganiseerd. Op een bepaald tijdstip of op een bepaalde dag wordt dan via een hashtag een onderwerp uitgediept. Zo kun je op maandag meedoen met blogpraat (▶ www.blogpraat.com) met discussies gerelateerd aan bloggen, op dinsdag met netwijs (▶ http://onderwijstweets.net/netwijs/) over sociale media in het onderwijs, en op donderdag is er een twitterchat (▶ http://lrnchat.wordpress.com/) over formeel, informeel, mobiel en sociaal leren. Voor een overzicht van internationale twitterchats kun je hier eens kijken: ▶ http://bit.ly/oA4cTZ.

Twitter is een duidelijk voorbeeld van een tool waarmee je zonder (veel) direct contact toch kunt meeleven en betrokken kunt zijn bij een groep professionals. Het biedt een manier om anderen te informeren en geïnformeerd te blijven over waar andere professionals mee bezig zijn.

Microblogging

Microbloggingservices (Twitter en Yammer) maken het mogelijk om in een beperkt aantal karakters (vergelijkbaar met een sms) een update te geven van wat je aan het doen bent. Omdat Twitter (▶ www.twitter.com) de bekendste microbloggingservice

---

2   Bron: ▶ www.c4lpt.co.uk.

is, wordt het ook al wel twitteren genoemd. Je beantwoordt de vraag 'What are you doing?' in maximaal 140 karakters. Jouw antwoord is dan online zichtbaar voor de mensen in jouw netwerk. Deze mensen kun je zelf kiezen. Je kunt tegelijkertijd lezen wat de mensen in jouw netwerk aan het doen zijn. Ook kun je het microbloggingnetwerk gebruiken om vragen te stellen (zie ook Tips & Tools 1.7).

Het vergt wat oefening om uit te vinden welk medium het geschiktst is voor het soort conversaties en activiteiten waar je in wilt participeren. Zo is Twitter makkelijk voor korte vragen en elkaar op de hoogte houden van waar je mee bezig bent. Een blogpost leent zich meer voor reflectie. In een discussieforum kun je een uitgebreid debat beginnen over een nieuwe ontwikkeling. Dit kan je helpen je eigen mening te vormen. Dit alles tezamen betekent dat je actief je eigen leernetwerk online opbouwt. Dit kan overlappen met je face-to-face-netwerk, of je kunt juist een internationaal netwerk zoeken, complementair aan je reguliere netwerk. Wanneer je online-netwerk (vrijwel) hetzelfde is als je face-to-face-netwerk, zijn sociale media ook waardevol omdat het contact binnen het netwerk zich zal verdiepen.

Vormen die tot nu toe aan bod zijn gekomen, vragen voornamelijk om aan te sluiten bij wat er al loopt. Je kunt ook een nieuw initiatief starten en zelf professionals uitnodigen om mee te doen en te reageren. Welke tools zijn ideaal om zelf ervaringen te delen?

- Starten van een eigen weblog. Het gebruik van een weblog stimuleert reflectie op voor jou boeiende thema's. Onderzoek van de Open Universiteit bevestigt dat het een geschikt instrument is voor reflecteren op leren en handelen.[3] Schrijven over een opgedane ervaring of een nieuw idee zorgt ervoor dat je reflecteert op je werk. Je denkt terug aan hoe je iets hebt aangepakt. Waarom heb je dat op die manier gedaan? Wat was in de aanpak het essentieelst? Door jezelf dit soort vragen te stellen probeer je de verborgen ervaringskennis te expliciteren. Het kan je ook zeker stimuleren om op nieuwe ideeën te komen, of afzonderlijke ideeën te combineren tot iets nieuws. Je kunt het schrijven gebruiken om ideeën voor het voetlicht te brengen, best practices te presenteren, een imago te creëren, in contact te komen met collega-professionals die op jouw teksten gaan reageren, klanten te interesseren en voor jezelf zaken op een rijtje te zetten. En het één sluit het ander zeker niet uit. Tips voor het starten van een eigen weblog vind je in Tips & Tools 1.6.
- Starten van een eigen discussieforum voor een bepaalde groep professionals of rond een onderwerp. In Tips & Tools 2.8 vind je een aantal mogelijkheden om een online-discussieforum te organiseren. Vergeet niet dat dit nogal wat facilitering vraagt. In deel 3 gaan we dieper in op het inrichten en faciliteren van een online-leernetwerk of community.

Weblogs

Een weblog, vaak een blog genoemd, is een site in dagboekstijl. De maker, de weblogger of blogger, schrijft regelmatig een stukje tekst dat op de blog geplaatst wordt. Het

---

3 Wopereis, I. & Sloep, P. (2009). *Het weblog als instrument voor reflectie op leren en handelen.* Gepubliceerd op ▶ http://onderzoek.kennisnet.nl.

recentste stukje komt bovenaan te staan. Vaak maakt een blogger in zijn tekst gebruik van links naar andere webpagina's die hij of zij leuk of interessant vindt. Op een weblog wordt over het algemeen regelmatig een nieuw stukje geschreven. De fanatieke bloggers schrijven meerdere malen per dag nieuwe stukjes. De blogger biedt in feite een logboek van informatie die hij wil delen met zijn publiek, de bezoekers van zijn blog. Weblogs bieden hun lezers ook vaak de mogelijkheid om, al dan niet anoniem, reacties onder de berichten te plaatsen of een reactie achter te laten.

3.3.3 Strategie 3: netwerken

Social networks kunnen krachtige middelen zijn om nieuwe contacten te leggen en je netwerk te versterken. Niet veel mensen gebruiken deze sites echter optimaal om professioneel te netwerken. Vaak hoor je opmerkingen als: 'Ik zit wel op LinkedIn en accepteer alle uitnodigingen, zelfs wanneer ik iemand niet goed ken. Maar ik weet niet zo goed wat ik er verder mee moet!' Louis schrijft in *Volkskrant Banen*: 'Ik ben lid geworden van LinkedIn, maar als ik eerlijk ben doe ik er geen fluit mee. Ik heb mijn profiel ingevoerd, heb 31 relaties binnen LinkedIn, maar verder… ik heb geen idee wat ik eraan zou kunnen hebben.'

Online-netwerken gebeurt niet alleen via social network-sites, maar kan ook door middel van andere sociale media, zoals blogs, online-forums, foto-sites zoals Flickr en microblogs. Op een site zoals Twitter of via weblogs is het makkelijk om mensen te volgen. Het toevoegen van een contact op LinkedIn is vrij statisch, maar door het volgen van deze persoon op Twitter leer je meer over zijn of haar activiteiten. Als mensen elkaar gaan volgen en je voldoende raakvlakken hebt, kunnen er interessante relaties, uitwisselingen of samenwerkingen ontstaan.

Social networks
Overal waar sprake is van groepsvorming bestaat een sociaal netwerk. Ieder mens maakt deel uit van meerdere sociale groepen: de buurt, de school, de sportvereniging, het werk, de woonplaats. Bij het ene sociale netwerk voel je meer betrokkenheid dan bij een andere.

Onder online social networking verstaan we alle sites die tot doel hebben mensen met elkaar te verbinden. Het zijn sites waar je een persoonlijk profiel aanmaakt en vervolgens contacten legt met anderen. Meestal leg je contact door formeel te bevestigen dat je elkaars 'vriend' bent. Veel social networking-sites bieden de ruimte om foto's, video's en tekst te delen. Vaak is er ook de mogelijkheid om elkaar berichten te sturen en een statusupdate te geven. De bekendste Nederlandse social networking-site was Hyves (▶ www.hyves.nl), met meer dan 9 miljoen gebruikers anno 2010. Facebook lijkt dit inmiddels over te nemen. LinkedIn (▶ www.linkedin.com) is op dit moment in Nederland een veelgebruikte site om zakelijke contacten te leggen.

Netwerken is een werkwoord, en dat geldt ook voor netwerken via sociale media. Aanmelden bij een netwerksite uit nieuwsgierigheid is niet genoeg, net als het naar een receptie gaan niet voldoende is om succesvol te netwerken. Je zult actief moeten zijn. Uiteindelijk komt het bij online-netwerken aan op soortgelijke vaardigheden als fysiek netwerken: laten zien wie je bent, inlevingsvermogen, verbindingen leggen, relaties opbouwen. Je moet iets kunnen bieden wat voor anderen interessant is, aangeven wat de ander voor jou interessant maakt en oprechte belangstelling tonen. Een aantal tips voor actief online-netwerken:

- Kies een socialenetwerksite waar je je wilt inschrijven (zie Tips & Tools 1.4) en maak een profiel aan. Als je kiest voor een site zoals Hyves of Facebook, is het goed je ervan bewust te zijn dat deze sites deels gericht zijn op het delen van privézaken. Wil je dat je professionele contacten ook je privéfoto's kunnen zien? Zo niet, dan zul je hier keuzes in moeten maken en op je privacy-instellingen moeten letten. In Tips & Tools 1.5 vind je tips om een sterk profiel aan te maken. De kunst is vooral om jezelf als persoon neer te zetten: waar liggen je interesses en ambities, wat zijn voor jou waardevolle ervaringen en persoonlijke anekdotes uit je leerloopbaan? Het is niet nodig je hele cv online te zetten.
- Creëer zichtbaarheid door publicaties over thema's die je bezighouden en ervaringen die je hebt opgedaan. Dit stelt anderen in staat om een beeld van je kennis en ervaring te vormen.
- Haak aan en bouw voort op je face-to-face-netwerk, je kunt je huidige netwerk gebruiken om de start te maken met een online-netwerk.
- Neem contact op met anderen, wees hierin proactief. Stuur geen standaardberichten, maar maak ze persoonlijk. Benoem in een eerste berichtje wat je aanspreekt in het profiel van de ander, waar je verbinding ziet, wat je nieuwsgierig maakt. Nodig mensen alleen uit als je ze kent (dit kan ook via online-uitwisseling zijn!). En gebruik je gezonde verstand, verwacht niet van iemand die je nauwelijks kent dat hij of zij een baan voor je regelt. Bouw het contact langzaam op. Kijk of iemand reageert en tast af waar gemeenschappelijke interesses kunnen zitten.
- Participeer in discussies, uit je mening en geef reactie op anderen. Zo leren anderen je kennen en laat je zien dat uitwisseling voor jou serieus is. Ga actief op zoek naar discussieforums. Zo zijn er op LinkedIn allerlei groepen waar je lid van kunt worden (zie Tips & Tools 1.5 voor een praktische uitleg).
- Breng anderen met elkaar in contact. Dit is een van de beste acties die je kunt ondernemen bij het opbouwen van een netwerk. Kijk wie in je netwerk interessant zijn om met elkaar in verbinding te brengen. Op termijn zullen zij hetzelfde doen voor jou.
- 'Give and you will receive!' Zoals bij alle sociale media is dit ook bij het opbouwen van een online-netwerk cruciaal. Wat kun jij een ander bieden zonder dat je er iets voor terug verwacht? Denk aan het geven van advies of tips vanuit je vakgebied, of het reageren op berichten van anderen. Als zij dit de moeite waard vinden, zullen ze dit zeker doorgeven in hun netwerk.
- Investeer over langere tijd. En gooi jezelf in het diepe: alle begin is moeilijk. Zet door, ook als het een tijdje rustig blijft. Heb het vertrouwen dat activiteiten die je onder-

neemt uiteindelijk iets voor je gaan opleveren. En: denk niet in kortetermijnsucces, maar in langetermijnwaarde.
- Organiseer een ontmoeting. Als het lukt om nieuwe contacten te maken, kun je voorstellen een keer per Skype of telefoon uit te wisselen of een keer af te spreken voor een kop koffie of lunch. Misschien komen hier nieuwe ideeën uit voort. Als je het lastig vindt om zomaar af te spreken zonder duidelijke aanleiding, kun je ook een activiteit voorstellen, bijvoorbeeld een gezamenlijke blogpost schrijven.
- Evalueer wat voor jou werkt. Na een poosje moet je voor jezelf nagaan wat goed gaat en wat minder. Zo kan het beter zijn om goed te investeren in één of twee netwerken dan om van allerlei netwerken lid te worden en er niet veel mee te doen.

Het is verstandig goed na te gaan wat netwerken voor je moet opleveren, wanneer je er tevreden over bent en welke vormen van online-activiteit bij je passen. Neem je liever snel telefonisch contact met iemand op als je uit het profiel van iemand opmaakt dat hij of zij raakvlakken in het werk heeft die je boeien? Dan is een site zoals LinkedIn wellicht een goede ingang. Zoek je vooral contacten in je nabije omgeving, of lijkt het je juist interessant om internationaal andere professionals te ontmoeten? Dit kan een belangrijke overweging zijn bij het kiezen van een bepaalde social network-site waar je in wilt investeren en of je in het Nederlands, Engels of een andere taal gaat participeren.

We zijn van mening dat online-netwerken het face-to-face-netwerken niet zal vervangen. Maar het biedt wel een goede aanvulling om je face-to-face-netwerk op een andere manier te benutten, een groter netwerk te kunnen onderhouden of een internationaal netwerk op te bouwen. Het is een boeiende vraag of je je in de toekomst gaat redden zonder online-netwerkvaardigheden.

3.3.4 Strategie 4: personal branding

Sociale media bieden je de mogelijkheid om je professioneel te profileren. Door actief te participeren in publieke professionele conversaties bouw je een online-reputatie op. Personal branding is het ontdekken waar je uniek in bent en wat je talenten zijn en dit in te zetten om je doelen te bereiken. Via social network-sites zoals LinkedIn kun je actief je online-profiel bijhouden en via het 'linken' met andere mensen zichtbaar maken wie je bent, wat je gedaan hebt, wat je ambities zijn en wie je kent. Voor veel professionals is het belangrijk te laten zien wie ze zijn, hun eigen profiel scherp te hebben en zich te onderscheiden van anderen. Dat maakt je aantrekkelijk voor klanten of collega's met wie je ook graag wilt werken en zorgt ervoor dat je vragen krijgt die je interessant vindt. Een weblog biedt een mooie mogelijkheid om door korte stukjes uit de praktijk te laten zien waar je mee bezig bent en wat jouw unieke manier van werken is.[4]

Er is een aantal socialemediatools waarmee je kunt inventariseren hoe anderen online over jou of je werk praten. Deze online-'luister'tools (zie Tips & Tools 1.12) kunnen een

---

4 Wil je meer lezen over personal branding via sociale media, lees dan het boek van Dan Schawbel (2009). *Me2.0: Powerful brand to achieve career success*. Berkshire: Kaplan Publishers.

startpunt zijn om bewuster te werken aan je personal branding. Misschien is het wel heel stil rondom jou online?

[Praktijkverhaal 7]

De kracht van een weblog voor het opbouwen van een reputatie

Sylvia: 'Het belangrijkste keerpunt in het gebruik van sociale media is voor mij de start van mijn weblog geweest, eind 2005. Ik had iemand ontmoet die een mooie weblog had. Ik wilde zoiets ook doen! Wat ik niet wilde was een weblog over mijzelf, maar wel over leren in organisaties. Ik vond het maar exhibitionistisch, die weblogs… Nadat ik mijn weblog was gestart, kreeg ik steeds meer complimenten, schrijvers van boeken die een reactie gaven op mijn boekbespreking, meer lezers, een vermelding in een lijst met internationale bloggers, een opdracht via iemand die mijn weblog las… Het schrijven zelf maakt dat ik scherper om me heen ga kijken. Ik kijk voortdurend naar situaties of boeken die ik lees met een blik of ik er iets van kan leren over leerprocessen en dat kan delen via mijn weblog. In het begin was het eng om over mezelf te schrijven, maar door de tijd heen ben ik vrijer geworden. De positieve (internationale) feedback op mijn weblog heeft mijn zelfvertrouwen als professional zeker versterkt. De drempel om te reageren op een forum of weblog is door mijn eigen blog nu heel laag geworden, terwijl ik dat in het begin best spannend vond.'

Hoewel online actief zijn via verschillende media je reputatie kan versterken, kost dit tijd. Verwachtingen van de opbrengst moeten ook niet te hoog gespannen zijn. Zo werkt een online-reputatie vooral versterkend bij een goede reputatie die je al had opgebouwd. Het is niet te verwachten dat je binnen twee maanden na het beginnen van een weblog of profiel op LinkedIn opeens een stroom van klanten of een salarisverhoging krijgt aangeboden. Wel helpt het als je een contact kunt wijzen op je weblog en deze persoon hierdoor een beter idee krijgt van jouw activiteiten en interessevelden. Ook een oplettende leidinggevende kan door je online-bijdragen een beeld krijgen van je expertise en passies.

3.3.5 Strategie 5: samenwerken via sociale media

Sociale media maken het ook mogelijk om online samen te werken aan concrete projecten en activiteiten. Wil je je eens verdiepen in een specifiek onderwerp, alleen of samen met één of meer collega's? Een wiki leent zich uitstekend voor het aanleggen van een online-bibliotheek, het verzamelen van waardevolle bronnen en het (samen) schrijven van teksten. Hele boeken worden tegenwoordig in een wiki geschreven, regelmatig ook publiekelijk, zodat de auteur met feedback van lezers tot een nog beter product kan komen. Zo hebben de auteurs van Wikinomics[5] een wiki geopend voor het 'ongeschreven hoofdstuk'

---

5 Tapscott, Don & Williams, Anthony D. (2006). *Wikinomics: How mass collaboration changes everything.* London: Atlantic Books.

(zie ▶ www.socialtext.net/wikinomics/index.cgi). Dit heeft geleid tot het zogenoemde Wikinomics Playbook.[6]

Sommige sociale media zijn zo ingericht dat anderen ook een bijdrage kunnen leveren. Wikipedia is hier een bekend voorbeeld van. De visie van het creëren van een online-encyclopedie, gecombineerd met het enthousiasme van vrijwilligers, heeft een concreet product opgeleverd. Er zijn bijvoorbeeld ook wiki's waarin men werkvormen verzamelt. Met aan alle bezoekers van de wiki de uitnodiging bij te dragen door een eigen werkvorm toe te voegen. Om een wiki echt 'open source' te laten werken, waarbij een grote groep mensen bijdraagt, is zowel een duidelijke visie als een concreet onderwerp nodig dat anderen aanspreekt. Ook een weblog kan als team gedragen worden en openstaan voor nieuwe bijdragen.

Naast wiki's zijn er ook andere media die het samenwerken in een bestaand team kunnen ondersteunen. In hoofdstuk 8 lees je meer over het gebruik van sociale media in een team.

3.4 Nadelen en valkuilen van sociale media

Ja, die zijn er ook! Veel auteurs zijn enthousiast over alle nieuwe mogelijkheden en het lijkt hierdoor of er alleen maar voordelen zijn. Wij betrappen onszelf er ook regelmatig op dat we vooral het positieve zien van alle veranderingen rondom sociale media. Maar het zal niet voor alle professionals even makkelijk zijn om online leren als strategie te omarmen.

Ten eerste kan het een valkuil zijn om je te veel op sociale media te richten, waardoor je belangrijke face-to-face-ontwikkelingen mist. Als er meer offline gebeurt op jouw vakgebied, moet je natuurlijk zorgen dat je daar ook in investeert en een goede balans vindt in on- en offline. Als je huidige professionele netwerk vooral offline werkt, is het lastig om online leren en samenwerken voor jezelf tot een succes te maken. Het kan dan ook moeilijk zijn om online aansluiting te vinden. Misschien bestaat er op jouw vakgebied nog niet veel online-interactie? Zo zijn er waarschijnlijk meer socialemedia-experts op Twitter dan mensen die gespecialiseerd zijn in nanotechnologie.

Een andere complicatie met al die verschillende media is dat je voortdurend keuzes moet maken: reageer je nu op het platform, per mail, pak je de telefoon of loop je langs? Een valkuil is om je te veel op een bepaald medium te richten, dat wellicht jouw voorkeursmedium is. Als je erg gehecht raakt aan Twitter, is het goed om jezelf eraan te herinneren dat je ook 'echte' gesprekken nodig hebt van meer dan 140 karakters. Dus opnieuw: het vinden van een goede balans. Verder wordt de kans op misverstanden in onderlinge communicatie groter door de toename in communicatiemogelijkheden. Het is belangrijk goed op de hoogte te zijn van communicatievoorkeuren van collega's waarmee je samenwerkt. En aanvoelen wat voor bericht bij welk medium past.

Verder kan alle informatie en het wennen aan nieuwe technologieën ook stress en verlies van concentratie opleveren. Weil en Rosen gebruiken de naam 'technostress'[7] voor de

---

6 Te downloaden via ▶ http://bit.ly/MInxkG.
7 Weil, M.M. & Rosen, L.D. (1997). *Technostress, coping with technology @home @work @play*. Chichester: John Wiley & Sons.

stress die optreedt bij werknemers, teams en organisaties als een nieuwe technologie wordt geïntroduceerd. Zij schatten in dat 10-15% vaak enthousiast is over nieuwe technologieën, 50% eerst overtuigd moet worden en 35-40% ronduit angstig is. Nieuwe technologie kan dus tot stress leiden, maar ook de hoeveelheid informatie die via sociale media binnenkomt draagt daaraan bij. Je kunt de behoefte hebben om alles te willen lezen, en dat is echt niet meer bij te houden! Met tools zoals RSS en een RSS-lezer kun je wel meer controle krijgen over de hoeveelheid informatie die je kunt en wilt verwerken. Maar het goed omgaan met de grote hoeveelheid informatie doet ook een sterk beroep op je vermogen tot focussen, kiezen, scannen en laten gaan.

De informatiestroom via alle sociale media kan afleiden, waardoor je minder productief kunt werken. Intensief gebruik van sociale media gaat samen met een 'bursty' werkstijl (voor een uitleg, zie het volgende hoofdstuk) en dat vindt niet iedereen even prettig. Sociale media stimuleren om te gaan multitasken – snel even je e-mail kijken tijdens die teleconferentie – en dat leidt tot verdeelde aandacht. Daar komt bij dat diverse onderzoeken inmiddels aantonen dat het ons als mens niet gegeven is om te multitasken, hoe graag we dat ook zouden willen. Het is daarom belangrijk om daar keuzes in te maken en er routines in te ontwikkelen, zoals te blijven focussen op de inhoud van de teleconferentie door aantekeningen te maken.

Ten slotte: als je zelf veel offline werkt, bijvoorbeeld veel meerdaagse trainingen geeft of veel lesuren draait, kan het moeilijk zijn om continuïteit te garanderen bij online-activiteiten. Het vraagt een extra focus en inbedding van online leren en werken in de dagelijkse routine. Sociale media gaan impliciet toch uit van mensen die continu online zijn. Als je veel offline bent, is er het gevaar dat je er veel tijd in steekt en er weinig voor terugkrijgt. Stop er dan mee. Hoe populair Twitter ook is, als het voor jou niet werkt, kun je beter je energie in iets anders stoppen.

In dit hoofdstuk hebben we uitgebreid aandacht besteed aan vijf strategieën die je kunt volgen om gebruik te maken van sociale media. We hopen je te hebben geïnspireerd om enkele eerste stappen te zetten. Met grote waarschijnlijkheid loop je vervolgens tegen de vraag op hoe je dit gaat integreren in je dagelijkse werkritme. Er zijn genoeg mensen die een profiel aanmaken op een forum en het dan weer vergeten. Hoe blijf je denken aan dat online-forum waar je nu lid van bent? Hoe zorg je dat de tweets die je binnenkrijgt je niet overweldigen maar productief werken? En bij het opstarten van je computer verschijnt wel een pagina met nieuwe berichten van weblogs die je wilt volgen (je RSS-lezer), maar wanneer ga je die allemaal lezen? Hier gaat het volgende hoofdstuk over.

Sociale media inpassen in je werk

4.1	Ontwikkelen van routines – 47
4.2	Een bursty werkstijl – 48
4.3	Bekwaamheden voor leren met sociale media – 49
4.3.1	Open source-denken – 51
4.3.2	Proactieve houding – 51
4.3.3	Feedback kunnen organiseren – 51
4.3.4	Snel informatie kunnen scannen en verwerken – 52
4.3.5	Een balans vinden tussen afleiding en focus – 52
4.3.6	Eén ding tegelijk blijven doen – 52
4.4	Privégebruik en professioneel gebruik – 53
4.5	Afsluiting deel 1: Sociale media veranderen het leren en samenwerken van professionals – 54
4.6	Tips & Tools bij deel 1: Sociale media voor professionalisering – 56
4.6.1	Zelftest: heb jij last van informatiestress? – 56
4.6.2	Een persoonlijke startpagina maken – 57
4.6.3	Sociale media zoeken en volgen – 58
4.6.4	Je aanmelden bij een sociaal netwerk – 59
4.6.5	Netwerken op LinkedIn – 60
4.6.6	Begin een eigen weblog – 61
4.6.7	Twitter, Twitter, tweet, tweet, tweet… – 63
4.6.8	Social bookmarking met Delicious – 65
4.6.9	Oefenen in een testwiki – 66
4.6.10	Het werken aan een T-profiel – 68
4.6.11	Op zoek naar interessante professionele conversaties – 69
4.6.12	Online 'luisteren' – 70

De grootste hobbel die je moet nemen bij het participeren in sociale media is het inpassen in je dagelijkse werkroutine. Eerst eens een schets van een online-werkdag van Sibrenne.

'Ik begin mijn dag met het checken van e-mail. Eens zien wat anderen in de afgelopen tijd hebben gedaan. Gisteren heb ik een eerste versie van een plan van aanpak doorgestuurd aan drie teamleden die door verschil in tijdzones er vannacht aan hebben kunnen werken. Ik neem nu echt even de tijd om het plan af te maken. Mijn startpagina is het online-forum waar we gebruik van maken. Er lopen nog een paar discussies waar ik naar kijk en ik neem wat tijd om te reageren. Dit forum wordt gebruikt om nieuwe ideeën te ontwikkelen en lastige vragen tijdens het proces te verkennen. Ook is er ruimte om persoonlijkere dingen uit te wisselen. Een soort kleine 'krabbels' of tweets, te vergelijken met korte gesprekjes bij het koffiezetapparaat. Anderen kunnen ook zien dat ik online ben zodra ik in het forum ben. Vervolgens bel ik een teamgenoot om de online-meeting van vanmiddag voor te bereiden. Ik maak een agenda en plaats deze in het online-platform waar we als team gebruik van maken. Dan kunnen andere teamleden eventueel nog aanvullen. Ervaring heeft geleerd dat een goede voorbereiding cruciaal is voor de kwaliteit van een online-teamoverleg. Mijn collega heeft zich voorgenomen deze meeting te faciliteren. Om drie uur komt het hele team bij elkaar. Tijdens het gesprek worden aantekeningen gemaakt in een chatroom. Dit geeft structuur aan het gesprek, een manier om te checken of iedereen elkaar begrijpt, en voor degenen voor wie Engels niet de eerste taal is biedt de chat andere aanknopingspunten om wel in gesprek te blijven.'

Het aanmelden op socialemediasites is makkelijk, de discipline opbouwen om er ook iets mee te doen is moeilijker. Zo kun je een RSS-lezer inrichten, maar als je in de praktijk geen tijd hebt om te lezen, levert het niets op. Het vinden van deze routines vergt een houding van experimenteren en regelmatig kijken hoe het werkt. Af en toe moet je tijd maken om een nieuwe tool uit te proberen. Elmine Wijnia, socialemediaprofessional, schetst een voor haar typische online-werkdag:

'Vanochtend heb ik geen afspraken. Met een kopje thee en de krant erbij check ik eerst mijn e-mail. Ik werk vanuit huis, maar soms vind ik het lekker op een andere plek te werken. Ik verplaats me vandaag naar een café in de stad. Daar aangekomen twitter ik: 'Moving my office to B&B. Might be more productive there, not confronted with household chores long overdue.'

Vandaag moet ik werken aan een tekst. Andere activiteiten heb ik in een takenlijstje staan (een Getting Things Done tool), maar heel goed werkt dat voor mij tot nu toe nog niet. Via de wifi in het café heb ik mijn mailprogramma openstaan. Twitter draait op de achtergrond in m'n browser. Zo houd ik een vinger aan de pols waar mijn netwerk zich mee bezighoudt. Een vriend uit Canada twittert terug: '@elmine I have heard of an excellent housework robot helper called a Ton – now I think don't you have one of those?' (refererend aan mijn man). Ik grinnik achter mijn scherm.

Volgende punt op m'n lijstje is checken wat er op de communitysite gebeurt wat betreft een leertraject dat ik met drie collega's verzorg. Onderdeel van dat traject is dat de deelnemers vooraf een week online uitwisselen. Ik ga naar het forum en zie dat alle deelnemers zich hebben aangemeld en dat zelfs een aantal al heeft gereageerd op vragen in het forum. Ik lees ze, beantwoord hier en daar een vraag en maak een nieuw onderwerp aan. Zo, ook weer gedaan. Ik lees in mijn feedreader nog even de blogs van wat ik mijn 'tribe' noem. Mensen die ik in de loop van de jaren heb ontmoet en die nog steeds bloggen. Ik lees een interessante blogpost over de kredietcrisis van diezelfde vriend uit Canada. Daar ga ik zo nog even over schrijven. De rest van de feeds laat ik ongelezen. Komt morgen wel weer!'

4.1 Ontwikkelen van routines

Sociale media zijn vooral 'trekmedia' (in het Engels: pull media) waarbij je zelf op zoek moet gaan naar de actie, en geen 'duwmedia' zoals e-mail (in het Engels: push media). Bij 'duwmedia' wordt informatie naar de professionals toegeduwd, wat stress op kan leveren. Te veel e-mail en informatie is een veelgehoorde klacht binnen organisaties. Veel mensen weten niet dat ze de pop-upnotificatie van hun e-mail uit kunnen zetten (of hoe ze dat moeten doen) en worden voortdurend gestoord. In een grotere organisatie is het niet ongewoon om 50 tot 100 mails per dag te ontvangen. E-mail is een 'pushtechnologie' waarbij je het idee hebt dat je met alle mails iets moet doen. Je moet je inbox wegwerken. Sociale media zijn door RSS-feeds 'pull media', media waarbij je zelf om de informatie vraagt en het zelf in de hand hebt. Door een handig gebruik van RSS-lezers of social media monitors kan informatiestress bij professionals verminderen. Heb je een drukke week, dan kun je ervoor kiezen om je RSS-lezer of monitor een week niet te volgen. Het voordeel is dat je bij een RSS-lezer niet verplicht bent alle informatie weg te werken, zoals je bij e-mail wel ervaart, de stroom gaat door. Het nadeel is dat het bij al je andere taken en prioriteiten erbij in kan schieten.

De kunst is om voor jezelf een bepaalde routine in te bouwen. En dat is voor pull media moeilijker dan voor push media. Die tweede categorie dringt zich als het ware aan je op. Hierbij een aantal tips om routine te krijgen in het gebruik van pull media:

- Stap voor stap. Probeer niet allerlei tools tegelijkertijd uit, maar af en toe een nieuwe tool. Onze huidige routines hebben zich ontwikkeld over een periode van vier tot vijf jaar.
- Reserveer tijd om te experimenteren. Het helpt ook als je af en toe een uurtje inplant om wat uit te proberen en te onderzoeken. Bijvoorbeeld op vrijdag als het rustiger is met het werk? Bouw bepaalde gewoontes op, bijvoorbeeld bij de start van de dag je RSS-feeds scannen. Neem hier ook een tijdslimiet bij, zoals maximaal 30 minuten.
- Lift mee met collega's of experts. Het is makkelijker om te participeren in sociale media als je kunt meeliften met collega's of vrienden die er al gebruik van maken, probeer deze mensen dus te vinden! Zorg dat ze je een aantal praktische tips geven over hun eigen gebruik.
- Minder is meer. Soms kan het beter werken om een klein aantal RSS-feeds of weblogs te volgen. Wees dan niet bang om de blogs die je in je enthousiasme hebt toegevoegd weer te verwijderen.
- Zoek niet naar de beste tool maar begin ergens. Er zijn zo veel tools dat het ondoenlijk is ze allemaal te vergelijken en de beste te kiezen. Het is het beste om tools te kiezen die breed gebruikt worden en door anderen aanbevolen worden.
- Gebruik dit hoofdstuk om een medium te kiezen dat bij jezelf en je doelen past. Ben je iemand die van schrijven houdt? Is dat voor jou een manier om met anderen in contact te komen? Dan zou een weblog een mooie opstap kunnen zijn. Of is het voor

◘ **Tabel 4.1** Typering van kenniswerk en webwerk.

	Kenniswerk	Webwerk
Werkstijl	Druk door stap-voor-stap productiviteit – busy	Druk door niet-continue productiviteit – bursty
Investering	Tijd en geld	Tijd, geld en aandacht
Organisatiemodel	Merkgebonden	Open
Informatietechnologie	Desktop geïnstalleerd	Web-based software
Prioriteit	Kennis	Relaties
Creatief proces	Bouwen, maken	Componeren, samenstellen

jou belangrijk om veel literatuur te lezen en te verzamelen? Dan kan het beginnen met social bookmarking een goed startpunt zijn.

4.2 Een bursty werkstijl

Actief participeren in sociale media vraagt om een bepaalde manier van werken, een 'bursty' werkstijl, volgens Zelenka en Son[1]. Zij beschrijven de karakteristieken van deze manier van 'webwerken' en vergelijken dit met de traditionelere manier van werken die zij 'kenniswerk' noemen (◘ Tabel 4.1).

Meer concreet ziet een bursty werkstijl er volgens de auteurs als volgt uit:

- Het maakt niet uit waar, wanneer en hoelang je werkt, als de klus maar gedaan wordt.
- Je weet goed je weg in manieren om te communiceren. Afhankelijk van het type communicatie gebruik je een weblog, een wiki, stuur je een e-mail, zoek je iemand op de chat of stuur je een sms.
- Je hebt zowel in je organisatie als daarbuiten een waardevol netwerk opgebouwd, waar je voor je werk ook regelmatig gebruik van maakt.
- Je aarzelt niet om collega's op de hoogte te houden van wat je doet, of dat nu persoonlijk of werkgerelateerd is. Werk en privé lopen door elkaar heen. En het maakt het voor je collega's makkelijker met jou te communiceren en samen te werken als ze weten wat je op een bepaald moment aan het doen bent. Een online-team wordt productiever wanneer je ook persoonlijkere aspecten van elkaar kent.
- Het lijkt alsof je niet erg gedisciplineerd kunt werken, je verliest in het surfen op het web en je tijd aan het verdoen bent. Echter, op de langere termijn blijkt dit vaak vruchten af te werpen. Je kunt verbindingen maken, ideeën combineren, teruggrijpen op iets wat je eerder hebt gezien.

---

[1] Zelenka, A.T. & Sohn, J. (2008). *Connect. A guide to a new way of working. Tips, resources and inspiration for the web worker.* Indiana: Wiley Publishing.

De bursty stijl die past bij het participeren in sociale media is niet makkelijk aan te leren voor professionals die gewend zijn aan een busy werkstijl. Het vereist een open houding en gevoel voor netwerken. Mensen kunnen het gevoel hebben dat het werk nooit 'af' is. Met een busy werkstijl gebruik je een stap-voor-stap proces om zo de helder geformuleerde doelen te behalen. Het werk valt te controleren, het vraagt om een bepaalde tijdsinvestering. 'Bursty' werk vraagt om veel verschillende activiteiten/gesprekken die door elkaar heen lopen en het verbinden van mensen en ideeën. De nadruk ligt op het behalen van resultaten zonder traditionele paden te bewandelen. Openstaan voor nieuwe mogelijkheden, improvisatie en experimenteren zijn centrale elementen.

[Praktijkverhaal 8]

Weerstand tegen sociale media
'Ik krijg mijn e-mail al niet weggewerkt.' 'Maar die weblogs gaan toch vooral over dingen zoals *Jesper is een tandje verloren?*' 'En hoeveel tijd kost dat wel niet dat webloggen? Niemand is toch geïnteresseerd in mijn onzin?' 'Die jongeren zetten zomaar hun hele hebben en houden op internet!' 'Moet het nu allemaal nog sneller gaan?' 'Ik heb ook nog werk te doen…' 'Het lijkt erop of het alleen maar extra tijd kost bovenop de gewone e-mails.' Zomaar een aantal opmerkingen die we regelmatig horen als het gesprek over sociale media gaat. Niet iedereen is enthousiast over de nieuwe mogelijkheden die sociale media bieden. De verschillende opmerkingen zijn onder te verdelen in een aantal algemene categorieën:
Ik heb al last van te veel informatie/e-mails.
Veel online-communicatie gaat nergens over.
Ik heb er geen tijd voor.
Dit is alleen voor mensen die houden van technische snufjes en gadgets.
Mijn management gaat dit niet leuk vinden/ondersteunen.
Er zijn zo veel tools, ik zou niet weten waar ik moet beginnen.[2]

4.3 Bekwaamheden voor leren met sociale media

De cultuur op het sociale web is open; informatie en verhalen worden makkelijk gedeeld. Het omgaan met privacy en intimiteit is anders dan bij face-to-face-contacten. Bij deze contacten is het zo dat hoe meer mensen er aanwezig zijn, hoe minder mensen geneigd zijn om voor hun gevoel intieme zaken te bespreken. Dit geldt in het algemeen niet voor sociale media. Hoewel het gedeelde vaak publiek toegankelijk is, zijn het wel intieme conversaties via het web. Op Twitter werd de vraag gesteld of het contacten opbouwen via Twitter lijkt op contacten opbouwen met collega's. Tenslotte gaat het op Twitter ook om het opbouwen van wederzijdse hulprelaties. Het antwoord van een twitteraar was echter heel resoluut: 'Oh ja, maar relaties op Twitter zijn anders, minder bevooroordeeld en veel

---

[2] Meer lezen: Kirkpatrick, M. (2008). *Ten common objections to social media*, ▶ www.readwriteweb.com/archives/ten_common_objections_to_socia.php.

opener...' Dit openlijk delen vindt niet iedereen prettig. Professionals die beginnen met bloggen zullen een steile leercurve doorlopen om te leren openlijk te schrijven over hun ervaringen, mislukkingen en vragen. Het is echter een wijdverbreide misvatting om te denken dat sociale media vooral voor privégesprekken en -gebruik zijn en geen invloed hebben op het werk.

[Praktijkverhaal 9]

De start van een weblog

Pascal: 'Als adviseur ontwikkelde ik de gewoonte mijn ervaringen te documenteren. Ik had voor mezelf een proces van systematisch documenteren en formuleren van expliciete lessen vormgegeven. In diezelfde periode las ik een paar actuele en professionele blogs die mij inspireerden. Over het thema waar ik me verder in wilde ontwikkelen kon ik niet veel andere bronnen vinden. Toen een aantal bloggers me aanmoedigde om ook een weblog te beginnen, heb ik de stap genomen. Ik blog overigens niet op mijn werk, maar collega's kennen mijn blog wel.

De eerste blogposts zijn een beetje eng. Je moet je eigen stem, onderwerp en manier van schrijven nog ontwikkelen. Vragen die in die beginfase bij me op zijn gekomen zijn:

Moet ik schrijven over mijzelf (lifeblogger) of verwijs ik vooral naar materialen (linkblogger)?

Hoe vaak ga ik schrijven: dagelijks, wekelijks, maandelijks of wanneer ik het gevoel heb dat ik iets zinnigs te melden heb?

Moet ik vooral voor mijzelf schrijven of richt ik mij op een soort publiek?

Hoe schrijf je over mensen die je ontmoet en je opdrachten, zonder de hele tijd toestemming te vragen?

Hoe belangrijk zijn lay-out en functies, voeg ik audio, foto's of video's toe of niet?

Hoe strikt blijf ik bij mijn onderwerp of mag ik ook afdwalen?

In mijn geval voelde ik me erg aangemoedigd toen er verbindingen ontstonden met andere mensen. Ik kreeg bijvoorbeeld reacties van collega's op mijn blog. En positieve feedback via de e-mail. Daarna ontving ik langzaam ook meer opmerkingen van mensen die ik niet ken. Ik vond het ook heel spannend om een link te sturen van een boekrecensie naar de auteur. Ook een gekke gewaarwording is het als je iemand tegenkomt die je niet kent, maar die jou wel kent via je blog. Wat bloggen mij oplevert, is dat ik ook gestimuleerd word om andere blogs systematisch te lezen.

Het stimuleert en ondersteunt mijn eigen leerproces. Door te bloggen over een artikel dat ik gelezen heb, dwing ik mezelf om na te denken over wat ik belangrijk vind in het artikel. Ik ben daardoor ook scherper om me heen gaan kijken. Ik vind bloggen leuk omdat het een persoonlijke en gemakkelijk toegankelijke manier van schrijven en lezen is. Het is veel minder gepolijst dan artikelen in tijdschriften en persoonlijker dan reacties die je plaatst in een discussieforum.'

Het leggen van online-contact gaat toch anders dan wanneer je elkaar regelmatig fysiek ontmoet. Dat laat het Twitter-voorbeeld goed zien. Wellicht spreekt iemand je online eerder aan vanwege een gedeelde inhoudelijke interesse. Iemands doen en laten maak je online minder snel mee. En het vraagt om een bepaalde mate van openheid en intimiteit in de uitwisseling om een relatie op te bouwen. Je kunt elkaar gemakkelijk weer even 'treffen'. Wat laat je dan van jezelf zien?

Naast het met een bepaalde openheid kunnen deelnemen, vraagt participeren in sociale media nog om andere specifieke bekwaamheden. We geven een schets van de belangrijkste. Bij welke bekwaamheden ligt jouw kracht als je dit overzicht zo bekijkt?

4.3.1 Open source-denken

Effectief gebruikmaken van sociale media vraagt om een bepaalde stijl van denken. Dit wordt ook wel de 'open source style of thinking' genoemd: *'opening up access to information and ideas so as to generate new business opportunities, join a community that matters, and make a contribution to that same community'*. Hier komt ook de uitspraak 'give and you will receive' uit voort. Sociale media zijn gebaseerd op participatie en vrijelijk delen van ervaringen. Als je ervoor kiest om te participeren in sociale media, kies je ook voor participeren in een proces van online kennis delen. Je gelooft erin dat wanneer je zelf iets geeft, je daar ook iets waardevols voor terugkrijgt. Dat wordt wellicht niet direct zichtbaar. Je investeert als het ware in een opbrengst op de langere termijn. Dit vraagt om vertrouwen, openheid en het vanuit een nieuwsgierige houding op een respectvolle manier met elkaar omgaan.

4.3.2 Proactieve houding

Niemand weet dat jij er bent als je niet zelf iets onderneemt. Je bent letterlijk onzichtbaar tot je iets laat zien. Hierbij helpt het als je helder hebt wat je eigen vragen zijn en wat je wilt delen met anderen. Wat maakt jou aantrekkelijk voor anderen? Waar ben jij naar op zoek? Laat dit zien door proactief te werken: leg contact, reageer, plaats een bericht. Kortom, neem initiatief.

4.3.3 Feedback kunnen organiseren

De gedachte 'het wordt beter als anderen ernaar kijken' past erg bij participatie in sociale media. Iets hoeft niet af te zijn. Of volledig doordacht. Maak gebruik van de meedenkkracht van anderen, benut je netwerk. Laat collega-professionals vanuit andere perspectieven met je meedenken en waardeer de feedback die je krijgt. Dit vraagt om de bekwaamheid om je eigen feedback te organiseren. En de durf om je kwetsbaar op te stellen.

Stel je werkt al een paar dagen aan een blogpost. Je kunt ernaar streven deze helemaal perfect en af te maken. Op een bepaald moment is het ook gewoon goed om het te publiceren. Geef anderen de gelegenheid om erop te reageren en hem aan te vullen. De dialoog die dan ontstaat, biedt naar alle waarschijnlijkheid weer nieuwe ingangen, ideeën en wellicht input voor een volgende blogpost.

4.3.4 Snel informatie kunnen scannen en verwerken

Sociale media leveren veel informatie en contacten op. Veel interessante weblogs om te volgen. Veel tweets gedurende een dag. Veel groepen en netwerken om je bij aan te sluiten. Veel discussies om te volgen. Veel ideeën om te beschrijven in je weblog. Veel tools om uit te kiezen. Veel... ga zo maar door. En het is prettig wanneer het je lukt om dit af en toe prima te vinden. Om het niet erg te vinden dat je niet alles kunt volgen. Je moet kunnen kiezen waar je aandacht aan gaat geven en waaraan niet. En durven loslaten. Verder moet je snel informatie kunnen verwerken en beslissen waar je wel en niet aandacht aan besteedt.

4.3.5 Een balans vinden tussen afleiding en focus

Natuurlijk werk je met een bepaalde focus, maar het is ook goed om je af en toe te laten afleiden online. Je hebt een bepaald interessegebied en van daaruit stel je vragen, zoek je informatie, doe je mee aan dialogen en plaats je berichten. Je zoekt professionals met wie je inhoudelijke raakvlakken hebt, die jou inspireren. Maar soms is het waardevol om een ander paadje in te slaan en te zien waar dat je brengt. Of een reactie die je op een bericht krijgt die net in een andere lijn is dan je had verwacht toch eens met een serieuze blik bekijken. De kunst is om te kunnen gaan met een zekere mate van chaos en werkenderwijs te ordenen.

4.3.6 Eén ding tegelijk blijven doen

Het lijkt misschien of je voor actief gebruik van sociale media moet kunnen multitasken. Je Twitter-account bijhouden, een beleidsplan schrijven en bellen tegelijk lijkt efficiënt. Onderzoekers van de University of North Carolina[3] bestudeerden in 2007 wat er gebeurt wanneer in je hoofd twee verschillende taken met elkaar in concurrentie gaan. Zij ontdekten dat wat 'multitaskers' doen, in werkelijkheid bijna altijd 'switchtasken' is. De hersenen switchen heen en weer tussen de verschillende taken, waarbij delen van de hersenen beurtelings worden uitgezet en opgestart. Aandacht voor een mailtje tijdens een telefoongesprek betekent dus wel degelijk minder aandacht voor het gesprek. Volgens de onderzoekers kun je door lange training echter wel leren routinetaken te 'automatiseren', waardoor je wel kunt combineren. In veel gevallen echter is het belangrijk om aandacht te hebben voor de taak waar je mee bezig bent, ook bij sociale media. Dus val niet in de valkuil om te veel tegelijk te doen en alles half te volgen.

---

3   Bron: ▶ www.intermediair.nl/artikel/competenties-en-vaardigheden/70880/multitasken-is-te-leren.html#ixzz0h2LwwzDG.

[Praktijkverhaal 10]

Collega's van verschillende generaties werken samen
Twee collega's, Liza (24 jaar) en Ruud (44 jaar), werken samen aan een adviesopdracht. Liza is een multitasker, ze belt vaak en zoekt veel op het internet. Ruud doet maar één ding tegelijk, anders voelt hij stress. Bij de klant hebben ze ook een verschillende benadering. Ruud vraagt Liza na een paar weken of ze al een bepaalde persoon heeft gesproken. Dat heeft ze niet, maar ze heeft wel een intensief e-mailcontact opgebouwd. Ruud zelf steekt meer tijd in face-to-face-contacten. Liza heeft het gevoel dat haar talent niet helemaal wordt gebruikt omdat de oudere managers haar manier van werken niet begrijpen. Ze heeft ook wel waardering voor Ruuds manier van werken omdat het meer kwaliteitsinformatie oplevert. Toch lijkt het haar inefficiënt om zo veel tijd te steken in reizen en face-to-face-gesprekken.[4]

Gemakkelijk is het niet om participatie in sociale media onmiddellijk tot een succes te maken. Niet iedereen voelt zich prettig bij de grote hoeveelheid informatie die sociale media met zich meebrengt. Voor een groep mensen kan en zal de nieuwe manier van werken er een zijn waarin ze het gevoel hebben de controle kwijt te zijn en voortdurend achter te lopen. Ze zien door de bomen het bos niet meer met alle informatie en mogelijkheden. Het gebruik van sociale media vergt een goede focus van professionals op hun werk en het bewaken van de eigen leervragen. Voor professionals die dit lastig vinden kunnen sociale media veel tijd kosten zonder dat ze iets opleveren wat direct van nut is voor hun eigen praktijk.

4.4 Privégebruik en professioneel gebruik

Veel mensen maken al actief gebruik van verschillende sociale media, maar eerder voor privédoeleinden dan voor professionele doelen. In 2009 gebruikte in Nederland 97% van de mensen op internet een zoekmachine om informatie te vinden. Een veel beperkter deel (44%) liet berichten achter op chatrooms en nieuwsgroepen of telefoneerde via internet (16%).[5] De Baak[6] heeft in 2009 een enquête gedaan onder 595 deelnemers uit de klantenbestanden van de onderzoekers, 84% werkzaam bij een profitorganisatie, 16% bij een non-profitorganisatie. De resultaten uit dit onderzoek zijn vrij positief over social networkinstrumenten. 73% van het management staat hiervoor open, 69% ziet een rol voor social networks binnen het bedrijf en bij 64% mogen medewerkers rechtstreeks via sociale media zoals blogs, LinkedIn, Facebook enzovoort met anderen buiten de organisatie communiceren. Aan de andere kant wordt nog niet vaak het online-gesprek (deelname aan blogs, forums en community's) gestimuleerd, in 32% van de gevallen, en in slechts 36% van de

---

4 *de Volkskrant,* 18 maart 2006.
5 Bron: CBS. ▶ www.cbs.nl/nl-NL/menu/themas/vrije-tijd-cultuur/publicaties/artikelen/archief/2008/2008-2397-wm.htm.
6 De Baak (2009). *The phenomena of social networking in businesses in Dutch society: The opportunities and challenges* Te downloaden van: ▶ http://www.debaak.nl/connect.

organisaties houdt iemand een intern of extern gericht weblog bij over werkgerelateerde issues. Van de 117 miljoen weblogs is 79% persoonlijk en 49% schrijft over de branche of beroep.[7] Slechts 12% van de bloggers schrijft over het bedrijf. Het actieve gebruik van sociale media op de werkplek, voor leren en voor professionalisering, is relatief nieuw.

Bij sommige organisaties is er aarzeling om medewerkers alle openheid tot sociale media te geven, omdat het zou afleiden van het werk dat gedaan moet worden. Leidt Twitter niet te veel af? Lopen we niet te veel reputatierisico als veel medewerkers op Facebook zitten? Zoals bovenstaande cijfers laten zien worden sociale media tot nu toe meer voor privédoeleinden gebruikt dan in het werk. Maar door de komst van sociale netwerken wordt de scheidslijn tussen werk en privé wel steeds vager. Een heel ander perspectief komt uit een recente studie van de Universiteit van Melbourne, die suggereert dat het gebruik van socialemediatools zoals Facebook en Twitter op het werk ervoor zorgt dat professionals productiever zijn. Deze studie laat namelijk zien dat mensen die op het werk het internet voor privédoeleinden gebruiken, 9% productiever zijn dan anderen.[8] Bent Coker, de auteur van de studie, noemt dit 'workplace internet leisure browsing', afgekort WILB. En hij geeft aan dat WILB helpt bij het aanscherpen van de concentratie: 'People need to zone out for a bit to get back their concentration. Short and unobtrusive breaks, such as a quick surf of the internet, enables the mind to rest itself, leading to a higher total net concentration for a days' work and as a result, increased productivity.'

4.5 Afsluiting deel 1: Sociale media veranderen het leren en samenwerken van professionals

Sociale media maken nieuwe vormen en soorten van interactie tussen professionals mogelijk, wat kennisverwerving en informeel leren versnelt. Shirky[9] beschrijft in zijn boek hoe mensen via socialemediatools veel sneller communiceren, waardoor de snelheid waarmee collectieve acties ontstaan ook veel groter wordt. Hij beschrijft voorbeelden zoals flash mobs, Wikipedia en hoe de site Meetup (▶ www.meetup.com) geleid heeft tot het samenkomen van individuen met een interesse in hetzelfde onderwerp. Ook professionals hebben met sociale media nieuwe tools in handen. Veel professionals hebben de mogelijkheden al spontaan omarmd, al dan niet met toestemming en ondersteuning van het management van hun organisatie. Het vraagt van professionals wel een aantal vaardigheden zoals online vaardig zijn, online kunnen netwerken en het snel kunnen scannen van grote hoeveelheden informatie. Door sociale media worden de kosten om samen te werken bijna nihil. Dit maakt het mogelijk voor professionals om zelf initiatieven te nemen, samen

---

7 Bron: ▶ www.technorati.com.
8 Davey, N. (2010). *How is social media impacting knowledge sharing and learning?* Knowledge Board: ▶ www.knowledgeboard.com.
9 Shirky, Clay (2008). *Here comes everybody, how change happens when people come together.* New York: Penguin books.

4.5 · Afsluiting deel 1: Sociale media veranderen het leren en samenwerken van professionals

te werken en groepen en community's te vormen zonder tussenkomst van organisaties. Of zoals Clay Shirky het verwoordt: 'Social media tools don't create collective action – they merely remove the obstacles to it.'

Wat verandert er door deze nieuwe mogelijkheden tot online-netwerken en professionaliseren?

- Sociale media maken het makkelijker om internationaal samen te werken en ideeën en inspiratie op te doen uit andere disciplines. Het online ontmoeten van collega-professionals met soortgelijke interesses uit andere organisaties, vakgebieden en landen is makkelijk, net als het delen van ervaringen. Dit kan veel inspiratie opleveren en interdisciplinair werken bevorderen. Professionals raken geïnspireerd door nieuwe ideeën en perspectieven die ze online opdoen bij het volgen van blogs of Twitter.
- De kennis en passies van professionals worden zichtbaar. Veel online-tools nodigen uit om te laten zien wat belangrijk is in het werk, waar de passie ligt, wat de dilemma's zijn. Zo wordt duidelijker wie welk talent heeft en wat professionals voor anderen kunnen betekenen. Voor de professionals is het prettig om uitgenodigd te worden op basis van waar ze goed in zijn en het geeft de organisatie handvatten om aanwezige talenten beter in te zetten.
- Het is makkelijk om bij te blijven voor wat betreft nieuwe ontwikkelingen op je vakgebied of om over nieuwe kennisdomeinen te leren.
- Leren vindt niet alleen in face-to-face-bijeenkomsten plaats, maar continu tijdens het participeren in online-netwerken en -community's. Het is makkelijker voor professionals om op de hoogte te blijven van nieuwe initiatieven en artikelen binnen hun vakgebied. Ook zal de verbinding tussen leren en werken intensiever worden. Wanneer je in het werk iets waardevols meemaakt om te delen met anderen, is de stap naar een online-netwerk of het schrijven van een blogpost niet ver weg.
- Face-to-face-netwerken worden zichtbaar en breiden zich online uit. Professionals hebben een groter netwerk om inhoudelijke vragen aan voor te leggen, zowel binnen de eigen organisatie als daarbuiten, wellicht zelfs internationaal. De juiste expertise kan sneller gevonden worden.

Steeds meer professionals zijn aan het experimenteren met het gebruik van sociale media; actief zijn op LinkedIn of Twitter is al vrij normaal voor professionals. Ze bloggen over ervaringen, zoeken in forums naar antwoorden. Wel is een grote vraag wat het daadwerkelijk oplevert in verhouding met de tijd en energie die erin gaat zitten en hoe organisaties hiermee omgaan. Een mooi bruggetje om de overstap te maken naar het volgende deel van dit boek. Deel 2 gaat over de vraag hoe je in de organisatie gebruik kunt maken van sociale media voor collectief leren en teamwerk. Hoe kun je het gebruik van sociale media stimuleren in een team of door de hele organisatie? Wat draagt het dan bij aan team- en organisatieleren? En wat is er voor nodig om dit gebruik van sociale media tot een succes te maken?

4.6 Tips & Tools bij deel 1: Sociale media voor professionalisering

4.6.1 Zelftest: heb jij last van informatiestress?

Beantwoord de volgende twintig vragen met 'ja' of 'nee'. Tel het aantal keren dat je 'ja' hebt geantwoord en gebruik de onderstaande scorelijst voor het resultaat.

1. Als je naar je e-mailinbox kijkt, word je dan zenuwachtig over het werk dat je te wachten staat?
2. Open je je e-mail 's ochtends en begin je te werken aan de hand van je mails zonder te bedenken wat je eigenlijk zou moeten doen deze ochtend?
3. Vergeet je weleens belangrijke informatie of namen van collega's?
4. Heb je weleens het gevoel na het lezen van mails, nieuwsbrieven of weblogs dat eigenlijk maar weinig hiervan relevant was voor je eigen werk?
5. Wens je weleens stiekem dat er geen e-mail was?
6. Heb je e-mailberichten in je inbox die meer dan zes maanden oud zijn en die je nog steeds wilt lezen of waarop je nog actie moet ondernemen?
7. Zou je willen dat je sneller kon lezen en typen dan je nu doet?
8. Voel je je weleens gefrustreerd over de hoeveelheid informatie die je dagelijks moet verwerken?
9. Zit je vaak langer dan twee uur achter de computer mails te lezen en te beantwoorden zonder op te staan?
10. Check je constant je mails, Twitter of andere online-services omdat je bang bent belangrijke informatie te missen?
11. Heb je het gevoel dat je e-mailinbox je ervan weerhoudt om je werk goed te doen?
12. Heb je vaak het gevoel dat je je niet kunt concentreren?
13. Ben je geabonneerd op nieuwsbrieven, blogs of online-forums waarvan je het idee hebt dat je ze zou moeten lezen, maar wat je niet lukt?
14. Heb je het gevoel dat je alle informatie die bij je binnenkomt ook moet lezen?
15. Ben je altijd op zoek naar nieuwe informatie, maar doe je er eigenlijk niets of niet genoeg mee?
16. Heb je het gevoel dat collega's handiger met informatie omgaan dan jijzelf?
17. Open je weleens links en begin je te lezen waardoor je vergeet wat je eigenlijk wilde doen?
18. Heb je allerlei concept e-mails, artikelen en memo's die niet af komen?
19. Ben je bang om e-mails of bestanden te verwijderen omdat je het gevoel hebt dat je ze later nog weleens nodig zou kunnen hebben?
20. Ben je vaak voor je gevoel te lang op zoek naar een mailtje, artikel of bericht op je computer voor je het kunt vinden?

Wat is jouw informatiestressfactor?
Score: 0-5: Je gaat goed om met informatie!
  Score: 6-10: Je doet het goed, maar hebt een paar slechte gewoontes.
  Score: 11-15: Je moet je informatiegewoontes verbeteren.
  Score: 16-20: Je hebt dringend hulp nodig.[10]

---

10 Vrij naar: *Beth Kanter's weblog,* ▶ http://beth.typepad.com/beths_blog/2008/10/blogher-boston.html.

Voor informatie en tips om efficiënter te werken, zie Lifehacking (▶ http://lifehacking.nl) en Meereffect (▶ www.meereffect.nl).

4.6.2 Een persoonlijke startpagina maken

Om kennis te maken met de verscheidenheid en de cultuur binnen sociale media kun je beginnen met het maken van een eigen persoonlijke startpagina. Een startpagina is de pagina die je voor je ziet als je internet opent. Je kunt deze persoonlijk maken zodat deze pagina allerlei informatie biedt die voor jou als professional interessant is. Het instellen van een persoonlijke startpagina is een goed beginpunt om een aantal informatiestromen op internet te gaan volgen, bijvoorbeeld weblogs, bookmarks en nieuws. Hierdoor kun je een eerste ervaring opdoen met verschillende media en wat ze voor jou als professional zouden kunnen betekenen.

Stap 1
Open Google (▶ www.google.com of ▶ www.google.nl), en klik op 'iGoogle' in de rechterbovenhoek.

Stap 2
Kies een thema.

Stap 3
Voeg informatiebronnen toe en verwijder informatiebronnen die je niet interessant vindt.
iGoogle heeft al een aantal informatiebronnen standaard toegevoegd (zie ◘ Figuur 4.1). Het kan zijn dat er de eerste keer een venster opent met de tekst: 'Uw eigen startpagina maken in minder dan 30 seconden'. Dit kan worden weggeklikt. Klik op 'items toevoegen' in de rechterbovenhoek. Klik daarna op 'feeds of gadget toevoegen'. Dit staat vrij onder aan de linkerkant van het scherm om nieuwe nieuwsbronnen toe te voegen. Let op! Dit is de onderste van alle opties. Door hierop te klikken, kun je het webadres van de RSS-feeds die je wilt gaan volgen toevoegen. In het tweede deel van dit hoofdstuk vind je een aantal tips voor nieuwsbronnen die je kunt toevoegen vanuit het oogpunt van sociale media. Verwijder informatiebronnen door op het driehoekje in de rechterbovenkant van de feed te klikken. Je kunt dan kiezen voor 'deze gadget verwijderen' (verwijder bijvoorbeeld de sudoku, tenzij je een sudokufan bent...).

Stap 4
Stel je iGoogle-pagina in als de startpagina voor je browser door de onderstaande stappen. Het is ook mogelijk om verschillende tabbladen tegelijk op te laten starten.
Voor Internet Explorer:
1. Selecteer 'Internetopties' in het menu 'Extra'.
2. Open het tabblad 'Algemeen'.
3. Typ '▶ www.google.nl/ig' in het tekstvak in het gedeelte 'Startpagina'.
4. Klik op 'OK'.

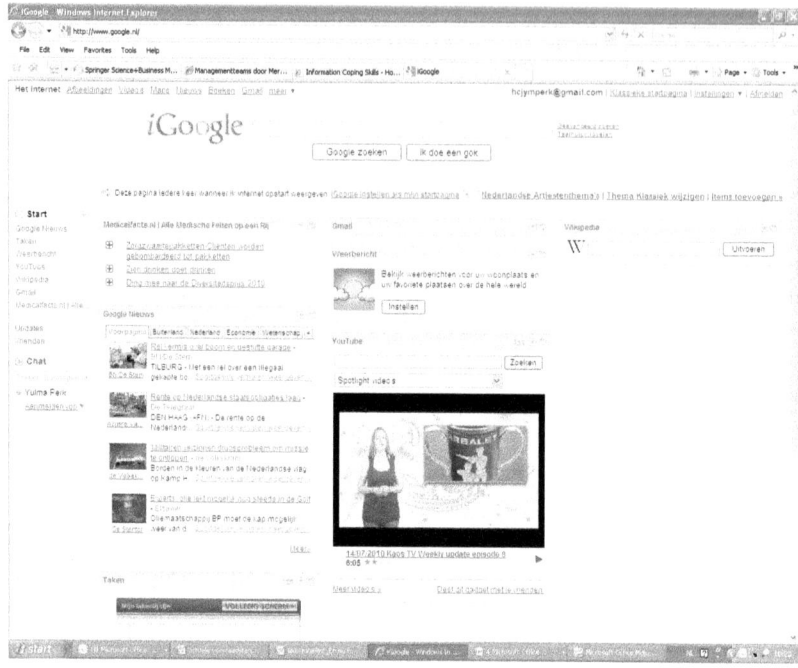

◘ Figuur 4.1   iGoogle.

Voor Firefox:
1. Selecteer 'Opties' in het menu 'Extra'.
2. Ga naar de voorkeuren voor 'Algemeen'.
3. Typ '► www.google.nl/ig' in het tekstvak in het gedeelte 'Startpagina'.
4. Klik op 'OK'.

Opmerking: je kunt kiezen voor het instellen van een startpagina bij Google terwijl je geen Google-account hebt. In dat geval zal de startpagina alleen op je eigen computer werken. Als je wel een Google-account hebt (of aanmaakt), kun je op iedere computer met je eigen startpagina werken door in te loggen op je Google-account.

4.6.3   Sociale media zoeken en volgen

We nodigen je uit om op twee verschillende manieren informatiebronnen toe te voegen. Ten eerste door een selectie te maken uit een lijst met interessante bronnen die wij aanreiken. Ten tweede door zelf op zoek te gaan naar bronnen. We zullen laten zien dat je niet alleen websitenieuws kunt volgen, maar ook weblogs, discussieforums, video's of twitters, enfin, elke informatiestroom met een RSS-feed (en dat zijn er steeds meer).

Ten eerste: maak een selectie uit de volgende lijst met weblogs van Nederlanders die schrijven over sociale media en/of het nieuwe werken.

Frankwatching: nieuws en opinie over digitale trends. ► www.frankwatching.com

Lifehacking: nieuws en tips om met informatieoverload om te gaan. ► http://lifehacking.nl

- *Ambtenaar 2.0*: over web2.0 en de overheid. ► www.ambtenaar20.nl
- *Community Managers*: een blog voor online community managers. ► www.communitymanagers.nl
- *Vernieuwing in werk*: over het nieuwe werken. ► http://vernieuwinginwerk.nl
- *Het Nieuwe Werken Blog.* ► http://hetnieuwewerkenblog.nl
- *Steven Kop*: over het nieuwe werken. ► www.stevenkop.com
- *Erwin Blom*: gespecialiseerd in ICT en media/journalistiek. ► www.erwinblom.nl
- *Willem Karssenberg*: Gespecialiseerd in ICT en onderwijs. ► www.trendmatcher.nl
- *Erno Hannink*: over klanten krijgen via internet. ► www.ernohannink.nl
- *Wilfred Rubens*: over 'technology enhanced learning'. ► www.wilfredrubens.com/

Ten tweede: ga op zoek naar andere professionele bronnen. Je kunt zelf ook zoeken naar bronnen die helpen om op de hoogte te blijven van ontwikkelingen binnen jouw beroepsgroep. Misschien heb je al favoriete websites. We zullen ook uitleggen hoe je kunt zoeken naar nieuwe bronnen.

Volg links

Als je een interessante weblog hebt gevonden om te volgen, zul je zien dat de blogger in de zijkant van zijn of haar blog vaak een aantal links laat zien, bijvoorbeeld een lijst van blogs die hij of zij volgt. Hier kunnen sites bijzitten die voor jou ook interessant zijn. Ook kan het zijn dat je via andere kanalen wordt geattendeerd op een interessant artikel. Kijk of er een RSS-feed beschikbaar is. Bij weblogs zijn eigenlijk altijd feeds beschikbaar.

Zoek via Technorati of andere zoekmachines

Via ► http://technorati.com of Google (zoeken in blogs) kun je op zoek gaan naar interessante weblogs per onderwerp. Mocht je er één gevonden hebben, dan kun je hem toevoegen. Blijkt het toch niet relevant, dan verwijder je hem weer.

Vraag collega's

Vraag collega's of experts op een bepaald vakgebied welke bronnen zij volgen. Dit kan nuttige informatie en tips opleveren, ook voor nieuwsbrieven trouwens. Je kunt met elkaar verdelen wie specifiek welke bronnen gaat volgen. Zo kun je samen een grote hoeveelheid informatie overzien.

Gebruik Delicious tag-pagina's

Als je een duidelijk onderwerp hebt (zoals bijv. 'communities of practice') kun je bij ► http://delicious.com/tag/xxx (waarbij 'xxx' jouw onderwerp is) onder aan de pagina een RSS-feed vinden. Deze feed kun je toevoegen aan je feedreader (bijv. iGoogle of netvibes).

4.6.4 Je aanmelden bij een sociaal netwerk

Hier vind je een aantal voorbeelden van sociale netwerken waar je je kunt aanmelden. Je kunt je aanmelden om eens te ervaren hoe zo'n netwerksite eruitziet. Vaak kun je je mailadresboek gebruiken om te kijken welke connecties al lid zijn van deze socialenetwerksite.

- *Hyves*: Nederlandstalig netwerk met een zeer groot aantal leden, waaronder ook politici. Hyves is in eerste instantie op vriendennetwerken gericht. ▶ www.hyves.nl
- *Facebook*: Engelstalig, maar er is inmiddels ook een Nederlandse interface. ▶ www.facebook.com
- *LinkedIn*: een Engelstalig, internationaal professioneel netwerk. ▶ www.linkedIn.com
- *Xing*: Duits van origine en heeft een Nederlandse versie. ▶ www.xing.com
- *Higherlevel*: een netwerk voor innovatieve ondernemers en is ook een goed voorbeeld. ▶ www.higherlevel.nl
- *Ecademy*: een internationaal zakelijk netwerk. ▶ www.ecademy.com
- *Re.Public* en *Overheidscircuit*: voorbeelden van sites voor specifieke groepen; in dit geval voor ambtenaren. ▶ http://republic.nl/networkHomePage.htm, ▶ www.overheidscircuit.nl
- *Ning*: biedt mensen de gelegenheid hun eigen sociale netwerk rond een thema op te zetten. De netwerken zijn privé of openbaar. Bij de openbare netwerken kun je je aansluiten. Je kunt in de rechterbovenhoek op de Ning-website per onderwerp zoeken naar openbare Ning-sites die interessant kunnen zijn voor jou. ▶ www.ning.com
- *Mindz*: een sociaal netwerk, opgezet vanuit Nederland, waar je een groep rond een eigen thema kunt opzetten of een evenement kunt organiseren. ▶ www.mindz.com

4.6.5 Netwerken op LinkedIn

Wist je dat ze LinkedIn eigenlijk Colleaguester wilden noemen? Maar die naam leek te moeilijk, vandaar dat het LinkedIn is geworden. Wel staat netwerken met collega's nog steeds voorop. Aanmelden op LinkedIn is niet moeilijk. En de meesten van jullie zullen dat al wel gedaan hebben. Zo niet, dan kun je een account aanmaken op ▶ www.linkedin.com. Maar dan? LinkedIn gaat niet (alleen) om een zo hoog mogelijk aantal contacten scoren en showen met je netwerk, zoals weleens gedacht wordt. Hierbij enkele suggesties hoe je LinkedIn ook daadwerkelijk kunt gebruiken.

Maak je afspraken makkelijker door LinkedIn

Als je een netwerkafspraak hebt, kun je LinkedIn gebruiken om het profiel van je contact van tevoren te bekijken. Misschien hebben jullie wel een gedeeld contact. Dit kan het begin van het contact al makkelijker maken. Het voorkomt ook dat je een uur praat zonder dat je achter een belangrijke gedeelde interesse komt.

Gebruik LinkedIn om je profiel in Google te laten zien

LinkedIn-profielen komen vrij hoog in Google-zoekresultaten. Dit kun je daarom gebruiken om te beïnvloeden wat mensen zien als ze jouw naam in Google intypen. Als je dit wilt doen, creëer je een publiek profiel. Via 'profile' ga je naar 'edit public profile'. Je selecteert 'Full View' en kiest dan welke informatie in je profiel moet komen te staan. In plaats van de gebruikelijke URL (webadres), kun je zorgen dat de URL je naam wordt (bijv. ▶ www.linkedin.com/in/sibrennewagenaar). Deze link naar je profiel kun je gebruiken als je commentaar levert op bijvoorbeeld blogs of als e-mailhandtekening.

Zoek interessante mensen om mee te praten via LinkedIn

Stel dat je in een nieuwe sector wilt gaan werken. Of een bedrijf beginnen. Of je zoekt mensen om mee samen te werken. Je kunt dan veel leren door met mensen uit die sector te praten. Gebruik LinkedIn om mensen te vinden die in een bepaalde sector hebben gewerkt via 'advanced search'. Gebruik de tweede ring-contacten door bijvoorbeeld een contact uit de eerste ring te vragen om jou te introduceren. Dit maakt het waarschijnlijker dat diegene met je wil praten. Zo kun je bijvoorbeeld door 174 contacten toegang hebben tot een tweede en derde ring-netwerk van 1.622.100 professionals.

Start sterk in een nieuwe baan of opdracht door collega's via LinkedIn te leren kennen

Als je een nieuwe baan of opdracht begint, leer je vaak in korte tijd veel nieuwe collega's kennen. Niet alles wat ze vertellen blijft hangen. Rustig via LinkedIn hun profielen terug lezen kan helpen om sneller een goed beeld van je collega's te krijgen. Ook bij oudere collega's kan dit nog nuttig zijn. Hoe vaak zijn we niet vergeten wat de opleiding van een collega is?

Stel een vraag

Via LinkedIn answers (▶ www.linkedin.com/answers) kun je vragen stellen of beantwoorden. Het is verbazingwekkend hoe snel je een aantal antwoorden zult krijgen. Stel wel een duidelijke vraag, bijvoorbeeld naar voorbeelden van goede weblogs op je vakgebied. Hoe duidelijker de vraag, hoe relevanter de antwoorden zullen zijn. Je kunt natuurlijk ook kijken in het archief van vragen of een vraag al eerder is gesteld.

Word actief in LinkedIn-groepen

LinkedIn kent heel veel professionele groepen. Je kunt een groep zoeken en je aanmelden, of een eigen groep starten. In de groepen kun je discussiëren en nieuws delen. Je kunt zoeken via 'groups' en 'group directory' naar groepen die relevant kunnen zijn voor jouw vakgebied en interesses. Het werkt het beste als je in een paar groepen investeert. Zo kun je andere professionals leren kennen en uitwisselen rondom vragen.

Tips om je LinkedIn-profiel aantrekkelijk te maken

- *Erno Hannink*: ▶ www.ernohannink.nl/archives/2008/02/28/27-tips-voor-een-perfecte-profielpagina-in-linkedin-om-klanten-te-krijgen
- *Chris Brogan*: ▶ www.chrisbrogan.com/make-your-linkedin-profile-work-for-you
- *100+ ways to use LinkedIn*: ▶ www.linkedintelligence.com/smart-ways-to-use-linkedin

4.6.6 Begin een eigen weblog

Een weblog kan een krachtig middel zijn om je leerproces te ondersteunen. Het stimuleert je om je gedachteontwikkeling onder woorden te brengen en te lezen. Het richt als het ware je blik nog scherper op het onderwerp van je weblog. Ook kun je op zoek gaan naar anderen die over hetzelfde onderwerp bloggen en zo elkaar inspireren. Hierbij een aantal tips bij het ontwerp van een weblog.

Denk na over het onderwerp van je weblog
Waar wil je over schrijven? Hoe vaak denk je te kunnen schrijven? Wil je een persoonlijke weblog (over jou) of over een onderwerp? In het laatste geval zou je ook nog een teamblog kunnen beginnen met een aantal gelijkgestemden.

Kies een geschikt blogplatform
Je kunt kiezen tussen gratis blogservices zoals Blogger (▶ www.blogger.com), Wordpress (▶ www.wordpress.com) of Weblog (▶ www.weblog.nl). Het is ook mogelijk je blog te hosten op een eigen domein: je kunt hiervoor Wordpress-software gebruiken (▶ www.wordpress.org) of Typepad (▶ www.typepad.com). Ook een blog op Blogger of Wordpress is door te linken naar een eigen domein. Vaak staat een eigen domeinnaam professioneler. Ook kun je bij het hosten van je blog vaak meer aanpassingen doen aan de lay-out.

Denk na over de achtergrondinformatie
Vertel iets over jezelf en je blog zodat mensen die je blog tegenkomen door één interessante post te weten kunnen komen of het een goed idee is om het te blijven volgen. Bij Wordpress-blogs (▶ www.wordpress.com) kun je vast pagina's toevoegen aan je blog, anders kun je hier de sidebar (kolom aan de zijkant) voor gebruiken.

Bied goede abonneermogelijkheden
Zorg dat er een duidelijke RSS-feed te vinden is, en bied de mogelijkheid aan om per e-mail te abonneren. Lang niet iedereen gebruikt RSS-lezers.

Volg bezoekersaantallen
Zorg dat je bezoekersstatistieken hebt. Er zijn gratis programma's zoals Sitemeter (▶ http://sitemeter.com) of Google Analytics (▶ www.google.com/analytics). Ook bieden veel sites eigen statistieken, zoals Blogger en Wordpress blogs. Via Feedburner kun je een eigen RSS-feed maken voor je blog waarmee je kunt volgen hoeveel mensen je blog per RSS volgen.

Meld je blog aan bij blogdirectory's
Een directory waar je je blog kunt aanmelden is Technorati (▶ www.technorati.com) of Blogged (▶ www.blogged.com). Zo kunnen geïnteresseerden je blog makkelijker vinden. Het is ook handig je blog in je e-mailhandtekening te vermelden en op bijvoorbeeld je LinkedIn-profiel.

Nog wat tips voor de beginfase
- Kies een paar lezers voor wie je gaat schrijven. Het kost misschien wat tijd om je eigen blogstijl te vinden. Een blog is interessant als deze persoonlijk geschreven is, en niet neigt naar een marketingverhaal of naar een wetenschappelijk stuk. Dit kan vreemd aanvoelen. Wat hierbij helpt is een aantal mensen in je hoofd te hebben voor wie je schrijft. Dus bedenk dat je niet voor de hele wereld schrijft, het is al moeilijk genoeg om lezers te vinden.
- Maak je blog bekend. Informeer je netwerk over je blog. Maar je kunt ook je blog in je e-mailhandtekening noemen en op netwerksites. Het is ook mogelijk via RSS-feeds

4.6 • Tips & Tools bij deel 1: Sociale media voor professionalisering

je blog in te voeren op andere sites zoals LinkedIn of Plaxo (▶ www.plaxo.com). Ook bij Hyves is dit mogelijk. Verder kun je, als je ook twittert, belangrijke blogposts op Twitter aankondigen.
- Zoek een 'bloggingcommunity'. Door het lezen van weblogs van andere professionals over gelijke onderwerpen kun je contacten opbouwen. Probeer regelmatig te reageren. Laat in je sidebar zien welke weblogs je leest. Zo weten de bloggers dat je hen volgt. Vaak word je, als je een commentaar geeft, gevraagd naar de URL van jouw weblog.
- Creëer een ritme dat past bij je doelen en routines. Probeer regelmatig te bloggen en een frequentie te vinden die bij je past, bijvoorbeeld één keer per week. Het is belangrijk een ritme te vinden dat voor jou als blogger werkt, maar ook voor je lezers.

Mocht je verslaafd raken aan bloggen, dan kun je een test doen op: *How addicted to blogging are you?* (▶ www.oneplusyou.com/bb/blog_addiction).

4.6.7 Twitter, Twitter, tweet, tweet, tweet...

Hoewel er veel andere microbloggingservices zijn zoals Jaiku (▶ http://jaiku.com) of Yammer (▶ www.yammer.com) voor communicatie in organisaties, is het voordeel van Twitter dat de meerderheid van de professionele microbloggers op Twitter zit. Yammer is bijvoorbeeld erg geschikt voor een microbloggingsysteem binnen een organisatie; zie ook praktijkverhaal 17 in hoofdstuk 7 voor een voorbeeld van het gebruik van Yammer. Wil je Twitter gaan gebruiken? Hieronder vind je een aantal stappen die je kunt volgen om niet te blijven steken bij de aanmelding.

Bedenk wat je met Twitter wilt
Je kunt Twitter op verschillende manieren gebruiken. Om experts te volgen, om met een team elkaar op de hoogte te houden, om nieuwe professionals te leren kennen. Wat je met Twitter wilt, bepaalt hoe je Twitter-strategie gaat worden.

Meld je aan
Surf naar ▶ www.twitter.com en klik op 'Sign Up' (◘ Figuur 4.2).
Vul de velden in en klik daarna op 'Create my account'. De username zal je Twitter-naam worden. De volgende stap kun je overslaan. Klik op 'Skip this step'. Deze stap kun je wel nemen als je wilt weten wie uit je adresboek al op Twitter zitten. De daaropvolgende stap kun je ook overslaan. Als je de vinkjes laat staan, heb je automatisch 18 mensen die je al volgt op Twitter. Als je dit niet wilt, moet je de vinkjes uitzetten.

Ga twitteren
Klik dan op 'Finish'. Je hebt nu een Twitter-account! In principe kun je nu gaan twitteren. Je typt dan in het vakje een bericht van maximaal 140 karakters en klikt op 'Update'. Het is makkelijker om eerst een aantal mensen te volgen op Twitter en zo te leren over de 'Twitter-cultuur'. Het is bijvoorbeeld gebruikelijk om te antwoorden met @.

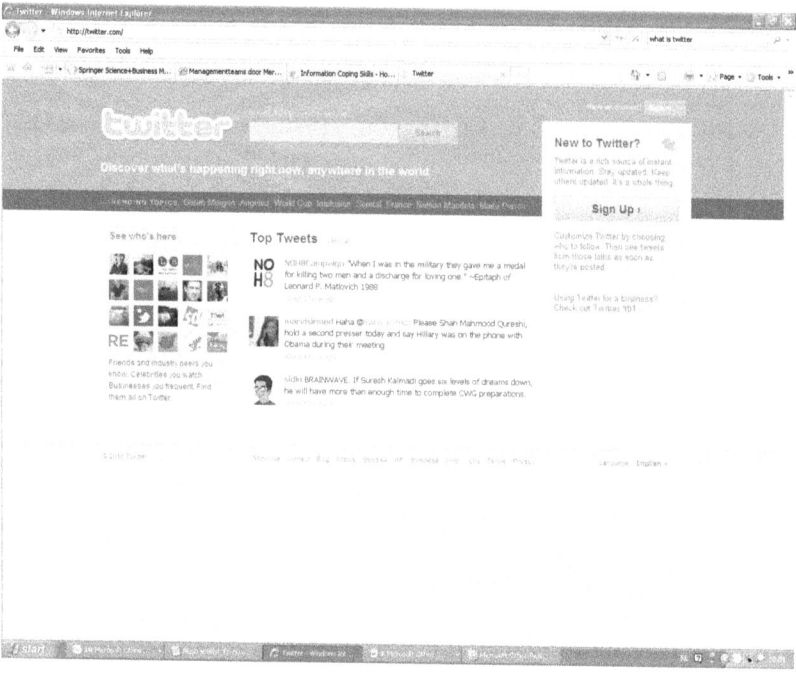

◘ **Figuur 4.2** Twitter.

Zoek mensen op Twitter die je kunt gaan volgen

Er zijn twee soorten Twitter-accounts: mensen die je zo kunt gaan volgen, en mensen die je toestemming moet vragen om te mogen volgen. Klik op 'Find People' in de rechterbovenhoek. Je kunt via een echte naam of Twitter-naam zoeken naar bekenden die je zou willen volgen op Twitter. Zoek een aantal mensen en voeg deze toe door op hun pagina op 'Follow' te klikken. Als zij hun account beschermd hebben, moet je eerst wachten op hun goedkeuring voordat je hun tweets ziet. Een aantal mensen met publieke accounts die je zou kunnen volgen is:

- *Erwin Blom*: twittert over sociale media en online-community's vanuit mediaperspectief en schrijver van *Handboek Communities*. ▶ http://twitter.com/erwblo
- *Willem Karssenberg*: uit de biografie van Willem: 'Als trendmatcher, blogger en innovator leg ik verbanden tussen trends op internet en het gebruik dat we ervan kunnen maken in de onderwijspraktijk.' ▶ http://twitter.com/trendmatcher
- *Davied van Berlo*: projectleider van *Ambtenaar 2.0*. Tevens initiatiefnemer van het netwerk *Ambtenaar 2.0* en schrijver van het boek *Ambtenaar 2.0*. ▶ http://twitter.com/Davied
- *Menno Lanting*: schrijver van de boeken *Connect* en *Iedereen CEO!* ▶ http://twitter.com/mlanting
- *Wilfred Rubens*: twittert over e-learning. ▶ http://twitter.com/wrubens

4.6 · Tips & Tools bij deel 1: Sociale media voor professionalisering

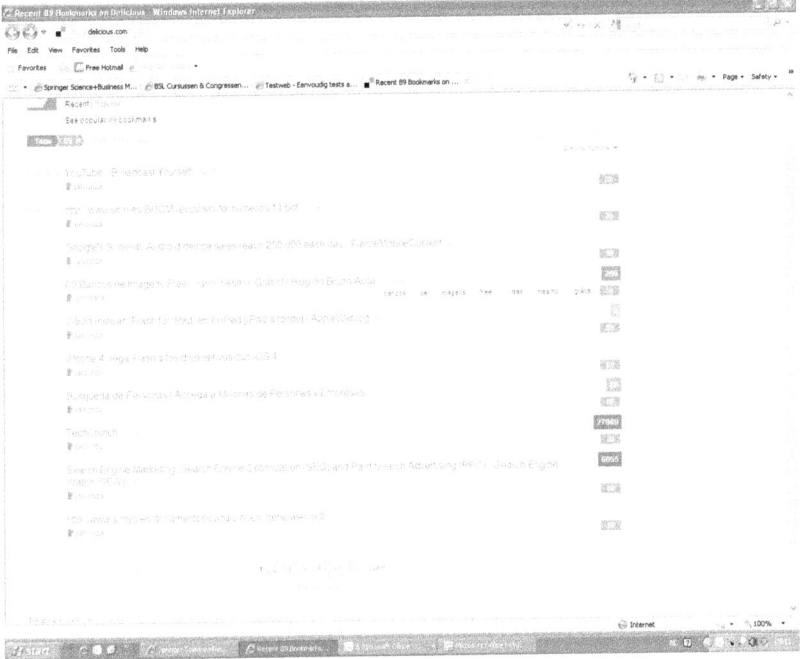

◘ Figuur 4.3   Delicious.

En zoek verder
Een andere manier om te zoeken naar interessante twitteraars is via search: ▶ http://search.twitter.com. Je kunt hier zoektermen invoeren en kijken wie over deze termen twitteren. Ook kun je natuurlijk bekijken wie andere mensen volgen. Bij 'following' kun je dit zien. Als je wilt kun je zo op nieuwe contacten uitkomen. Ook bestaan er lijsten en kaarten met twitteraars. Zie bijvoorbeeld de Twitter-map met Nederlandse twitteraars op ▶ www.twittermap.nl of Twitter-lijsten per onderwerp op Listorious (▶ http://listorious.com).

Ontwikkel een routine van Twitter volgen en delen
Werkt het voor jou beter om mobiel te twitteren of online? Wil je het elke dag doen of af en toe? Wil je veel mensen volgen of juist een klein groepje? Dit zijn allemaal dingen die je moet uitproberen. Vind uit wat voor jou werkt.

4.6.8   Social bookmarking met Delicious

Een account aanmaken
1. Surf naar ▶ http://delicious.com (◘ Figuur 4.3).
2. Klik op 'Join now' in de rechterbovenhoek (het groene balkje).
3. Log in met een Yahoo-account. Als je nog geen Yahoo-account hebt, klik dan op 'Sign Up' om er één aan te maken. Vul de velden in. Kies een naam en wachtwoord. Het is handig je e-mailadres in te vullen, zodat ze je wachtwoord opnieuw kunnen

toesturen als je het kwijt zou zijn. Typ de letters na (spamverificatie). Klik op 'Register' als je klaar bent.
4. Kies een schermnaam. Delicious geeft al enkele opties weer. Gebruik je eigen naam als je wilt dat andere mensen je bookmarks kunnen vinden.
5. Sla nu even het installeren van buttons in je browser over en klik op 'Skip this'.
6. Je staat nu op je eigen Delicious-pagina.

Bookmark een aantal van je favoriete websites
1. Open een nieuw tabblad in je browser en ga naar een website van je keuze.
2. Klik op 'Save a new bookmark' in je Delicious-pagina.
3. Kopieer de link (URL) van de website uit de browser naar je Delicious-pagina.
4. Vul de andere velden in: 'description' (titel pagina), 'notes' (opmerkingen) en 'tags' (trefwoorden die op de website slaan).
5. Klik op 'Save'. Je hebt nu je eerste pagina gebookmarkt!

Gebruikmaken van de favorieten van anderen
1. Bekijk je gebookmarkte pagina('s). In een blauw vierkantje zie je een cijfer staan. Dit is het aantal mensen dat deze website ook gebookmarkt heeft. Als je de eerste bent, staat er geen blauw vierkantje. Klik op het blauwe vierkantje als het er wel is.
2. Je ziet nu een lijstje van mensen die dezelfde website interessant vonden. Bekijk hun bookmarks en hun tags. Surf rond in hun bibliotheek. Vind je andere interessante links? Dan kun je ze toevoegen aan jouw eigen Delicious-account door op 'Save this' te klikken. Dit staat achter de bookmarks van anderen. Als iemand heel interessant lijkt, kun je hem toevoegen aan je netwerk. Klik op 'Add xx to your network' in de lichtblauwe balk bovenaan.
3. Bekijk ▶ http://delicious.com/tag/XXX, waarbij XXX een onderwerp is dat jouw interesse heeft. Je krijgt hier een lijst van bronnen die mensen over dit onderwerp getagd hebben.

4.6.9 Oefenen in een testwiki

We hebben een testwiki aangemaakt. Hier kun je zelf oefenen met het werken in een wiki.

Meld je aan bij wikispaces
1. Surf naar ▶ http://werkenmetwiki.wikispaces.com (◘ Figuur 4.4).
2. In de rechterbovenhoek kun je je aanmelden. Klik daarvoor op 'Join'. Bovenstaand dialoogvenster verschijnt.
3. Vul je username, password en e-mailadres in.
4. De startpagina van de wiki verschijnt.

4.6 • Tips & Tools bij deel 1: Sociale media voor professionalisering

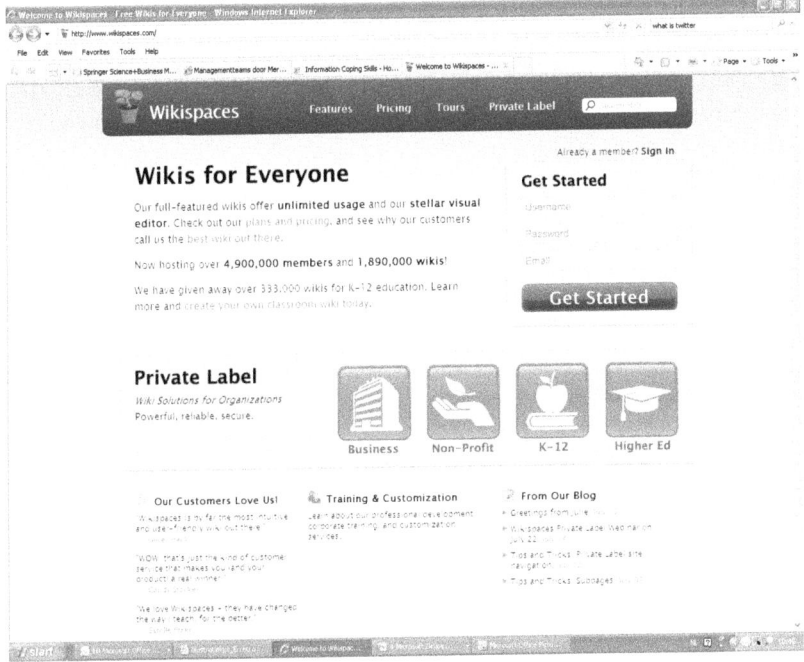

◘ **Figuur 4.4** Wikispaces.

Werken aan een wikipagina
Een wiki is eigenlijk een document bestaande uit verschillende pagina's die aan elkaar zijn gelinkt. In elke pagina kun je als deelnemer van de wiki werken.
1. In de linkerkolom van de wiki vind je de inhoudsopgave. Klik op 'Werkvormen'. Je komt dan op een pagina waar je met elkaar (in dit geval) korte beschrijvingen van werkvormen verzamelt.
2. Klik vervolgens op de button 'Edit this page'. Boven in je scherm vind je nu een werkbalk.
3. Beschrijf kort een werkvorm die je kent en maak gebruik van de opties in de werkbalk om de tekst op te maken naar eigen smaak.
4. Als je klaar bent, klik je op 'Save' om je tekst te bewaren.

Een nieuwe pagina aanmaken
1. Klik linksboven op 'New Page'.
2. Geef de pagina een naam en klik op 'Create'.
3. De nieuwe pagina verschijnt en hier kan je in werken. Als je klaar bent, klik je op 'Save'.
4. Je nieuwe pagina is aangemaakt, maar er is nog geen link tussen deze nieuwe pagina en de andere pagina's. Dat is wel handig, want dan vind je de pagina makkelijk terug. Je kunt de pagina bijvoorbeeld toevoegen aan het menu. Dit doe je door te klikken op 'Edit Navigatie'.

5. Je voegt de naam van de nieuwe pagina aan het lijstje toe en je maakt een link naar de nieuwe pagina. Deze keer kies je in het dialoogvenster 'Create Link' voor 'Choose an existing page'. In het overzicht dat verschijnt als je daarop klikt, staat de naam van de door jou aangemaakte nieuwe pagina. Die kies je, en je klikt op 'OK'. Je pagina is toegevoegd aan de inhoudsopgave.

4.6.10 Het werken aan een T-profiel (Figuur 4.5)

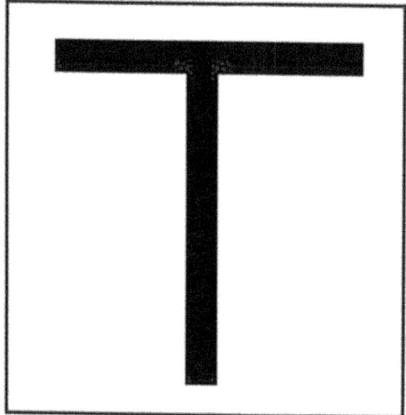

 Figuur 4.5   T-profiel.

De volgende vragen helpen je om te werken aan je T-profiel of om je profiel duidelijker te formuleren. Dit wordt een goede leidraad bij het nemen van beslissingen omtrent het steken van tijd in bepaalde sociale media of contacten.

De hoofdmoot
- Wat is je belangrijkste specialisatie die je noemt in je 'elevator pitch' (bijvoorbeeld bedrijfskundige met een specialisatie in strategisch management)?
- Wat is je antwoord als iemand je vraagt wat je beroep is?
- Wat zijn de kennisdomeinen die je nodig hebt om je hoofdspecialisatie goed te kunnen uitvoeren? Zorg dat de domeinen niet te breed geformuleerd zijn zodat het een hele studie bevat en niet te smal zodat je er binnen de kortste keren alles over weet.
- Van welke studie- of vakverenigingen of professionele groepen ben je lid?

De dwarsbalken
- Wat zijn dwarsbalken? Kennisgebieden die gedeeltelijk overlappen en die interessant zijn om te volgen. Dit kan zijn verandermanagement voor een manager, acquisitie voor een freelancer, maar het kan ook resultaat meten zijn voor een trainer.
- Zijn er vanuit je beroep bepaalde vaardigheden die heel belangrijk zijn en waar je je verder in zou willen bekwamen? Bijvoorbeeld adviesvaardigheden of presenteervaardigheden.

4.6 • Tips & Tools bij deel 1: Sociale media voor professionalisering

- Welke disciplines die je niet als basisvakgebied hebt zijn belangrijk voor je vakgebied? Dit kan zijn: psychologie voor een teamcoach of coachen voor een technicus die teamleider is geworden. Welke zijn niet belangrijk die je uit gewoonte wel volgt?

De onderwerpen volgen via sociale media
- Wat zijn de belangrijkste onderwerpen waar je op dit moment meer over zou willen weten?
- Wat zijn interessante professionals om online te volgen en waar vinden de online-conversaties hierover plaats?[11]

4.6.11 Op zoek naar interessante professionele conversaties

Er is een aantal tools waarmee je kunt zoeken naar interessante professionele conversaties op jouw vakgebied:
- *Delicious*: op Delicious taggen mensen interessante bronnen. Door naar ▶ www.delicious.com/tag/XXX te surfen, waarbij je op XXX jouw onderwerp invult (dus ▶ www.delicious.com/tag/facilitation voor het onderwerp faciliteren) vind je een lijst met bronnen die door mensen getagd zijn. Je kunt deze pagina volgen met een RSS-lezer door onder aan de bladzijde de RSS-feed naar je RSS-lezer te kopiëren. Ook kun je bekijken wie de mensen zijn die deze bronnen taggen. Wie weet herken je al wat namen. Je kunt ze bijvoorbeeld aan je netwerk toevoegen in Delicious als je ook zelf een account hebt. ▶ www.delicious.com
- *Socialmention*: laat je in blogs, events, forums, microblogs enzovoort zoeken wat er over jou, je organisatie of een bepaald onderwerp wordt besproken. Je kunt hier dus een onderwerp intypen en interessante blogs over dat onderwerp vinden. ▶ www.socialmention.com
- *Technorati*: een zoekmachine voor weblogs. Je kunt hier ook op onderwerp zoeken. ▶ www.technorati.com
- *Blog comments*: een programma dat je in staat stelt om overal op het web commentaar over bepaalde onderwerpen te vinden. Typ eens een aantal onderwerpen in en zie waar je op uitkomt. ▶ http://backtype.com
- *Discussion Boards*: een programma dat specifiek zoekt in discussieforums. Hier kun je dus op onderwerp zoeken naar discussieforums waar over dat onderwerp gepraat wordt. ▶ http://boardtracker.com
- *Twitter-hashtags*. Twitter-hashtags worden gebruikt voor tweets over dat bepaalde onderwerp. Een hashtag over faciliteren ziet er zo uit: #faciliteren. Via een site zoals ▶ http://hashtags.org kun je zoeken naar hashtags, of via Twitter Search (▶ http://search.twitter.com). Bij Twitter Search moet je ook het hashtag-tekentje (#) voor het onderwerp zetten.[3]

---

11 Voor meer informatie over T-profiel, zie bijvoorbeeld de pagina T-profiel: ▶ www.carrieretijger.nl/carriere/profiel/t-profiel

4.6.12 Online 'luisteren'

Er is een aantal tools waarmee je gemakkelijk kunt volgen wat er over jou of de onderwerpen waarin je je specialiseert gezegd wordt in verschillende sociale media. Surf maar eens naar deze sites en typ je eigen naam of een onderwerp in.

- *Google Alerts*: e-mailupdates van de laatste Google-resultaten gebaseerd op thema's of onderwerpen van jouw keuze. ▶ www.google.com/alerts
- *Socialmention*: laat je in blogs, events, forums, microblogs enzovoort zoeken wat er over jou, je organisatie of een bepaald onderwerp wordt besproken. ▶ www.socialmention.com
- *Technorati*: daarop kun je reacties en blogposts zien die gelinkt zijn aan jouw weblog. Ga daarvoor naar Technorati, zoek op jouw naam en meld je aan voor de RSS alerts. Je krijgt een berichtje van elke link die naar jouw weblog gemaakt wordt. ▶ www.technorati.com
- *Blog Comments*: een programma dat je in staat stelt om overal op het web commentaar op jouw weblog te vinden, te volgen en te delen. ▶ http://backtype.com
- *Discussion Boards*: een programma dat je een bericht stuurt wanneer jouw naam in een discussie of forum genoemd wordt. ▶ http://boardtracker.com

Deel 2 Aan de slag met sociale media in teams en organisaties

Inleiding
Hoe kunnen sociale media teams en organisaties helpen om hun doelen te bereiken? Wanneer is investeren in sociale media de moeite waard en wanneer kun je het beter niet doen? Bij het ontwikkelen van een expliciete socialemediastrategie komt dit soort vragen aan de orde. Sociale media kunnen informele leerprocessen in organisaties een impuls geven, waardoor ook creativiteit en innovatiekracht in organisaties versterkt worden. Wel is daar een open cultuur van samenwerken en delen voor nodig. We beschrijven manieren waarop je als organisatie en manager gebruik kunt maken van de wereld van de sociale media om organisatieprocessen te ondersteunen. En we besteden aandacht aan het gebruik van sociale media in teams die op afstand samenwerken. Hoe kunnen deze webtools een bijdrage leveren aan collectief leren en online samenwerken? Hoe introduceer je een nieuw middel of nieuwe tools bij een team? En wat vraagt een organisatie van de (online) facilitatie?

Hoofdstuk 5: Op weg naar organisatie 2.0 – 73

Hoofdstuk 6: Introductie van sociale media: een veranderingsproces – 85

Hoofdstuk 7: Sociale media voor collectief leren – 101

Hoofdstuk 8: Online samenwerken in teams – 113

Op weg naar organisatie2.0

5.1	Wat gebeurt er al in organisaties? – 75	
5.2	Functies van sociale media in een organisatie – 77	
5.2.1	Uitvoering van de kerntaken van de organisatie – 78	
5.2.2	Communicatie met klanten en partners – 78	
5.2.3	Professionele ontwikkeling van medewerkers – 79	
5.2.4	Werken in (virtuele) teams – 80	
5.2.5	Collectieve leerprocessen in de organisatie – 80	
5.3	Wat kunnen sociale media de organisatie opleveren? – 81	
5.4	Wat is een organisatie2.0? – 81	
5.5	Generatieverschillen en sociale media – 83	

Op welke manier wordt er in jouw organisatie al gebruikgemaakt van sociale media? In veel organisaties ligt het initiatief vooral bij enthousiaste professionals die mogelijkheden zien om bepaalde werkprocessen te ondersteunen met een specifieke webtool. Heeft je organisatie wellicht al een collectieve weblog waar alle medewerkers uitgenodigd worden een bijdrage aan te leveren? Is je organisatie positief over sociale media of worden sites zoals YouTube, Blogger en Hyves geblokkeerd? Wordt het gebruik oogluikend toegestaan of heeft het management een visie op sociale media?

In dit deel van het boek kijken we naar de mogelijkheden van sociale media vanuit een breder organisatieperspectief. Er zijn mondjesmaat steeds meer organisaties met een expliciete socialemediastrategie. Bijvoorbeeld om beter gebruik te kunnen maken van het 'collectieve geheugen' van de organisatie. Om klanten te betrekken bij de ontwikkeling van nieuwe producten. Of om het sociale leren tussen professionals te ondersteunen. Daarover lees je meer in hoofdstuk 7. Het gebruik binnen teams staat centraal in hoofdstuk 8. Maar we beginnen eerst met een overzicht van de bedrijfsprocessen die je kunt versterken met sociale media en de manier waarop je het gebruik van sociale media kunt introduceren en stimuleren.

[Praktijkverhaal 11]

Begin niet bij de techniek, maar bij het probleem

Wim Goris en Roel Snelder van Agri-ProFocus (▶ www.agri-profocus.nl):
'Als bureau Agri-ProFocus ondersteunen we samenwerking in een partnerschap van professionals bij 26 lidorganisaties die elkaar niet vanzelf ergens tegenkomen, zoals in een kantine. We hebben iets nodig om de mensen met elkaar in contact te brengen. Je kunt slechts een beperkt aantal face-to-face-bijeenkomsten organiseren en wat ervoor en erna gebeurt is onzichtbaar. Daarom zijn we gaan experimenteren met sociale media om een continu proces te faciliteren.

We zijn begonnen met een online survey tool, Surveymonkey (▶ www.surveymonkey.com) en wiki's. Surveymonkey gebruiken we voor aanmeldingen en feedback na evenementen. Aanmeldingen kostten vroeger veel tijd en er ging weleens wat fout, maar nu is er veel tijdswinst behaald. Een wiki werkt goed om informatie en follow-up tussen bijeenkomsten vast te leggen. We experimenteren continu, iedere keer ontdek je een verbetering. Zo linken we nu aan het einde van de survey door naar onze website. Een voorbeeld is het evenement 'trading up'. De zeventig deelnemers zijn van tevoren bevraagd via Surveymonkey, wat inhoudelijk vorm heeft gegeven aan het evenement. Daarna zijn we gestart met een peer support netwerkje op basis van eigen vragen, met ongeveer vijftien mensen uit Nederland en daarbuiten. Acht mensen hebben cases geïdentificeerd om te analyseren. In een ander traject gaan mensen een wiki ook zelf gebruiken voor en na een bijeenkomst. We gebruiken de wiki om samen cases te onderzoeken en lessen te verspreiden. Deelnemers sturen de link door naar anderen, die ook weer toegang vragen. We gaan een deel van de wiki openbaar maken, omdat de lessen op andere plekken in ons netwerk van belang zijn.

Als je het gebruik van sociale media voldoende integreert in het werk, kost het niet veel tijd. Het kost tijd als je niet weet wat je wilt. Je moet niet te veel tijd stoppen in het zoeken naar de beste tool. Beter gewoon gaan proberen en dan achteraf kijken hoe het heeft gewerkt en keuzes maken. Ik gebruik daar ook de leden van een community

of practice over e-collaboration voor. Als je het allemaal zelf probeert uit te zoeken, duurt het lang. Bij sociale media hoef je geen techneut te zijn om nieuwe dingen uit te proberen. Als je er zelf niet uitkomt, komen je mensen er ook niet uit.
Het levert ons op dat we dingen die we al doen sneller of beter kunnen organiseren, met meer interactie. Radicale nieuwe dingen zoals online-community's doen we nog niet. Dit komt ook omdat de professionals vooral e-mail gebruiken en daar blijven ze bij. We investeren daarom in het sturen van links naar de wiki. We brengen de wiki's steeds onder de aandacht via de bekende manieren en dan klikken ze wel door.
Een tip voor een organisatie die met sociale media wil beginnen is niet bij de techniek beginnen, maar bij het probleem waar je een oplossing voor zoekt. Kijk waar je tijd kunt besparen en wees creatief. Online-surveys zijn niet gemaakt voor inschrijvingen, maar werken voor ons prima. Verder moet de vormgeving 'fun and simple' zijn. Niet al je klanten zijn even handig, of ze hebben drempelvrees. Het faciliteren van het gebruik kost tijd en dit moet je niet onderschatten!'

In dit hoofdstuk lees je wat een organisatie2.0 is en wat het kan opleveren om sociale media in te zetten. We beginnen met het verkennen van wat er al gebeurt met sociale media in organisaties en benoemen vijf processen in een organisatie waar sociale media een bijdrage aan kunnen leveren. Daarna gaan we dieper in op die processen die te maken hebben met samenwerken in teams en collectief leren. Wat vraagt het implementeren van een socialemediastrategie? Wat voor cultuur is daar voor nodig? Hoe kun je als werknemer het initiatief nemen? We sluiten het hoofdstuk af met vragen die we vaak krijgen over veiligheid bij het gebruik van sociale media: wat betekent het dat informatie ook buiten de organisatie toegankelijk wordt? En dat medewerkers actief zijn in online-netwerken zoals Facebook, Google+ en op Twitter?

5.1 Wat gebeurt er al in organisaties?

Er wordt al veel gedaan met sociale media binnen organisaties, vanuit verschillende disciplines en invalshoeken. Google maar eens op 'enterprise2.0' en je zult een heleboel informatie vinden. De meeste aandacht aan sociale media wordt besteed vanuit het perspectief van marketing en een veranderende klantrelatie door sociale media. Dit wordt ook wel 'social marketing' genoemd. Om ons heen kijkend zien we veel verschillende toepassingsvormen van sociale media in organisaties, variërend van een expliciet onderdeel van het beleid tot kleine experimenten gestart door enthousiastelingen. En uiteenlopend van het toepassen van sociale media voor marketing tot het worden van een lerende organisatie. Het is echt booming. Internetadviesbureau Jungleminds heeft een onderzoek uitgevoerd onder 155 organisaties in Nederland.[1] De conclusie is dat het expliciete gebruik van sociale media door bedrijven pril is. Bijna de helft van alle respondenten is pas in het afgelopen jaar gestart en bijna 20% moet nog beginnen. Slechts iets meer dan een derde van de be-

---

[1] Te downloaden van de website van Jungleminds: ▶ www.jungleminds.nl/blog-en-boeken/blog/artikel/social-business-next-step-van-social-media/

drijven en instellingen heeft meer dan één jaar ervaring met de inzet van sociale media. Bij nog geen 2% van de organisaties is het toepassen van sociale media ingeburgerd (definitie: meer dan zes personen houden zich ermee bezig). De belangrijkste focus is op producten en diensten (86% van de bedrijven richt zich hierop), met name het mengen in de online-conversaties door klanten hierover. 32% richt zich ook op de HR-praktijk, maar er wordt verder niet gespecificeerd welke activiteiten dit betreft.

Uit een onderzoek van Viadesk in 2011[2] naar het gebruik van sociale media en waardering op de werkvloer onder 366 deelnemers blijkt dat deelnemers duidelijk kansen zien voor het gebruik van sociale media om 'up-to-date' te blijven. De voordelen zijn dat het snel, direct en effectief een open manier van communiceren biedt:

- 69% vindt het ideaal om zich te profileren, 61% om samen te werken, al is er irritatie richting de 'social media snob' die te ver gaat en te vaak en te veel privézaken deelt.
- Medewerkers gaan vooral op eigen initiatief met sociale media aan de slag en vooral via eigen middelen zoals smartphones en tablets.
- Velen geven aan dat er een gebrek is aan beleid, acceptatie, steun en daadkracht vanuit de organisaties. Minder dan een derde van de organisaties is actief in het promoten van sociale media (31%).

Het management van veel organisaties is vooral bang voor reputatieschade en de zorg dat sociale netwerken te veel afleiding geven. Hierbij moet wel vermeld worden dat de steekproef is uitgevoerd onder de 'early adopters' van sociale media.

Een ander onderzoek van MT onder 1700 managers[3] toont aan dat 94,6% actief is op LinkedIn en veel minder op andere sites zoals Hyves, wat natuurlijk niet verwonderlijk is omdat LinkedIn een professioneel netwerk is. 41,8% vond er een nieuw zakelijk contact. 59,1% zegt dat medewerkers onder werktijd niet mogen hyven of twitteren. Bij 11,1% van de respondenten heeft online-gedrag van medewerkers positieve gevolgen gehad voor het bedrijf, daarentegen heeft 11,8% weleens negatieve gevolgen ondervonden.

Wat we zien is dat er veel geëxperimenteerd wordt met sociale media in organisaties. Iedere organisatie kent wel mensen die voorloper zijn in het participeren op het sociale web. Vanuit enthousiasme starten zij socialemediaprojecten, van klein tot groot. Enthousiasme kan een goed vertrekpunt zijn en leiden tot veel waardevolle initiatieven als het gaat om het gebruik van sociale media. Er zitten echter ook grenzen aan deze aanpak als je ernaar kijkt vanuit een organisatieperspectief. Initiatieven die een tijdje goed gaan, maar op de langere termijn toch niet goed lukken vanwege een gebrek aan draagvlak. Medewerkers die afhaken doordat er te veel verschillende initiatieven zijn, te veel verschillende wiki's, te veel pilotprojecten en door de bomen het bos niet meer zien. Wanneer men te lang in de experimenteerfase blijft, kan dit het gevoel opleveren dat sociale media toch vooral tijd vragen en dat het relatief weinig oplevert.

---

2 Viadesk, Social media op de werkvloer: Professional initiatiefrijk, werkgeverbehoudend. Te downloaden van ▶ http://blog.viadesk.nl/wp-content/uploads/2011/09/VIADESK_rapport_130911_v5.pdf
3 Bron: ▶ www.mt.nl/100/13666/loopbaan/online-netwerken-levert-niets-op.html

[Praktijkverhaal 12]

Inbedding in het werk is cruciaal

Leo, opleidingsadviseur bij een grote overheidsorganisatie: 'De afgelopen vijf maanden hebben we gewerkt met een social networking-tool om de ervaringen die we in ons werk opdoen meer met elkaar te delen. Voorheen stuurden we elke maand een mail naar alle collega's met een overzicht van werkzaamheden van die maand. Dat werkte toch eigenlijk best. Ik sta wel open voor een experiment en heb de afgelopen tijd ook regelmatig een bijdrage geleverd aan de online-omgeving, maar het is toch niet echt van de grond gekomen. Ik denk dat de omgeving te weinig was ingebed in onze werkprocessen. Waar zou het een bijdrage aan moeten leveren? Wat zou de meerwaarde kunnen zijn? De omgeving ziet er leuk uit en velen van ons zijn er enthousiast aan begonnen. Maar je vergeet het. En onze manager was er maar zijdelings bij betrokken. Dat draagvlak heb je eigenlijk nodig om zoiets van de grond te krijgen. En daar komt bij dat we als team ook meer betrokken hadden willen worden bij de keuze en vormgeving van de omgeving. Dat hebben nu twee enthousiaste collega's gedaan, maar daardoor voelt het toch niet helemaal als iets van ons allemaal. Maar goed, ik denk dat als we het wel gezamenlijk hadden ontworpen, het nog niet een gegarandeerd succes was geworden. De inbedding in ons werk lijkt me cruciaal.'

Het praktijkverhaal hierboven laat zien dat er meer voor nodig is dan enthousiasme om sociale media organisatiebreed te implementeren. Wij kijken naar sociale media in organisaties vanuit het idee dat er een bewuste, goed doordachte strategie nodig is om het gebruik succesvol te maken. Met een strategie bedoelen we dat de organisatie heeft nagedacht over het specifieke doel, de middelen en de manieren waarop men gebruik wil maken van sociale media in het kader van de grotere doelen van de organisatie. Daarbij komen vragen aan bod zoals: Wat willen we dat het participeren in sociale media onze professionals en onszelf als organisatie oplevert? Hoe voorkomen we dat de bedrijfsinformatie in gevaar komt? Wat vraagt het van onze medewerkers om te werken met sociale media? Hoeveel tijd gaat het iedereen kosten? Alvorens in te gaan op de vraag hoe je als organisatie tot een socialemediastrategie komt, lijkt het ons goed om een beeld te schetsen van de verschillende bedrijfsprocessen waar sociale media op aanhaken.

5.2 Functies van sociale media in een organisatie

Als professional kun je gebruikmaken van sociale media ter ondersteuning van je professionalisering; dit kun je zelf vormgeven. Een organisatie kan expliciet stimuleren dat werknemers sociale media gebruiken voor professionalisering. Daarnaast kan een organisatie project- en teamwerk ondersteunen met sociale media. Dit zal sneller voor de hand liggen wanneer medewerkers in de organisatie werken in virtuele teams. Een organisatie kan sociale media ook inzetten ter ondersteuning van het collectieve leren; om uitwisseling tussen medewerkers te stimuleren, om te zorgen dat men beter op de hoogte is van elkaars expertise en elkaar daarop kan vinden of om informele leerprocessen tussen medewerkers met een gedeelde passie te bevorderen. Daarnaast zijn er verschillende bedrijfsprocessen die niet direct met leren te maken hebben. Een toepassingsvorm die al eerder is genoemd is die van 'social marketing': klanten betrekken bij de ontwikkeling van producten en diensten. Kortom, sociale media in een organisatie kunnen ondersteunend zijn aan:

1. uitvoering van de kerntaken van de organisatie;
2. communicatie met klanten en partners;
3. professionele ontwikkeling van medewerkers;
4. werken in (virtuele) teams;
5. collectieve leerprocessen in de organisatie.

We lichten deze vijf functies kort nader toe, en geven daarbij aan waarop we in dit boek wel of juist niet verder ingaan.

5.2.1 Uitvoering van de kerntaken van de organisatie

De manier waarop sociale media bij kunnen dragen aan de kerntaken van de organisatie, hangt af van het type organisatie. Zo zijn sociale media voor de overheid[4] van betekenis doordat ze mogelijkheden bieden om de burger meer te betrekken bij maatschappelijk relevante beleidsontwikkeling en besluitvorming. Burgers kunnen nu bijvoorbeeld via een wiki meedenken bij de vormgeving van nieuwe wetten en regelgeving op bepaalde terreinen. Voor de media is er een belangrijke nieuwe ontwikkeling gaande met het direct verslaan van nieuws door burgers via filmpjes op YouTube of verslagen van ooggetuigen via Twitter. Deze ontwikkeling is ook wel bekend onder de term 'citizens journalism'. Verschillende sectoren zijn al veranderd als gevolg van sociale media of krijgen er een nieuwe tak van sport bij, zoals ontwikkelingssamenwerking2.0, waarbij niet-professionals via sites als Kiva (► www.kiva.org), de 1%club (► www.1procentclub.nl) of Nabuur (► www.nabuur.com) een directe relatie met mensen in ontwikkelingslanden opbouwen. Omdat deze manier van sociale media inzetten zo sectorspecifiek is, gaan we hier in dit boek niet verder op in.

5.2.2 Communicatie met klanten en partners

Sociale media veranderen de communicatie met klanten en partners, en maken het mogelijk om te 'crowdsourcen'; gebruik te maken van kennis buiten het bedrijf, of onlinecommunity's te starten om interactie tussen geïnteresseerde klanten op gang te brengen. De bekendste voorbeelden waarin sociale media zijn omarmd door organisaties gaan uit van de kracht van sociale media voor marketing, het zogenoemde 'social marketing'. Enkele voorbeelden van wat organisaties op dit vlak doen met sociale media: Kodak gebruikt social bookmarking en tagging[5] en Starbucks vraagt klanten nieuwe ideeën aan te dragen

---

4   Voor meer informatie hierover zie het weblog *Ambtenaar 2.0* op ► www.ambtenaar20.nl of download de publicaties van *Ambtenaar 2.0* via ► http://boek.ambtenaar20.nl. Het boek *Crowdsourcing voor ambtenaren* is ook te bestellen.
5   Bron: ► www.erwinblom.nl/blog/2008/11/7/vul-aan-welke-bedrijven-zetten-social-media-goed-in.html

voor mogelijke producten[6]. En een matrassenproducent heeft een online-omgeving waar klanten vragen kunnen stellen over producten, ervaringen kunnen uitwisselen en feedback kunnen geven[7]. KLM biedt passagiers de mogelijkheid om in te loggen met hun LinkedIn- of Facebook-profiel en daarna te kiezen naast wie ze willen zitten in het vliegtuig.[8] Gemeenschappelijk karakter bij deze initiatieven is dat je als organisatie de collectieve kracht van de maatschappij gebruikt om tot vernieuwing en verbetering te komen.

Slimme organisaties weten gebruik te maken van de 'collectieve intelligentie' om nieuwe producten te ontwikkelen. Zo zag Procter & Gamble kans om via zogenoemde 'online ideagoras' gebruik te maken van talent buiten de organisatie om 90% van hun patenten die ze zelf niet benutten te vermarkten of in partnerschap te benutten. Een ander bekend voorbeeld is IBM, dat via een samenwerking met de open source-beweging nieuwe producten wist te realiseren tegen lagere kosten. Met de term wikinomics[9] verwijzen de auteurs Don Tapscott en Anthony Williams naar deze veranderende organisatiecultuur: 'een miljoen niet-medewerkers weten meer dan honderd medewerkers'. Een ander, inmiddels bekend voorbeeld ter illustratie van dit principe is dat van een goudmijnexploitant. Hoewel men wist dat zich op een aangekocht terrein gigantische goudvoorraden moesten bevinden, konden de eigen experts niet aangeven waar men diende te boren. De directeur besloot alle relevante en tot dan toe geheime gegevens op het web te publiceren, waarna mensen over de hele wereld werden uitgenodigd om met ideeën te komen. Voor de beste voorstellen was een hoge beloning weggelegd. En het heeft gewerkt. Door een virtueel kennisplatform te creëren, heeft deze organisatie toegang gekregen tot geheel nieuwe kennisbronnen. En goud...

In dit boek gaan we niet verder in op social marketing en het principe van wikinomics. Wel vind je bij Tips & Tools 2.3 een aantal boeken over dit onderwerp en literatuurverwijzingen, mocht je hierin geïnteresseerd zijn.

5.2.3 Professionele ontwikkeling van medewerkers

Organisaties die het belang inzien van het ontwikkelen van de talenten van hun medewerkers, zullen inzien dat toegang tot sociale media voor professionals belangrijk is. Ontwikkelingen gaan razendsnel en het internet is een waardevol medium om hierbij aangehaakt te blijven. Het gaat er inmiddels ook niet meer om dat je zelf alle kennis beheerst die nodig is om je werk goed te doen. Belangrijker is het om een stevig netwerk te hebben met collega's die je kunt benaderen wanneer dit nodig is. Sociale media kunnen een belangrijk onderdeel zijn van ondersteunende middelen die professionals gebruiken om werk, netwerk en persoonlijke ontwikkeling vorm te geven.

---

6 Zie dit voorbeeld van Starbucks op: ▶ http://mystarbucksidea.force.com/ideaHome.
7 Voor een lijst met voorbeelden van bedrijven die sociale media inzetten in het contact met klanten, zie een blogpost van Peter Kim: ▶ www.beingpeterkim.com/2008/09/ive-been-thinki.html.
8 Bron: ▶ http://www.marketingfacts.nl/berichten/20120205_weten_naast_wie_je_vliegt_het_kan_nu_bij_klm/
9 Tapscott, Don & Williams, Anthony D. (2006). *Wikinomics, how mass collaboration changes everything*. New York: Penguin Group.

Luis Suarez[10] werkt voor IBM en heeft onder het motto: 'thinking out of the in-box' zijn e-mail bijna volledig vervangen door communicatie via sociale media. Dit betekent niet dat hij minder uren online doorbrengt. Wel dat zijn werk minder geregeld wordt door de terreur van de inbox, hij transparant werkt en niet meedoet aan bedrijfspolitieke spelletjes door sluw gebruik van cc's en bcc's. Het werk wordt nu meer ervaren als een creatief proces. Hoe professionals meer met sociale media kunnen doen is in deel 1 uitgebreid besproken, hoe organisaties hier ruimte voor kunnen bieden komt aan de orde in hoofdstuk 6.

5.2.4 Werken in (virtuele) teams

Het 'nieuwe werken' wordt gekenmerkt door werken in openheid en transparantie, werken in netwerkteams en vraagt om meer flexibiliteit dan nu aanwezig is in hiërarchische organisatiestructuren. Voldoende autonoom kunnen handelen is een belangrijke voorwaarde om goed te participeren in online sociale netwerken als medewerker van een organisatie. Het werkt niet als je een blogpost eerst door je manager moet laten goedkeuren. Volgens een onderzoek van de Economist Intelligence Unit[11] onder 661 senior managers over de hele wereld, verwachten zij dat de sociale media in 2013 vleugels zullen geven aan teamwerk. Virtueel samenwerken zal volgens hen zo gewoon worden dat er behoefte is aan het vinden van een goede balans met de 'traditionele' face-to-face-bijeenkomsten. In dit boek gaan we in hoofdstuk 8 en 9 in op de rol die sociale media kunnen vervullen bij het werken in (virtuele) teams.

5.2.5 Collectieve leerprocessen in de organisatie

Sociale media bieden nieuwe manieren van communiceren en daarmee de mogelijkheid om een impuls te geven aan collectief leren in de organisatie. Veel organisaties hebben een 'kennisstrategie' waarvan bijvoorbeeld kenniskringen, leernetwerken, kennisbanken en het intranet onderdeel zijn. Sociale media kunnen een waardevolle aanvulling zijn om ook online-uitwisseling en informele leerprocessen tussen medewerkers te stimuleren. We gaan hierbij uit van de gedachte van kennis als persoonlijke bekwaamheid. Kennis is subjectief, persoonsgebonden en zit in hoofden van mensen. Kennis wordt uitgewisseld op het moment dat mensen met elkaar in gesprek komen, elkaar vragen stellen en verhalen vertellen. Het gaat erom een proces in te richten waarin betekenis wordt gegeven aan kennis. Sociale media kunnen een belangrijke rol spelen bij het creëren van zo'n proces van delen, benutten en creëren van kennis, door het inrichten van laagdrempelige ruimtes waar mensen elkaar ontmoeten, kennis uitwisselen en met elkaar in gesprek raken. Denk bijvoorbeeld aan het gebruik van een groepsblog waar medewerkers met elkaar reflecteren op opgedane ervaringen in de praktijk, in discussie treden over nieuwe beleidsvoornemens en elkaar oplossingen aanreiken voor vraagstukken die ze in het werk tegenkomen. Meer hierover in hoofdstuk 7.

---

10 Bron: ▶ www.elsua.net
11 Bron: Economist Intelligence Unit (2008).

5.3 Wat kunnen sociale media de organisatie opleveren?

Een interessante vraag is wat het investeren in sociale media een organisatie oplevert. Een regelmatig gehoord geluid is dat managers het waarderen dat medewerkers experimenteren met nieuwe mogelijkheden, online-contacten leggen en participeren in discussiegroepen, maar het moet niet te veel tijd gaan kosten. En het moet zeker niet ten koste gaan van het werk waar het uiteindelijk om gaat. Nu hebben we al eerder in dit boek WILB genoemd: workplace internet leisure browsing, als tegenwicht voor de gedachte dat het vooral extra tijd vraagt van medewerkers. Leisure browsing verbetert de creativiteit is het idee, maar waarom is dat gunstig voor de organisatie?

Voor organisaties die al wat verder zijn, blijkt het gebruik van sociale media ten minste te leiden tot een toename in de mate van kennis delen. Deze bevinding komt uit onderzoek van McKinsey[12], waarin 68% van de respondenten aangaf dat de snelheid van de toegang tot kennis verhoogd is, terwijl communicatiekosten verminderden (54%). Ook de toegang tot interne expertise is voor 43% verbeterd door het gebruik van sociale media. De interactiviteit van sociale media zorgt ervoor dat, wanneer ze effectief worden ingezet, meer medewerkers dagelijks contact met elkaar hebben tegen lagere kosten. Het stimuleert spontane deelname of betrokkenheid bij projecten en andere gezamenlijke activiteiten. De belangrijkste tools voor kennisdeling in de organisatie zijn blogs, RSS en sociale netwerken, maar ook video's delen scoort hoog. Waardevol onderzoek, temeer daar het gebruik van sociale media een investering vraagt die pas op langere termijn vruchten afwerpt. Het laat zien dat het gebruik van sociale media een duidelijke toename van kennisdeling in organisaties kan bewerkstelligen, mits natuurlijk op een daartoe geschikte manier ingezet. En dit is belangrijk voor het kenniskapitaal in een organisatie.

Een aantal organisaties heeft een poging gedaan om de veranderingen door intensief gebruik van sociale media binnen de organisatie te kwantificeren. Procter & Gamble bijvoorbeeld maakte gebruik van online-tools om de uitwisseling van ideeën binnen en buiten het bedrijf te bevorderen, onder andere via ideeënmarkten. Behalve de besparingen op businesstrips werd de doelstelling van een kortere productontwikkelingscyclus gehaald.[13]

5.4 Wat is een organisatie2.0?

Het mag duidelijk zijn dat een organisatie2.0 niet simpelweg een organisatie is met een weblog of een wiki. Het gaat om de intentie waarmee sociale media gebruikt worden, namelijk openstaan voor kenniscreatie, samenwerking en een innovatieve aanpak. Dit kan zijn op het niveau van professionals, teams, afdelingen en de hele organisatie. Structuur, organisatiecultuur, processen en tools zorgen ervoor dat informatie-uitwisseling plaatsvindt tussen deze niveaus. Strategische besluiten worden gevoed door de informatie die via de netwerken van de werknemers wordt verzameld.

---

12 McKinsey Survey (2009). *How companies are benefiting from web2.0.* ▶ www.mckinseyquarterly.com/ How_companies_are_benefiting_from_Web_20_McKinsey_Global_Survey_Results_2432
13 Huston, Larry & Sakkab, Nabil (2006). Connect and develop: Inside Procter & Gamble's new model for innovation. *Harvard Business Review*, 84(3) March, 58–66.

De principes van een organisatie die zich als een vis in het water voelt met de mogelijkheden van sociale media zijn: open en transparant werken, horizontale samenwerking, kennis en informatie delen en over grenzen heen denken (zie het boek van Tapscott en Williams[14] voor een uitgebreide beschrijving van deze principes). Uit praktijkverhaal 13 over Ambtenaar 2.0 blijkt dat een organisatie medewerkers kan stimuleren aan de slag te gaan met sociale media vanuit een duidelijke visie en ambitie, maar dat het niet zo makkelijk is om een nieuwe manier van werken te introduceren als de bijbehorende organisatiecultuur van openheid, delen en over grenzen heen denken er (nog) niet is. Daarom meer over het introduceren van sociale media in organisaties in het volgende hoofdstuk.

[Praktijkverhaal 13]

Ambtenaar 2.0

Davied van Berlo is sinds 1 maart 2008 projectleider Ambtenaar 2.0 op het ministerie van Landbouw, Natuur en Voedselkwaliteit (LNV, het huidige EL&I). Rob Oele is mede-initiatiefnemer van Ambtenaar 2.0. Ambtenaar 2.0 is een initiatief dat in 2007 begonnen is, met als doel het verbeteren van het functioneren van de overheid met de mogelijkheden van sociale media. Hoewel Ambtenaar 2.0 overheidsbreed is ingezet, werken zowel Davied als Rob bij het ministerie van LNV. Wat zijn hun ervaringen met het introduceren van sociale media in een (overheids)organisatie?

De grote uitdaging van sociale media introduceren is volgens hen dat het om een cultuurverandering gaat, een verandering naar een open manier van werken en samenwerken. Sociale media haken aan bij maatschappelijke veranderingen die al gaande zijn en deze worden op hun beurt versneld door de mogelijkheden van sociale media. Je moet volgens hen de mogelijkheden en de meerwaarde van deze manier van werken kunnen laten zien en daarbij zelf inzien dat het onmogelijk is om iedereen opeens zo te laten werken. Probeer een klein groepje actief te krijgen en hoop dat deze groep een voorbeeld wordt voor de anderen.

Hoe is Ambtenaar 2.0 begonnen? Het is gestart met een kleine, hechte groep binnen LNV. Vanuit het informatiebeleid is het opgepakt als een strategisch nieuw onderwerp waarvoor ruimte vrijgemaakt is. Er was een eerste kring van ongeveer tien medewerkers, voornamelijk mensen uit verschillende (staf)directies met belangstelling voor het onderwerp. Dit groepje ging zelf de sociale-media-manier-van-werken toepassen onder het motto 'practice what you preach'. Het eerste plan is bijvoorbeeld in een wiki geschreven. Het definiëren van sociale media als strategisch onderwerp was belangrijk, zodat het plan niet vanuit de ICT-hoek werd geschreven, maar vanuit een visie op een nieuwe manier van werken. Het zelf toepassen was belangrijk omdat het een handelingsperspectief biedt; als je ruimte creëert voor een onderwerp, maar het niet kunt concretiseren, dan stagneert het.

---

14 Tapscott, Don & Williams, Anthony D. (2006). *Wikinomics, how mass collaboration changes everything.* New York: Penguin Group.

Vanaf het begin is er gewerkt aan ondersteuning door het management, op verschillende niveaus, onder meer door de secretaris-generaal, maar ook de directeuren, door veel te praten en de informele besluitvorming te beïnvloeden. Het netwerk van Rob, die al 25 jaar bij LNV werkt, was hierbij heel belangrijk. Tegelijkertijd is een online-netwerk Ambtenaar 2.0 gestart (een Ning-netwerk) evenals het weblog Ambtenaar 2.0ww en zo is alles gaan rollen. Het heeft geholpen dat de sociale-media-manier-van-werken goed aansluit bij een al gaande verandering naar flexibeler en programmatisch werken. Sociale media passen perfect bij een thematische organisatie en kunnen antiverkokerend werken, zodat mensen gaan samenwerken tussen afdelingen, departementen en ministeries door bijvoorbeeld het werken met een online-forum of een wiki rondom een bepaald thema. Wat zijn nu de kritische succesfactoren geweest?

- Het opzetten van een netwerk. De eigen dynamiek en kracht die uitgaat van het opgebouwde netwerk van enthousiastelingen.
- Het verkrijgen van ondersteuning uit alle lagen via het bewerken van de informele besluitvorming, met als metafoor tussen de pijlers van de organisatie door varen.
- Het zoeken naar mensen met energie. Geen tijd steken in mensen die niet willen, maar met hen wel rekening houden. Hierbij is het netwerk op internet heel belangrijk geweest.
- Het aansluiten bij samenwerkingsprocessen zoals met het ministerie van Binnenlandse Zaken heeft positief gewerkt. De samenwerking en interactie met 'buiten' heeft geholpen om sociale media ook binnen LNV op de agenda te krijgen.

5.5 Generatieverschillen en sociale media

Met een jongere generatie komt er een andere manier van (web)werken en kennis van participatie in sociale media binnen. Het is echter niet vanzelfsprekend dat er ruimte wordt gegeven voor het toepassen van deze kennis. Schein[15] heeft beschreven hoe nieuwe medewerkers zich via een proces van socialisatie aanpassen aan de heersende cultuur. Om als organisatie sociale media in te zetten met een bepaald doel, is het belangrijk dit systematisch en bewust te stimuleren. Dit vraagt om een socialemediastrategie waarbij je goed gebruik kunt maken van de kennis van de jongere generaties. Marcel Bijlsma, programmamanager van het innovatieprogramma Future Workspace, voorspelt veranderingen doordat een nieuwe generatie momenteel de werkvloer betreedt. 'Verschillende generaties vinden verschillende dingen belangrijk. Zij hebben andere werkstijlen, kernwaarden en werkvormen.'[16] In een onderzoek onder jongeren[17] is gevraagd welke waarden zij belangrijk vinden. Zij noemen vooral authenticiteit, respect, zelfontplooiing, geluk, gezelligheid en samenwerking. Deze waarden zijn ook terug te vinden in de beschrijving van

---

15 Schein, Edgar H. (2004). *Organizational culture and leadership*. San Francisco: Jossey-Bass.
16 Bron: ▶ www.computable.nl/artikel/ict_topics/loopbaan/2774893/1458016/emailverkeer-vlakt-af-bij-jongste-generatie.html
17 Bron: ▶ http://www.scienceguide.nl/201203/technologie-als-toegangspoort.aspx

generatie Einstein en Homo Zappiens in de boeken van respectievelijk Jeroen Boschma & Inez Groen en Wim Veen. Jongeren willen graag zichzelf ontplooien en doen wat ze leuk vinden en waar ze goed in zijn. Ze groeien op met sociale netwerken zoals Hyves en Facebook en hebben het besef dat je samen meer kunt bereiken (en sneller) dan alleen. Zie bijvoorbeeld het initiatief G500 (▶ www.g500.nl/) van een groep jongeren die de politiek wil hervormen via de congressen van politieke partijen. Zij maken daarbij handig gebruik van een website en verschillende sociale netwerken.

Jongeren zijn zelfverzekerder dan andere generaties en hebben niet langer automatisch respect voor autoriteiten of de hiërarchie. Ze stappen daardoor makkelijker direct op de hogere leidinggevenden af. Hoe jongeren nu functioneren en communiceren is totaal anders dan voorheen en dat wringt snel met de huidige organisatiestructuren. Er zijn steeds meer bedrijven die zich aanpassen aan de nieuwe regels, om te voorkomen dat jongeren vertrekken of hun eigen bedrijf oprichten. Dit betekent vooral dat van een bedrijf een authentieke visie wordt verwacht op wat het wil bereiken. Daarbij dient er veel ruimte te zijn voor eigen initiatief, ruimte voor netwerkleren en talentontwikkeling. En natuurlijk ook de toestemming om gebruik te maken van sociale media om je te profileren als professional, al wil de ervaring met sociale netwerken niet automatisch betekenen dat ze dit onder de knie hebben.

Introduceren van sociale media in de organisatie

6.1	**Ontwerpen van een socialemediastrategie – 86**	
6.1.1	Wat gebeurt er al binnen de organisatie met sociale media? – 88	
6.1.2	Is de cultuur open en transparant? – 88	
6.1.3	Waar zitten de pioniers? – 88	
6.1.4	Wat is het doel van het werken met sociale media? – 88	
6.1.5	Welke strategie ga je inzetten? – 89	
6.1.6	Welke tools ga je gebruiken? – 89	
6.2	**Implementeren van een socialemediastrategie: vragen en tips – 90**	
6.2.1	Hoeveel extra tijd gaat het van medewerkers vragen? – 90	
6.2.2	Gaat het niet om weer een nieuw IT-project met veel beloften en uiteindelijk weinig succes? – 92	
6.2.3	Hoe kunnen we zicht krijgen op het succes? – 92	
6.2.4	Hoe motiveer je medewerkers in de organisatie om gebruik te maken van sociale media? – 93	
6.2.5	Wat is het grote verschil tussen sociale media en ons huidige IT-systeem? – 93	
6.2.6	Binnen of buiten de firewall? Kies je voor publieke sociale media of voor het installeren van social software die alleen intern toegankelijk is? – 93	
6.2.7	Moeten we sociale media intern hosten of werken we in de wolk? – 94	
6.2.8	Hoe veilig is het gebruik van sociale media? – 94	
6.3	**Wanneer kun je beter niet investeren in sociale media? – 94**	
6.4	**Sociale media op de agenda van de organisatie zetten – 96**	
6.5	**Veiligheid, valkuilen en controle – 97**	

Bij enkele organisaties heeft het management al een visie op sociale media ontwikkeld, bij andere organisaties verloopt het proces vooral spontaan. Stel dat je de kracht van sociale media beter en systematischer wilt benutten in je organisatie: hoe pak je dit dan aan? Dat staat centraal in dit hoofdstuk.

De open online-cultuur die het gebruik van sociale media vereist, maakt dat de introductie ervan in organisaties in veel gevallen (onderdeel van) een veranderingsproces zal zijn. Alleen in de uitzonderlijke gevallen waar een open cultuur van samenwerken en delen al gemeengoed is, zal dit niet het geval zijn. Publiekelijk delen van informatie zal niet voor iedereen onmiddellijk gemakkelijk aanvoelen, maar opent de weg naar nieuwe connecties, inzichten en mogelijkheden, juist vanwege de transparantie en openbaarheid van 'gesprekken'. Als er geen of onvoldoende aandacht wordt besteed aan deze openheid en cultuur van gul delen van informatie of dit veranderproces, naast de technologischere input, kan de introductie van sociale media organisatiebreed zeker falen. Het is van belang dat er nieuwe culturele normen ontstaan die het 'webwerken' stimuleren, zoals tijd besteden aan sociale netwerken in werktijd omdat dit wordt beschouwd als een waardevol onderdeel van de dagelijkse werkpraktijk. Managers dienen hier aandacht aan te besteden en zo mogelijk zelfs een voorbeeldrol te vervullen.

Een complex verandervraagstuk laat zich niet gemakkelijk in een lineaire veranderaanpak inpassen (zie onder meer Boonstra[1], De Caluwé[2], Homan[3] en praktijkverhalen 14 en 15). Afhankelijk van de huidige stand van zaken kan de verandering vele facetten van een organisatie raken; het is geen kwestie van een training sociale media en de organisatie is klaar voor webwerken. Mensen en competenties, leiderschap, structuren en processen zullen tegelijkertijd het onderwerp van vernieuwing zijn.

6.1 Ontwerpen van een socialemediastrategie

Wil je als organisatie op een strategischere manier gebruikmaken van sociale media, dan is het goed om een aantal aspecten te overwegen. In plaats van een start te maken vanuit de gedachte 'we willen een weblog' of 'laten we beginnen met online-community's is het beter om te beginnen met de mensen, het doel, je strategie en dan pas over de juiste technologie na te denken. Een aantal hulpvragen[4] die kunnen helpen om dit proces te doorlopen, introduceren we hier.

[Praktijkverhaal 14]

Hoe start je met een online-initiatief?
Rijkswaterstaat is bezig om zijn vernieuwingsstrategie (opgeschreven in het *Ondernemingsplan RWS Agenda 2012*) te vertalen naar de praktijk. Dit gebeurt onder meer

---

1   Boonstra, J. (2002). *Lopen over Water*. Inaugurele rede Universiteit van Amsterdam, Vossius Pers.
2   De Caluwé, Léon & Vermaak, Hans (2006). *Leren veranderen. Een handboek voor de veranderkundige*. Deventer: Kluwer.
3   Homan, Thijs (2007). *Veranderen als chaotisch proces*. Amsterdam: Mainpress.
4   De vragen zijn o.a. afgeleid van het POST-model. Zie: Li, C. & Bernoff, J. (2008). *Groundswell winning in a world transformed by social technologies*. Harvard Business Press.

door organisatiebrede leertrajecten, waarin directeuren de rol van opleider vervullen. Het idee is ontstaan om ook een online-leeromgeving voor leiderschapsontwikkeling in te richten, waar leidinggevenden ervaringen met de vernieuwing kunnen uitwisselen. In eerste instantie zouden deze 'leiders als opleiders' elkaar hier kunnen ontmoeten. Deze groep kun je vervolgens uitbreiden naar alle leidinggevenden. Anita Smit, rijkstrainee, is aan het verkennen hoe deze online-omgeving vorm kan krijgen. Hoe richt je zo'n proces in? Waar begin je? Wat zijn de vragen die op dit moment spelen? 'Ik wil me sterk richten op de toekomstige gebruikers en de behoefte die zij hebben. Het gevaar is dat je er helemaal induikt en iets prachtigs gaat ontwikkelen, waar vervolgens niemand gebruik van maakt. Dit gevaar ligt op de loer, zeker omdat het zo gemakkelijk is om iets in te richten met de sociale media die we tot onze beschikking hebben. Belangrijkste vraag voor nu is: hoe kan ik een online-community of practice levend krijgen en houden? De komende tijd ga ik de doelgroep opzoeken. Horen waar zij belangstelling voor hebben. Waar het over zou moeten gaan. Welke ervaring ze ook al hebben. Ik verwacht wel wat weerstand en reacties als: 'Wat moet ik daarmee?' 'Ik heb het al druk genoeg.' 'Oh jee, weer iets erbij.' Deels komt dit waarschijnlijk voort uit onbekendheid, deels uit de grote hoeveelheid e-mails die men nu al elke dag te verwerken heeft. Ik ga ervan uit dat ik ook iets moet gaan doen om een behoefte 'te creëren': focussen op wat voor hen belangrijk is, aansluiten bij de kern van hun werk en de manier waarop online uitwisselen over praktische ervaringen daarin van toegevoegde waarde kan zijn. Ik ben ervan overtuigd dat het gebruik van een online-omgeving het werk uiteindelijk makkelijker zal maken. Ik wil naar de mensen toe, hen inspireren, nieuwsgierig maken, hen verleiden eens iets uit te proberen. Zelf werk ik veel met allerlei sociale media en ik zou echt niet meer zonder kunnen. Ik wil mijn enthousiasme graag overbrengen en hier zichtbaarheid aan geven. Vooral door het zelf te doen!

De technische kant lijkt me niet zo ingewikkeld. Het zal dan een mix zijn tussen het gebruik van sociale media die al beschikbaar zijn en specifieke inrichting voor Rijkswaterstaat. Wel zou het mooi zijn als leidinggevenden er gebruik van kunnen maken via bijvoorbeeld hun Blackberry, want dat is wel een communicatiemiddel waar binnen Rijkswaterstaat veel gebruik van wordt gemaakt. En ik ga zeker verbinding maken met degenen die binnen de organisatie verantwoordelijk zijn voor het intranet. Het is een omgeving bedoeld voor leidinggevenden en die wil ik wel wat afschermen, zodat men zich prettig voelt om ook vragen of lastige ervaringen uit te wisselen. Daar moet niet iedereen in mee kunnen kijken. Maar een link met het intranet is wel belangrijk. Het dient voor de gebruiker makkelijk te vinden te zijn. En ja, een goede vraag is wie mijn opdrachtgever is. Het initiatief komt van de Vernieuwing, maar ik zal het in nauwe samenwerking met het Corporate Learning Center van RWS en de mensen die verantwoordelijk zijn voor Management Development moeten ontwikkelen en natuurlijk met de doelgroep zelf!'

Bij het ontwerpen van een socialemediastrategie kun je gebruikmaken van de volgende aandachtspunten.

6.1.1 Wat gebeurt er al binnen de organisatie met sociale media?

Ga eens na wat er al gebeurt met sociale media. Wie zijn er al aan het experimenteren met webtools? Of hebben er affiniteit mee? Begin daar waar al energie is. Verzamel vervolgens de enthousiaste verhalen die het experimenteren op die plekken oplevert. Zoals bovengenoemd voorbeeld laat zien, kunnen deze verhalen direct uit de praktijk een goede stimulans zijn voor anderen om ook eens een poging te wagen. En benut de diversiteit die zeker met betrekking tot het gebruik van technologieën in de organisatie aanwezig is. Afhankelijk van de situatie kan dit een uitgebreid onderzoek zijn, dan wel een (groeps)gesprek waarin dit geïnventariseerd wordt.

6.1.2 Is de cultuur open en transparant?

Zoals we al eerder zagen, veronderstelt sociale media het werken in alle openheid en transparantie. Dit vraagt om een leergerichte en proactieve houding van professionals. En om een cultuur waarin fouten maken mag. Een cultuur waarin men elkaar vanuit een waarderend perspectief bevraagt en feedback geeft. In hoeverre komt de huidige cultuur hier al aan tegemoet? Waar zie je een groot verschil? En hoe kun je dit aspect meenemen in de introductie van sociale media? Mocht je dit willen onderzoeken, dan kun je je laten inspireren door oefening 2.7 voor een 'cultuurontcijferingsoefening' in 10 stappen, gebaseerd op een methode van Edgar Schein.[5]

6.1.3 Waar zitten de pioniers?

Jongere werknemers zijn als het ware al 'groot geworden' met technologie, terwijl oudere werknemers een drempel kunnen ervaren om ertoe over te gaan te experimenteren met online-tools. Bij elk initiatief vind je wel één of twee medewerkers die de smaak te pakken hebben en met extra energie het gebruik van sociale media praktisch vormgeven. Zie deze medewerkers als je contactpersonen. Nodig hen uit om bij een gelegenheid hun ervaringen in te brengen. Geef hen expliciete waardering voor de manier waarop ze hun rol vervullen. En nodig hen uit om bij een nieuw initiatief een ondersteunende rol te vervullen. Zo kunnen zij vanuit hun enthousiasme en inspiratie een rol vervullen in het stimuleren van de 'olievlekwerking' in de organisatie. Een voorbeeld hiervan lees je in praktijkverhaal 15.

6.1.4 Wat is het doel van het werken met sociale media?

Het is belangrijk om duidelijk te zijn over het doel van het werken met sociale media. Is het de bedoeling dat de organisatie zichtbaarder wordt? Of willen we intern beter van elkaars werk op de hoogte zijn? Als de doelen duidelijk zijn, is het makkelijker om de technologie

---

[5] Schein, E. (2006). *De bedrijfscultuur als ziel van de onderneming. Zin en onzin over cultuurverandering.* Schiedam: Scriptum.

te kiezen en te besluiten hoe het proces ingericht gaat worden. Ook is het makkelijker om na te denken hoe je het resultaat gaat meten. Lees nog eens praktijkverhaal 13 (hoofdstuk 5) over Ambtenaar 2.0. Er is gekozen voor een strategisch doel; het verbeteren van het functioneren van de overheid. Het is voor Ambtenaar 2.0 duidelijk dat dit een grote cultuurverandering inhoudt.

6.1.5 Welke strategie ga je inzetten?

Hoe ga je het veranderingsproces inrichten? Hoewel het niet mogelijk is om een lineair stappenplan uit te zetten, kan het wel werken om een duidelijke strategie te bepalen. Een strategie die ruimte genoeg laat om details in te vullen afhankelijk van de ontwikkelingen in de toekomst.

6.1.6 Welke tools ga je gebruiken?

En dan kom je bij de vraag welke tools je gaat inzetten om je doel te bereiken. Een ruime keus, waarbij wij altijd zeggen: sluit zo veel mogelijk aan bij de sociale media die al door medewerkers gebruikt worden. Het is ook mogelijk om een pakket te kiezen dat binnen de firewall draait. In het geval van microblogging kun je kiezen voor het publieke Twitter of een tool zoals Yammer binnen de firewall, zoals in praktijkverhaal 17 (hoofdstuk 7). Gebruik de antwoorden op de bovenstaande vragen om een goede keuze voor bepaalde tools of een toolpakket te maken.

[Praktijkverhaal 15]

Focus op het werk, niet op de tool
De kunst is om de focus op de toepassing te leggen en niet op de tool. Nieuwe gebruikers vinden het over het algemeen prettig te zien hoe een tool kan worden toegepast in hun dagelijkse werk, hoe deze van meerwaarde kan zijn voor een klus waar ze voor staan. Sommigen houden ervan om met een tool te experimenteren en dan na te denken over geschikte toepassingsmogelijkheden. Dit hangt voor een deel af van je persoonlijke leerstijl. Bij het IFPRI, International Food Policy Research Institute, een onderzoeksinstituut in Washington, is een aantal enthousiaste socialemedia-adepten begonnen met een serie trainingen sociale media voor collega's. Hun ervaringen, vertaald uit het Engels:
'De eerste paar keer dat we gesproken hebben over social bookmarking-diensten met onderzoekers toonden we hen Delicious. We hebben ze laten zien hoe ze een account kunnen aanmaken, hoe ze met hun browser pagina's kunnen bookmarken en een korte uitleg over taggen en hoe je links kunt delen met vrienden en collega's. Aan het einde van de sessie hebben we eigenlijk alleen verteld dat de onderzoekers het maar moesten gaan doen. Een handvol onderzoekers vroeg ons later om hulp bij het opzetten van hun account. Enkele maanden na de training bleken echter weinig onderzoekers nog steeds gebruik te maken van de dienst. Wat ging er mis?

Gelukkig waren we in staat om de aandacht van een paar van de jongere onderzoekers te trekken, die later het bloggen in onze organisatie hebben opgepakt. Eva Schiffer, een postdoc die een analysetool voor socialenetwerksites heeft ontworpen, dacht dat een blog ideaal zou zijn voor het delen van ideeën en toepassingen voor haar instrument met de bredere community van onderzoeks- en praktijkmensen. Al snel had het aantal lezers en het commentaar op Eva's blog dat van andere blogs in de organisatie overtroffen, en we nodigden Eva uit om haar ervaringen met haar collega's te delen. Tijdens haar presentatie heeft Eva uitgelegd hoe de blog haar in contact heeft gebracht met een nieuw publiek van lezers en dat haar onderzoek ook daadwerkelijk beter werd van de online-uitwisseling met deze lezers, van wie velen ook andere onderzoekers en werknemers met soortgelijke interesses waren. Eva's verhaal is niet zo verschillend van ons eigen weblogverkooppraatje, maar het feit dat het bericht van een medeonderzoeker kwam leek het verschil maken.[6]

6.2 Implementeren van een socialemediastrategie: vragen en tips

Tijdens het implementeren kom je altijd onverwachte vragen tegen. Nu is natuurlijk iedere strategie en elk veranderingsproces uniek. Dat neemt niet weg dat een aantal vragen veel voorkomt:

- Hoeveel extra tijd gaat het van medewerkers vragen?
- Gaat het niet om weer een nieuw IT-project, met veel beloften en uiteindelijk weinig succes?
- Hoe kunnen we zicht krijgen op het succes?
- Hoe motiveer je medewerkers in de organisatie om gebruik te maken van sociale media?
- Wat is het grote verschil tussen sociale media en ons huidige IT-systeem?
- Binnen of buiten de firewall? Kies je voor publieke sociale media of voor het installeren van web2.0-software die alleen intern toegankelijk is?
- Moeten we sociale media intern of extern hosten?
- Hoe veilig is het gebruik van sociale media?

Hieronder een aantal opmerkingen en tips met betrekking tot elk van deze vragen (voor een samenvatting, zie ◘ Tabel 6.1).

6.2.1 Hoeveel extra tijd gaat het van medewerkers vragen?

Dit is afhankelijk van het doel en de intensiteit van de participatie in sociale media. Als het om social marketing gaat, zou het kunnen dat een klein team zich hiermee bezig gaat

---

6   Bron: Three lessons from a year of teaching web2.0 to researchers by Pete Shelton. ▶ http://webtastings.wordpress.com/2008/07/02/three-lessons-from-a-year-of-teaching-20-to-researchers/

6.2 · Implementeren van een socialemediastrategie: vragen en tips

Tabel 6.1 Samenvatting van de vragen en tips.

Vragen	Tips
Hoeveel extra tijd gaat het gebruik van sociale media vragen van mensen?	Maak onderscheid tussen tijd om met tools te experimenteren en te leren werken met de tools, en participatie op de langere termijn. Naar verwachting zal het medewerkers steeds beter lukken om het gebruik van sociale media goed in te bedden in hun werkritme en beheersen ze de vaardigheden om goed met sociale media te kunnen werken. Monitor, maar verwacht niet onmiddellijk resultaat.
Gaat het om het volgende IT-project met weinig succes?	Besteed voldoende aandacht aan culturele aspecten, benadruk de meerwaarde, zorg voor een voorbeeldrol van managers, en gebruik een combinatie van sociale media en veranderkundige expertise.
Hoe gaan we zicht krijgen op het succes?	Benoem al tijdens het ontwerp de belangrijkste evaluatiecriteria. Doe dit op verschillende niveaus en rekening houdend met het tijdspad gekoppeld aan de implementatie van sociale media.
Hoe motiveer je mensen om gebruik te maken van sociale media?	Zoek de enthousiaste koplopers, maar werk ook aan draagvlak bij het management.
Wat is het verschil tussen sociale media en de huidige IT-systemen?	Sociale media zijn ontworpen voor interactie en participatie, IT-systemen met een bepaald bedrijfsmatig doel. Het gebruik van interne sociale media binnen de firewall heeft als voordeel het stimuleren van een organisatie-identiteit. Het nadeel is het stimuleren van een blik naar binnen in plaats van naar buiten.
Gaan we sociale media gebruiken binnen of buiten de firewall?	Het voordeel van interne systemen is veiligheid; 'geheimen' komen niet buiten de deur. Bovendien creëert het een gevoel van intimiteit en gerichtheid op eigen collega's. Het nadeel is het missen van de aansluiting bij de buitenwereld en het feit dat werknemers niet hun eigen favoriete services kunnen gebruiken.
Moeten we sociale media intern of extern hosten?	Bij hosten op de eigen server heeft de organisatie controle over de gegevens. Bij gebruik van een socialemediaservice zal er aandacht moeten zijn voor de beveiligs- en back-upmechanismen en de voorwaarden van de service.
Hoe veilig is het?	Het is belangrijk om deze vraag serieus te nemen. Ga na welke risico's er zijn, waar je je zorgen om maakt. En kijk hoe je de risico's kunt verkleinen.

houden. Als je het echter hebt over collectief leren, wil je dat een groot deel van de professionals hierin participeert. Verder kun je een onderscheid maken tussen de tijd om te participeren in sociale media (lezen, bijdragen) en de tijd om te leren omgaan met nieuwe tools. Als professionals participeren in sociale media, zal het uiteindelijk een integraal onderdeel zijn van hun vakbeoefening en professionaliseringsproces. Om niet meteen te veel tijd er in te steken kan het een goed begin zijn eerst met een kleinere groep te experimenteren voordat er keuzes gemaakt worden. De grotere groep kan dan profiteren van de ervaringen van de kleinere groep. Ook is het belangrijk om tijdsbesteding te monitoren en te koppelen aan resultaten. Echter, resultaten zijn vaak ongrijpbaar en kunnen iets langer op zich laten wachten, dus neem niet te snel beslissingen.

6.2.2 Gaat het niet om weer een nieuw IT-project met veel beloften en uiteindelijk weinig succes?

Een socialemediastrategie heeft net als IT-projecten een technologische en een cultuurcomponent. Afhankelijk van de manier waarop het project wordt gedefinieerd en uitgevoerd kan het een grote flop worden, als aan één van deze beide aspecten niet genoeg aandacht wordt besteed. Omdat het gaat om een veranderingsproces kan er weerstand zijn binnen de organisatie. Als dit proces niet goed wordt begeleid en niet gebaseerd is op een goed begrip van de organisatiecultuur en de behoeften, kan het zijn dat verwachtingen over het rendement van werken met sociale media niet waargemaakt worden. Daarom is het goed te werken met een combinatie van veranderkundige expertise en kennis van sociale media. Ook is het belangrijk om duidelijk te zijn over de doelen van het socialemediatraject. Zonder doel kun je ook niet weten of je succes hebt.

6.2.3 Hoe kunnen we zicht krijgen op het succes?

Het is belangrijk om je verwachtingen met de groep belanghebbenden expliciet te maken voor je van start gaat met sociale media. En maak dit dan zo concreet mogelijk. Wellicht opgedeeld in fasen, aangezien het succes ook samengaat met het tijdspad waarin je sociale media plaatst. Wat wil je graag zien na zes maanden? En wat na twee en na vijf jaar? Bij het formuleren van enkele succesfactoren kan het handig zijn onderscheid te maken tussen vier niveaus.[7] Wat wil je bereiken als het gaat om:

- het aantal mensen dat werkt en gebruikmaakt van de betreffende sociale media? Dit betreft vooral indicatoren die je makkelijk kunt kwantificeren, zoals het aantal actieve deelnemers, aantal bezoekers per dag, aantal RSS-lezers, aantal sites dat linkt naar de sociale media, bronnen die bezoekers naar de tool leiden;
- de manier waarop medewerkers online uitwisselen en participeren? Hierbij passen aspecten zoals: discussies die zijn gestart door medewerkers, diepgang van de onlinedialoog, kwaliteit van blogposts, type microblogs;
- de toepassing in de dagelijkse werkpraktijk? Dit zijn indicatoren zoals de mate waarin medewerkers het online werken daadwerkelijk toepassen en inbedden in hun eigen werk, veranderingen in de manier van werken geïnspireerd door contacten via sociale media en de mate waarin medewerkers elkaar vragen stellen en nuttige antwoorden krijgen;
- de uiteindelijke opbrengst voor de organisatie? Afhankelijk van het doel van de strategie kan het hierbij gaan om het aantal innovatieve producten of diensten dat ontwikkeld wordt, verhoging van het aantal productieve samenwerkingsverbanden of de mate waarin feedback leidt tot betere diensten.

---

7 De niveaus zijn geïnspireerd op het achtveldenmodel van Kessels en Smit: ▶ http://jeroenkrouwels.files.wordpress.com/2012/02/acht-velden-instrument.pdf en op *Social media measurement: ten-step guide*.
▶ http://econsultancy.com/blog/5067-social-media-measurement-a-10-step-guide

6.2.4 Hoe motiveer je medewerkers in de organisatie om gebruik te maken van sociale media?

In elke organisatie worden sociale media al wel gebruikt door enkele enthousiaste individuen, die soms als een soort 'geeks' of koplopers gezien worden, maar de rest is wellicht sceptischer. Maak gebruik van de koplopers door hen te laten meedenken en aan anderen te laten uitleggen hoe zij participeren in online-conversaties. Verder is het belangrijk dat managers zelf sociale media ervaren om er een duidelijke mening over te ontwikkelen en het gebruik door werknemers te stimuleren. Een goede manier om een manager te introduceren in sociale media en enthousiast te maken is het opzetten van een RSS-lezer met sites en weblogs van belang voor het werk van de manager. Dit kan een beginpunt zijn om meer te begrijpen van de kracht van sociale media. Als managers dit uitdragen, zal het medewerkers stimuleren om er gebruik van te maken. Verder kan het helpen om geen manier van werken op te dringen, maar mensen zelf te laten experimenteren en kiezen. Zie ook de verschillende praktijkverhalen.

6.2.5 Wat is het grote verschil tussen sociale media en ons huidige IT-systeem?

Sociale media zijn services die ontworpen zijn met gebruikersparticipatie en -gemak als uitgangspunten. Dit betekent dat ze veelal ontworpen zijn vanuit het doel van interactie en participatie. IT-systemen binnen de organisatie zijn ontworpen met verschillende doelen, zoals ERP (Enterprise Resource Planning) voor management van planning, budgettering en uitvoering. Het voordeel van socialemediaservices is dat ze continu in ontwikkeling zijn, maar desondanks gaan er ook elke dag services failliet. De verschillende systemen groeien steeds meer naar elkaar toe, IT-systemen maken ook gebruik van sociale media en -ervaringen. Zo heeft Microsoft Sharepoint blog- en wikifunctionaliteiten toegevoegd, en heeft PBworks (▶ www.pbworks.com) nu een uitgebreide folderstructuur om documenten te bewaren en te delen. Yammer kun je gebruiken als intern kennisdelingsplatform en nu ook integreren met andere software zoals Sharepoint en SAP[8].

6.2.6 Binnen of buiten de firewall? Kies je voor publieke sociale media of voor het installeren van social software die alleen intern toegankelijk is?

Het is een belangrijke keuze of je als organisatie gebruik gaat maken van algemene social services zoals Delicious voor social bookmarking, Twitter voor microblogging en Blogger voor weblogs of dat je ervoor kiest om een sociale applicatie in te kopen voor intern gebruik. Zo kun je een microbloggingservice aanschaffen waarbij alleen professionals van jouw organisatie deelnemen, bijvoorbeeld Yammer (▶ www.yammer.com), ReVou (▶ www.revou.com) of SocialCast (▶ www.socialcast.com), of kiezen voor het gebruik van

---

8 Zie: ▶ https://www.yammer.com/product/features/integrations/

publieke services zoals Twitter (▶ http://twitter.com). Je kunt een sociaal netwerk installeren voor jouw medewerkers, bijvoorbeeld Winkwaves (▶ www.winkwaves.com), of op een publiek netwerk participeren. Ook kun je interne blogs opzetten, die alleen te lezen zijn voor medewerkers van de organisatie. Dit is een keuze die je als organisatie moet maken door het doel voor ogen te houden. Het voordeel van interne systemen is veiligheid (zie ook de volgende paragraaf); 'geheimen' komen niet buiten de deur. Bovendien creëert het een gevoel van intimiteit en gerichtheid op eigen collega's. Het nadeel is het missen van de aansluiting bij de buitenwereld en het feit dat werknemers niet hun eigen favoriete services kunnen gebruiken. Een combinatie is natuurlijk ook mogelijk.

6.2.7 Moeten we sociale media intern hosten of werken we in de wolk?

Sociale media kun je intern of extern hosten. Hosten op de eigen server heeft als voordeel dat de organisatie controle heeft over de gegevens. Als een organisatie overweegt gebruik te maken van een socialemediaservice zal er aandacht moeten zijn voor de beveiligings- en back-upmechanismen en de voorwaarden van de service. De organisatie zal hierop moeten beoordelen, afhankelijk van het type gegevens, of het beveiligingsniveau dat geboden wordt acceptabel is. Samenwerking met de IT-afdeling is hierbij belangrijk. Er is wel een beweging gaande in de richting van het 'werken in de wolk' (in het Engels: 'cloud computing'). Dit betekent het werken met software via het internet. Deze software draait niet op servers van de organisatie, maar wordt per gebruik ingekocht van externe bedrijven. Werknemers krijgen toegang via het internet. Dit is veelal goedkoper dan het in-house hosten en vermindert de noodzaak om specialistische kennis in huis te hebben. De software hoeft niet geïnstalleerd en geüpdatet te worden, dit doet het externe bedrijf. Een voorbeeld van werken in de wolk is Google Apps voor business, maar ook het merendeel van socialemediaservices zoals wiki-services werken 'vanuit de cloud'.

6.2.8 Hoe veilig is het gebruik van sociale media?

Een belangrijke vraag die zeker naar voren zal komen tijdens de implementatie gaat over de veiligheid. De belangrijkste vragen waar IT-afdelingen en het management zich over buigen bij het gebruik van sociale media binnen de organisatie betreffen het gevaar van virussen, het bewaren van bedrijfsgevoelige informatie en de internetcapaciteit. Ook de veiligheid van gegevens in de socialemediaservice is een belangrijk onderwerp. Uiteindelijk is het grootste risico misschien wel het delen van bedrijfsrelevante informatie door werknemers op allerlei socialemediasites. Vanwege het belang van deze vraag wijden we daar een aparte paragraaf aan, verderop in dit hoofdstuk.

6.3 Wanneer kun je beter niet investeren in sociale media?

Het kost tijd, geld en energie om te investeren in het organisatiebrede gebruik van sociale media. Wellicht zijn er trainingen nodig; een strategie moet zorgvuldig uitgedacht worden. Ook kunnen er speciale voorkeurstools gekozen en betaalde services ingekocht worden. Niet voor alle organisaties heeft het per definitie meerwaarde om zich te ontwikkelen naar een organisatie2.0.

De wereld van sociale media gaat impliciet uit van een constante breedbandverbinding met internet, via de werkplek of mobiel internet. Zonder continue toegang tot internet is het wel mogelijk om te participeren, maar een stuk lastiger. Met de grote opkomst van mobiel internet wordt het makkelijker voor professionals die op verschillende plekken werken om te participeren. In 2011 waren er volgens het CBS zes miljoen mobiele internetters in Nederland, een verdubbeling in een jaar tijd.[9] Maar als in een organisatie de meeste medewerkers niet continu toegang hebben tot het internet, is implementatie van sociale media ontzettend lastig. Ditzelfde geldt voor het geval dat er weinig enthousiasme is bij medewerkers voor het gebruik van sociale media. Al zijn sociale media makkelijk in het gebruik, een bepaalde affiniteit met computers heb je in je werk nodig om enthousiast te worden voor het gebruik van sociale media. Wanneer het grootste deel van je organisatie bestaat uit mensen die weinig enthousiast zijn om meer gebruik te maken van hun computer, is het zeker het overwegen waard om andere aanpakken te bedenken. Aan de andere kant kan de passie voor sociale media groeien als mensen merken hoe gebruikersvriendelijk de tools zijn en als de eerste, kleine succesjes behaald worden.

Wanneer het niet voldoende duidelijk is dat investeren in het gebruik van sociale media een verbetering is van de huidige manier van werken, raden wij investeren in deze media ook af. Wellicht is bestaande technologie ondersteunend genoeg aan wat je wilt doen? Er dient een duidelijke vraag of behoefte te zijn, ondersteund door een visie. Of een ruimte met veel kansen en experimenteerdrang. *'There is a rule that states that one will underestimate the advantages of a new technology by a factor 3 while simultaneously overestimating the disadvantages of giving up old technology by a factor 3. This means that unless a new technology is ten times better at doing something, it is unlikely to get accepted.'*[10] Dit betekent dat je goed door de aantrekkelijke mogelijkheden van de technologie heen moet kijken om te zien of het echt wel voordelen heeft.

Een heel ander punt betreft het vermogen van managers en HR-professionals in de organisatie om vertrouwen te hebben, controle los te laten en de autonomie van werknemers te versterken. *'The rapid development of communications technologies – and the potential for both business benefit and employee misuse – poses a significant challenge for HR professionals'* (Stephen Miljard).[11] Als controle en houvast belangrijke elementen zijn van de managementstijl in de organisatie, is de kans klein dat het gebruik van sociale media geaccepteerd zal worden. Het is lastig om goed zicht te houden op wat er allemaal gebeurt in online-community's, weblogitwisselingen en in wiki's. Gaan medewerkers allerlei privézaken doen in online-community's? En is de informatie die we dan gezamenlijk ontwikkelen kwalitatief wel goed genoeg? Hoe zit het met het eigendom van de intellectuele kennis die wellicht met mensen van buiten de organisatie is ontwikkeld in een online-omgeving?

---

9 Bron: CBS ► http://www.cbs.nl/nl-NL/menu/themas/vrije-tijd-cultuur/publicaties/artikelen/archief/2011/2011-067-pb.htm
10 *The Wikinomics Playbook. Mass collaborator in action.* Te downloaden van: ► www.knightdigitalmediacenter.org/images/uploads/leadership/The Wikinomics Playbook.pdf
11 *Enterprise social media: trends in adopting web2.0 for the enterprise in 2007.* Awareness Networks.

Hoewel het op de lange duur tijdsbesparing kan opleveren (maar ook lang niet altijd!), kost het leren omgaan met de nieuwe media zeker tijd. Als de werkdruk hoog is door een groot en voortdurend streven naar productie, kan het niet het goede moment zijn. Introductie van sociale media vraagt om ruimte voor uitproberen, experimenteren, het opnieuw of anders aanpakken. Het vraagt van medewerkers nieuw gedrag en dus rust en ruimte om te reflecteren en elkaar te helpen. Vertrouwen bouw je op aan de hand van goede resultaten en successen. Sociale media hebben echter op dit moment nog relatief onzekere uitkomsten. Ze staan bekend om het gebrek aan meetbare opbrengsten. We zijn nog zoekende naar geschikte manieren om effecten en resultaten inzichtelijk te maken. Veel mensen weten niet goed wat het gebruik van sociale media kan opleveren voor de organisatie. Als je hieraan twijfelt, is het wellicht beter nog even te wachten op meer best practices en ervaringen van andere organisaties.

6.4 Sociale media op de agenda van de organisatie zetten

We spreken nu wel de manager aan als degene die het gebruik van sociale media dient te stimuleren. Maar het kan ook zijn dat je een medewerker bent en een enthousiast gebruiker van sociale media en dat je andere collega's en het management warm wilt maken voor het gebruik van sociale media in je organisatie. Misschien werk je in een organisatie waar het management (nog) geen visie ontwikkeld heeft met betrekking tot de invloed van sociale media. Hier zijn concrete tips voor het vormgeven van jouw rol:

- Zorg dat je zelf een goede reputatie hebt met het gebruik van sociale media. En dat je op basis van eigen ervaringen helder kunt maken waar voor- en nadelen zitten. Dit betekent dat je zelf veel experimenteert met sociale media en daarbij je oren en ogen openhoudt voor mogelijke toepassingen in je organisatie.
- Sluit in gesprekken met managers over sociale media aan bij de vraagstukken en kansen in de organisatie, waar sociale media een goede bijdrage aan kunnen leveren. Praat niet te veel over de webtools zelf, maar blijf aansluiten bij de taal van managers. Richt je op mogelijkheden in plaats van obstakels. Of, in de woorden van Mao Zedong:
'*We think too small, like the frog at the bottom of the well. He thinks the sky is only as big as the top of the well. If he surfaced, he would have an entirely different view.*'
Gebruik daarom jouw ervaringen om de manager breder te laten kijken naar nieuwe mogelijkheden die sociale media bieden.
- Kijk eens om je heen wie er nog meer enthousiast is en verzamel een aantal collega's om mee te brainstormen. Je bent wellicht niet de enige die aan het experimenteren is. Wat maakt dat zij hiermee zijn begonnen? Wat zijn hun ervaringen? Kun je verbinding leggen tussen jouw ideeën en de doelen en het beoogde effect dat zij voor ogen hebben? Wellicht kun je een informeel netwerk creëren van mensen die mogelijkheden zien om sociale media in de organisatie breder in te zetten. Vanuit dit netwerk kun je succesvolle strategieën zichtbaar maken, ervaringen verzamelen, en gezamenlijk nadenken over mogelijkheden om meer in gesprek te gaan met beslissers en belangrijke betrokkenen. Hoe kun je hen ervan overtuigen dat ze met het gebruik van sociale media niet beginnen aan iets wat niet te 'managen' is?

- Er zijn zeker al organisaties die sociale media intern hebben opgenomen in hun HRD-strategie, IT-vormgeving of de webtools gebruiken ter ondersteuning van hun communicatie en samenwerking. In dit hoofdstuk vind je een aantal voorbeelden. Kijk eens om je heen en ga gesprekken aan met organisaties die al ervaring hebben opgedaan. Die voorbeelden kunnen inspirerend werken.
- Ga op zoek naar mogelijkheden om sociale media in je dagelijks werk te gebruiken. Om collega's te stimuleren tot experimenten heb je niet direct een groot project nodig. Je kunt ook op zoek gaan naar kleine mogelijkheden die je in het dagelijks werk kunt implementeren. Op die manier kun je gericht werken aan het bekend worden met deze tools en het opbouwen van een zekere mate van vertrouwen tussen collega's en managers.
- Zoek naar concrete aanknopingspunten: activiteiten die al in ontwikkeling zijn en waar je met sociale media goed bij kunt aansluiten. Een seminar waarbij je online feedback gaat verzamelen en verspreiden. Of een presentatie waarbij je een videoopname maakt van de belangrijkste spreker, die je later verspreidt via het intranet.
- Bedenk voor jezelf een 'elevator pitch', een kort argument voor het geval je een belangrijke manager tegenkomt en je kort de tijd hebt om aan te geven wat je als waardevol ziet aan het gebruik van sociale media in deze organisatie.
- Bouw een goede relatie op met de IT-afdeling. Zij zijn niet je vijand, maar ze zijn vaak wel gebonden aan afspraken die gemaakt zijn met softwareleveranciers. Ze hebben geleerd om vanuit dat perspectief bezig te zijn met de hardware- en softwareontwikkeling in de organisatie. Ze zijn vaak druk met veel kleine klusjes en vinden het wellicht lastig om tijd te vinden om te experimenteren met iets nieuws of daarin beleidsmatiger mee te denken. Dat vraagt toch tijd voor reflectie, bezinning, overdenken en uitproberen.
- Blijf realistisch. Probeer te voorkomen dat de organisatie onnodige risico's op zich neemt, dat je collega's met veel extra werk opzadelt of dat je beloftes doet die je niet waar kunt maken.
- Blijf werken met sociale media zien als een experiment, niet alleen voor anderen, maar ook voor jezelf. En richt dit in als een gezamenlijk leerproces met regelmatige reflectie en feedbackmomenten. Wellicht specifieke momenten waarbij een externe (een critical friend) de feedback verzamelt en terugkoppelt? Dit kan meer status geven aan waar je mee bezig bent.

6.5 Veiligheid, valkuilen en controle

De burgemeester van Hulst twitterde in maart 2012 na de overvallen op Chinese restaurants in Zeeland: 'Nu al dlie overvallen op Slineese lestaulants in Zeeland. Hoop dat die lale overvaller snel in z'n klaag gelepen wordt…niet sambalb(l)ij!' Hij kreeg veel kritiek over zich heen over zijn tweet die grappig bedoeld was.[12] De ambassadeur in Pretoria werd berispt door de minister van Buitenlandse Zaken nadat hij een Facebook-pagina van 'Nederland bekent kleur' had 'geliked'. Dit werd opgevat als het geven van een persoonlijk

---

12 Bron NRC: ▶ http://www.nrc.nl/nieuws/2012/03/05/burgemeester-uit-hulst-in-opspraak-door-chinese-tweet/

politiek oordeel.[13] Dit soort incidenten komt breeduit in het nieuws en laat zien dat we te maken hebben met nieuwe vormen van communicatie waarbij de normen en grenzen nog moeten worden vastgesteld. Dit maakt organisaties vaak terughoudend en zenuwachtig. Kunnen wij onze medewerkers wel vrijuit laten twitteren en online actief laten zijn?

Een belangrijke factor bij het wel of niet accepteren van sociale media in de organisatie zijn zorgen over de veiligheid en controle over informatie. In een onderzoek van Herder[14] antwoordt 40% op de vraag waarom ze geen sociale media gebruiken in de organisatie dat het ligt aan veiligheid en privacyissues (51% weet niet genoeg over sociale media). Vragen die je hieromtrent wellicht in je eigen organisatie regelmatig hoort zijn:

1. Stimuleert het medewerkers niet om allerlei privé- en persoonlijke activiteiten te gaan doen, die hen afleiden van het werk waarvoor ze hier zijn?
2. Halen we niet allemaal virussen en spam naar binnen bij het downloaden?
3. Is het zo dat vertrouwelijke informatie dan wel heel makkelijk naar buiten 'lekt'?
4. Zelfs als we besluiten om de sociale media alleen voor intern gebruik te implementeren, is het dan niet zo dat anderen van buiten toch makkelijk toegang krijgen als ze zouden willen?
5. Als we het collectief ontwikkelen van kennis willen stimuleren, hoe waarborgen we dan de kwaliteit hiervan?

Deze laatste vraag kan voortkomen uit de beeldvorming over Wikipedia, waar velen wel bekend mee zijn. Het is een mythe dat de inhoud daarvan kwalitatief onvoldoende tot slecht zou zijn doordat het niet door experts wordt samengesteld, maar doordat iedereen kan bijdragen. Onderzoek gepubliceerd in het tijdschrift Nature heeft echter aangetoond dat dit niet waar is.[15]

Wat je daarnaast regelmatig tegenkomt, is dat IT-afdelingen en/of het management van een organisatie niet direct enthousiast zijn over het gebruik van sociale media. Ten eerste is er soms geïnvesteerd in softwarepakketten voor de organisatie en heeft men er belang bij dat van deze betaalde pakketten gebruik wordt gemaakt. Zo wordt er bijvoorbeeld op scholen vaak van N@tschool of Blackboard gebruikgemaakt. Ten tweede zijn de IT-afdelingen er verantwoordelijk voor om te zorgen dat er geen virussen binnenkomen en dat vertrouwelijke informatie beschermd is. Een onderzoekje onder 56 internationale werknemers van ontwikkelingsorganisaties[16] laat zien dat het binnen 26% van de organisaties niet toegestaan was om Skype te downloaden (waarvan in 7% van de gevallen werknemers dit toch deden!) en nog eens 15% stond het gebruik ervan toe met bepaalde restricties.

Maar hoe 'gevaarlijk' zijn sociale media nu echt voor een organisatie? Deze vraag hebben we voorgelegd aan Rolf Kleef, nu zelfstandig adviseur en daarvoor als IT-manager werkzaam bij Milieudefensie. Rolf ziet de volgende vijf veiligheidselementen als de belangrijkste issues waarover IT-afdelingen en management zich buigen bij het gebruik van sociale media binnen de organisatie:

---

13 Bron: NOS: ▶ http://nos.nl/artikel/338380-ambassadeur-pretoria-berispt.html
14 Herder, R. & Ethos Business Law (2009). *Social media: embracing the opportunities, averting the risks.*
    ▶ http://russellherder.com/white-papers/
15 Het verhaal van Wikipedia en de kwaliteitsbewaking is te lezen in Wikinomics, het boek geschreven door Tapscott en Williams.
16 Bron: ▶ http://icollaborate.blogspot.com/2007/07/how-to-lobby-for-pro-skype-policy-in.html

1. Virussen: het risico van het binnenbrengen van virussen bij software die je moet downloaden en op je computer installeren (zoals bij Skype).
2. Bedrijfsgeheimen: het risico van inbraakpogingen om toegang te krijgen tot bedrijfsgeheimen. Alle verbindingen met je computer kunnen potentieel toegang geven tot andere informatie via je computer (bijvoorbeeld via Adobe air).
3. Internetcapaciteit: een aanslag op je capaciteit en gebruikte bandbreedte. Sommige applicaties (opnieuw: Skype) maken gebruik van de capaciteit van het gehele netwerk en plegen zo een aanslag op de capaciteit en gebruikte bandbreedte. Dit kan extra kosten opleveren als er een organisatiequotum is voor internetbandbreedte, of bandbreedte wegtrekken die bestemd was voor andere doeleinden.
4. Gegevensverlies: informatie bewaard in socialemediaservices zoals Delicious kan verloren gaan als het bedrijf failliet gaat. Het gebeurt niet vaak, maar er wordt meestal geen garantie gegeven.
5. Bedrijfsinformatie delen: Het laatste risico is het plaatsen van bedrijfsinformatie door werknemers via sociale media op het internet, zoals via weblogs of social networkingsites. Medewerkers zijn zich er niet altijd van bewust wat publiek zichtbaar is, en van het feit dat je informatie moeilijk weer weg krijgt als het eenmaal op het internet staat. Organisaties zijn zich vaak niet bewust van wat medewerkers plaatsen. Het opstellen van richtlijnen voor het gebruik van sociale media kan hierbij helpen (zie Tips & Tools 2.2).

Deze gevaren betekenen echter niet dat je als organisatie niet van sociale media gebruik zou moeten maken. Daarover zegt Rolf Kleef: 'Deelnemen aan het verkeer is tenslotte ook gevaarlijk en dat doen we ook.' Zie verder Tips & Tools 2.1 voor tips om de veiligheidsrisico's te verminderen.

Sociale media voor collectief leren

7.1	Sociale media en kennis delen: een aantal voorbeelden – 102	
7.2	Stimuleren van een open organisatiecultuur – 107	
7.3	Rol van de manager2.0 – 108	
7.4	Tien tips bij het gebruik van sociale media voor kennis delen – 109	
7.4.1	Start een kerngroep – 110	
7.4.2	Neem de tijd om tools te leren kennen – 110	
7.4.3	Zorg voor managementsteun – 110	
7.4.4	Werk samen met de relevante afdelingen – 110	
7.4.5	Besteed voldoende aandacht aan introductie en facilitatie – 110	
7.4.6	Focus op krachtige connecties – 110	
7.4.7	Realiseer je dat het een veranderingsproces is – 111	
7.4.8	Maak sociale media onderdeel van het werk, net als e-mail – 111	
7.4.9	Maak een startpagina – 111	
7.4.10	Verzamel en verspreid succesverhalen – 111	

Een van de processen waarop een organisatie zich met sociale media kan richten, is het stimuleren van collectieve leerprocessen. Hiermee komen we op het terrein van de lerende organisatie, als een organisatie die gekenmerkt wordt door het zich voortdurend aanpassen aan een veranderende omgeving. Een lerende organisatie is zichzelf continu aan het ontwikkelen om haar gestelde doelen te bereiken. In een lerende organisatie zijn mensen voortdurend bezig om hun bekwaamheid te ontwikkelen in interactie met de omgeving, om datgene te bereiken wat ze willen en belangrijk vinden. Het ontwikkelen en toepassen van nieuwe ideeën wordt aangemoedigd. De mate waarin een organisatie leert, hangt in hoge mate af van haar organisatie- en leercultuur.

Wat is een lerende organisatie eigenlijk? Dit is een organisatie met effectieve leerprocessen op het niveau van individuele medewerkers, teams en de hele organisatie. Effectief betekent hier dat deze processen leiden tot veranderingen waardoor de doelen zoals gedefinieerd door de belanghebbenden beter bereikt kunnen worden.[1] Eigenlijk is elke organisatie natuurlijk aan het leren, maar sommige organisaties zijn hier beter in dan andere. Met name in oudere organisaties is er vaak sprake van ingesleten gewoontes waardoor het leren en ontwikkelen stagneert. Het leren van de medewerkers en teams is een integraal onderdeel van de bedrijfsvoering in een lerende organisatie, maar dit is niet voldoende. Om een lerende organisatie te zijn en te blijven is het daarnaast nodig om ook expliciete aandacht te hebben voor het leren leren, het zogenoemde meta-leren. Dit draagt ertoe bij dat het leren als continu proces ingebed raakt in een organisatie. We gaan hier verder niet diep in op de processen rondom collectief leren, maar willen wel laten zien dat sociale media een impuls kunnen geven aan leren in organisaties.

Met sociale media kan men online-uitwisseling tussen medewerkers stimuleren, zorgen dat men beter op de hoogte is van elkaars expertise. Sociale media kunnen informele leerprocessen tussen medewerkers ondersteunen en versnellen. Een voorbeeld is een intern microblogsysteem (zie praktijkverhaal 17), waarbij medewerkers snel op de hoogte zijn van elkaars bezigheden en daarmee weten wie er ervaring heeft en aan wie ze een vraag kunnen stellen. Of door het gebruiken van een organisatieblog waar medewerkers met elkaar reflecteren op opgedane ervaringen in de praktijk. Ook interne community's of practice die belangrijk zijn voor kennisontwikkeling en innovatie kunnen met gebruik van sociale media meer bereiken en leden op afstand bij elkaar brengen.

In dit hoofdstuk staan we aan de hand van voorbeelden uit de praktijk van organisaties stil bij manieren om met sociale media collectieve leerprocessen te ondersteunen. Belangrijk daarbij is de vraag hoe je als organisatie een klimaat kunt scheppen waarin medewerkers zich gesteund en gestimuleerd voelen om zich voortdurend te ontwikkelen, individueel en in gezamenlijkheid.

7.1 Sociale media en kennis delen: een aantal voorbeelden

Hoe kun je met sociale media collectief leren in een organisatie verbeteren en zorgen dat de organisatie zich blijft ontwikkelen? In praktijkverhaal 16 staat beschreven hoe ICCO, een Nederlandse ontwikkelingssamenwerkingsorganisatie, het leren ondersteunt.

---

1 Zie onder andere: Dixon, Nancy (1994). *The organizational learning cycle*. New York: McGraw-Hill.

7.1 • Sociale media en kennis delen: een aantal voorbeelden

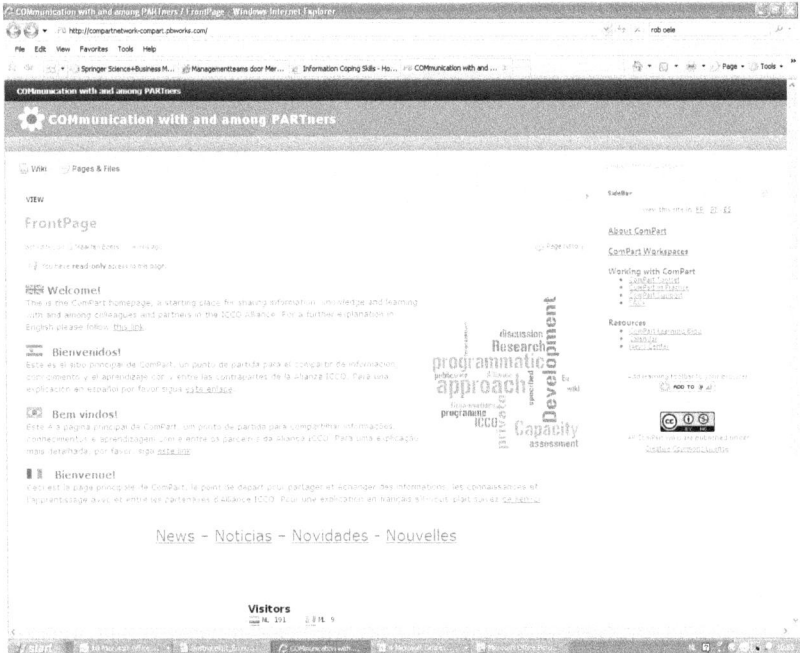

◘ Figuur 7.1   http://compartnetwork-compart.pbworks.com.

[Praktijkverhaal 16]

Begin bij teamniveau en met een duidelijk doel!
Angelica Senders en Maarten Boers werken bij ICCO (► www.icco.nl). ICCO is bezig met de introductie van een sociale-media-manier-van-werken. Het initiatief voor het traject komt vanuit de afdeling Research en Development. ICCO heeft een nieuw bedrijfsplan, waarin decentraliseren van de functies van het hoofdkantoor in Nederland naar verschillende landen centraal staat. Sociale media kunnen in dit proces helpen bij communicatie in een wereldwijde netwerkorganisatie: informatie op een centrale plek beschikbaar maken en transparanter werken. De tools passen in de bredere strategie om een lerende organisatie te worden, mensen uit hokjes te krijgen. Het topmanagement staat achter deze visie en heeft het mogelijk gemaakt dat er tijd en geld in wordt gestoken. Zo is Maarten Boers vrijwel fulltime bezig met dit project en krijgt hij daarbij ondersteuning van een extern bureau.
ICCO heeft gekozen voor een toolset waarbij thematische wiki's als basis dienen (► www.compart.pbworks.com) (◘ Figuur 7.1), aangevuld met tools zoals social bookmarking (► http://delicious.com), weblogs (► www.blogger.com) en een discussieforum (► http://dgroups.org). Er is gekozen voor het gebruik van bestaande socialemediaservices in plaats van het inkopen van een bedrijfspakket om binnen de organisatie te draaien, omdat dit flexibiliteit geeft. Je wordt niet afhankelijk van een bedrijf en kunt meeprofiteren van het doorontwikkelen van de services.

Er is begonnen met het op vrijwillige basis trainen van groepen. Steeds meer groepen en teams kwamen zich inschrijven voor de training. Het werken met hele teams werkt goed omdat je eigenaarschap creëert en aan kunt sluiten bij teamvragen. Een voorbeeld van een teamtoepassing is het ontwikkelen van een nieuw programma met behulp van een wiki; de wiki is dan de plek voor het uitwisselen van alle documenten, presentaties en foto's. Een ander voorbeeld is een wiki over het werk van ICCO in Brazilië, die geholpen heeft om overzicht te krijgen over alle activiteiten in dit land.

Wat ook goed werkte was het organiseren van een vaste begeleidingsmiddag in een computerlokaal, waar je zelf kunt werken en specifieke vragen stellen. Als je als afdeling een blog wilt maken, wil je alleen dat leren en niet een hele training volgen. Overigens geldt voor het gehele initiatief dat het niet alleen van en voor ICCO-medewerkers is. Het gaat er juist om dat er zo veel mogelijk kennis van buiten betrokken wordt bij de leerprocessen. Daarom zijn de meeste wiki's ook publiek en kan iedereen toegang krijgen die een bijdrage aan het betreffende thema kan en wil leveren. Er wordt benadrukt dat het een andere, open manier van werken is en geen toolset.

Zijn er veel mensen mee aan de slag gegaan? De ervaring is dat mensen makkelijker aan de slag gaan met wiki's en discussieforums dan met social bookmarking (Delicious) of met RSS-lezers (iGoogle). Er zijn nu negentig wiki's en het wordt nu af en toe lastig om een goede structuur te vinden, wat misschien meer interesse in social bookmarking kan genereren. 10% is heel enthousiast en trekt anderen mee in hun enthousiasme. Een andere 10% van de medewerkers vindt het niets, sommigen vinden de wikis 'death by information'. De kunst is om dingen te blijven aanbieden zonder zeurpiet te worden. Jongeren zijn niet altijd bekender met de aangeboden tools dan de ouderen, zo is onze ervaring.

De belangrijkste tip voor andere organisaties: start met aanbieden van nieuwe tools aan teams. Zoek een duidelijk doel. Train teams en help hen bij toepassingen in hun directe werk, bijvoorbeeld een team dat samen wil leren over een inhoudelijk thema. En creëer een plek waar iedereen met alle vragen terechtkan, zowel met technische vragen als vragen over keuzes bij het proces en het inrichten ervan.

De kennisontwikkeling en toegang tot informatie rondom specifieke kennisgebieden heeft binnen ICCO duidelijk een impuls gekregen. Mensen met eenzelfde interesse hebben ervaringen en informatie gebundeld, niet alleen binnen de organisatie, maar ook met inhoudelijk betrokkenen van buiten. Op deze manier wordt geleidelijk gebouwd aan een collectief geheugen waar men voortdurend in de praktijk gebruik van kan maken. Het kan ook helpen om kennis van (oud-)medewerkers beter vast te houden en te ontsluiten. Uitwisselingen via sociale media blijven automatisch online beschikbaar voor later gebruik (denk bijvoorbeeld aan een weblog met ervaringen van een team met een bepaalde klantrelatie). Bij een hoog verloop van mensen kan het helpen bij de continuïteit en het inwerken om deze expliciete kennis beschikbaar te hebben.

Bij een organisatie zoals de Belastingdienst, waar medewerkers elkaar lang niet allemaal kennen of een organisatie waar mensen veel op pad en onderweg zijn, kunnen sociale media een online-omgeving bieden voor ontmoeting en uitwisseling. De Belastingdienst heeft hiervoor een socialenetwerkomgeving ingericht genaamd BDplaza.[2] Dit is een afgesloten omgeving, alleen bestemd voor medewerkers van de Belastingdienst. Zij kunnen informatie delen (in de vorm van blogs, foto's, filmpjes of andere documenten) en het is mogelijk rond thema's een al dan niet besloten groep aan te maken en die als groepswerkruimte te gebruiken. De site draait al een tijdje met succes. Zonder er reclame voor te maken heeft een groot deel van de medewerkers zich ondertussen aangemeld op BDplaza. Het heeft momenteel zo'n 9000 leden en er worden veel groepen aangemaakt, zowel binnen afdelingen als met mensen van verschillende afdelingen en locaties. BDplaza is dus een platform waar medewerkers van de Belastingdienst kunnen samenwerken en kennis uitwisselen. Maar het is ook gewoon een omgeving om 'leuke dingen' te doen. Het heeft dezelfde functie als de koffieautomaat, daar wordt immers ook over van alles gepraat in de minipauzes van vergaderingen. Het managementteam staat achter deze aanpak. Het heeft ervoor gekozen uit te gaan van vertrouwen. En dat is tot op heden niet beschaamd.

[Praktijkverhaal 17]

Quagga en Yammer voor kennis delen binnen een afdeling

Godfried Knipscheer werkt als adviseur digitale communicatie bij de Vlaamse overheid en is projectleider van een socialemediaproject. Hij vertelt over de inzet van onlinetools voor kennisdeling binnen zijn afdeling.

'Op onze afdeling met vijftig mensen was behoefte om meer kennis en nieuws met elkaar te delen. Er zijn veel vergaderingen, bijeenkomsten en seminars, maar opgedane kennis werd niet structureel gedeeld. Wat hebben mensen geleerd bij een conferentie of bijeenkomst? Welke boeken zijn interessant voor ons? Wat zijn waardevolle ervaringen die we in het werk opdoen?

We hebben een site opgezet met een blog- en wikifunctie, gebouwd in Drupal, een vorm van opensourcesoftware. De site heet Quagga. Om ervoor te zorgen dat mensen regelmatig herinnerd worden aan deze site en zien wat er gebeurt, hebben we Yammer erbij gezet. Yammer is een soort interne Twitter. Als je iets plaatst op Quagga, kun je Yammer gebruiken om het te melden.

Hoe we het hebben geïmplementeerd? In een informatiesessie van een uur hebben we het hele systeem uitgelegd: wat is het, hoe werkt het en waarom zijn het deze sociale media geworden? We hebben ook een aantal afspraken voor het gebruik gemaakt. Zo is het nu verplicht om van een belangrijke vergadering een verslag op Quagga te zetten. Als iemand naar een conferentie is geweest, wordt Quagga gebruikt om de belangrijkste opbrengsten te delen. Als je iets leuks en vakinhoudelijk relevants leest, vinden we het waardevol dat je dit deelt. Daarnaast is er een klein groepje dat de rol heeft om mensen aan te moedigen om Quagga te gebruiken. Het was niet nodig om het gebruik van Yammer aan te moedigen, dat ging bijna vanzelf. Waarschijnlijk omdat de drempel om Yammer te gebruiken heel laag is. En we hebben alles vrij nuchter gecommuniceerd; zo hebben we uitgelegd dat Yammer een soort chat is waarbij iedereen mee kan chatten. De combinatie van verplicht en vrijblijvend heeft ook goed gewerkt.

---

2 Bron: ▶ http://boekambtenaar20.wetpaint.com

Hoe het nu loopt? Erg goed. Yammer heeft de functie gekregen die Twitter ook heeft, maar dan intern. Mensen plaatsen klein nieuws, interessante sites, en er is weleens een flinke discussie. Ik heb zelf ook het gevoel dat het werkt als teambinding. We hebben nog niet geëvalueerd, maar mensen zijn zeker actiever bezig om kennis te delen. Sommige mensen van wie je in het verleden niets hoorde, bijvoorbeeld de mannen die stands opbouwen, worden nu zichtbaarder. Deelnemen aan een congres wordt wat minder vrijblijvend. Je wint niet zo veel efficiëntie, maar het verbetert je kwaliteit. Er is wel een aantal mensen dat niet meedoet. Sommigen geven aan dat het niets voor hen is. Anderen hebben een te hoge werkdruk, zoals bijvoorbeeld de redacteuren van het personeelsblad. Zij komen er niet altijd aan toe om artikelen op Quagga te lezen.'

Sociale media kunnen samenwerking tussen afdelingen, departementen en verschillende lagen in de organisatie bevorderen, een zogenoemde 'eilandjescultuur' doorbreken. Wanneer hiërarchie en ervaring een belangrijke rol spelen bij onderlinge communicatie en samenwerking binnen de organisatie, kunnen sommige webtools uitermate geschikt zijn om horizontale interactie en samenwerking op gang te brengen. In praktijkverhaal 17 wordt een online-platform gecombineerd met microbloggen, waardoor mensen actiever kennis gaan delen. Ook het gezamenlijk werken in een wiki kan samenwerking stimuleren en goede bijdragen opleveren uit onverwachte hoek. Bij veel sociale media ten behoeve van samenwerking gaat het dan niet meer om wie welke bijdrage heeft geleverd, maar wat het collectieve product is.

Sociale media stimuleren cocreatie in een organisatie: het gezamenlijk bijdragen aan het oplossen van problemen, creëren van oplossingen, formuleren van een visie. Je kunt ervoor kiezen om het netwerk om de organisatie heen meer erbij te gaan betrekken: klanten, expertisecentra, organisaties met een soortgelijk doel, om via deze weg innovatieve oplossingen te stimuleren. Echter, een organisatie moet wel een organisatiecultuur hebben die hiervoor openstaat. Ook moet het introductieproces goed ontworpen en gefaciliteerd worden.

In een onderzoek over socialemedia-applicaties ter verbetering van de kennisproductiviteit in lerende organisaties[3] waar zes organisaties aan mee hebben gedaan, blijkt dat er nogal wat barrières zijn voor het gebruik van de tools. Er is spanning tussen werkdruk en tijd nemen om met de tools te leren werken. Het wordt niet in het dagelijkse werk geïntegreerd, waardoor mensen terugvallen in de oude patronen en manieren van kennis delen. Mensen zijn ook angstig voor de openheid en transparantie, zijn bang om de verkeerde informatie te communiceren. Ook het inloggen wordt nog als drempel ervaren. Dit geeft aan dat er veel aandacht moet zijn voor het begeleiden van een verandering in gewoonten. Het consequent faciliteren en het stimuleren van een open cultuur van delen zijn doorslaggevende factoren.

---

3 Hage, Elena (2009). *Web2.0 applicaties voor een verbetering van kennisproductiviteit in lerende organisaties.* Enschede: Universiteit Twente, Faculteit Gedragswetenschappen.

7.2 Stimuleren van een open organisatiecultuur

We hebben de voornaamste mogelijke opbrengsten beschreven voor een organisatie die vanuit een collectief leerperspectief gebruikmaakt van sociale media. Een belangrijke voorwaarde voor succes is een open organisatie- en leercultuur. Sociale media werken niet goed in een hiërarchische organisatie met top-down denken en een sterk controlerend management. Een organisatie die al (elementen van) een open cultuur heeft, zal sociale media makkelijker omarmen dan een sterk hiërarchische organisatie.

Aan de andere kant kun je sociale media ook gebruiken om een cultuurverandering in gang te zetten. Nieuwe technologieën bieden namelijk een kans om leerprocessen en informatiestromen opnieuw tegen het licht te houden. Schein[4] beschrijft hoe 'verleiding door technologie' een van de manieren is om de cultuur binnen organisaties te beïnvloeden. Technische vernieuwingen kunnen worden ingezet om medewerkers tot nieuw gedrag te verleiden, wat uiteindelijk kan leiden tot een verandering in hun overtuigingen en aannames, de basis van de organisatiecultuur. De normen en waarden besloten in het ontwerp van de technologie zijn hierbij leidend in het nieuwe gedrag. Vanwege de waarden van openheid, transparantie en samenwerken kun je sociale media gebruiken om ontwikkeling in deze richting te stimuleren. Dit vergt echter een lange adem en goede begeleiding, kennis van de organisatie, veranderkunde én sociale media. Bij het introduceren van sociale media om een lerende organisatie te worden volstaat het niet om een wikipakket aan de werknemers aan te bieden. Het is een meerjarig veranderingsproces met een groot aantal interventies. Dit moet niet worden onderschat.

[Praktijkverhaal 18]

Sociale media inzetten bij een cultuurveranderingstraject

Een organisatie van ongeveer tachtig medewerkers is bezig met een cultuurveranderingstraject. Na het introduceren van een nieuwe structuur is er door verschillende reflectiesessies en heidagen met het hoger en middenmanagement besloten dat er een verandering moet komen, waarbij afdelingen zich minder met elkaars werk bemoeien. Deze bemoeienis zit effectief werken in de weg en kost te veel negatieve energie. Het managementteam wil graag dat medewerkers minder klagen over het werk van andere afdelingen. Om te voorkomen dat mensen frustraties opkroppen, wil men stimuleren dat werknemers wel aangeven wanneer er moeilijke situaties ontstaan.
Hoe zou je sociale media hier strategisch voor in kunnen zetten met de steun van het management?
Je zou een speciaal weblog kunnen beginnen over 'interafdelingsproblemen'. Per team wordt een persoon aangewezen als blogger; vanuit verschillende afdelingen wordt er op hetzelfde blog geschreven. Bij belangrijke bottlenecks mag het team over de problemen bloggen en tegelijkertijd met een oplossing komen. Andere afdelingen kunnen via commentaren reageren. Zo voorkom je dat kleine problemen besproken worden, veelal een-op-een, en dat er geen oplossingen worden gezocht. Ook kan het management zo makkelijk meelezen en actie ondernemen.

---

4   Schein, Edgar H. (2004). *Organizational culture and leadership*. San Francisco: Jossey-bass publishers.

Je kunt een klachtenforum of een wiki beginnen. Dit dient dan vooral om stoom af te blazen. Het is voor het management een goed middel om de vinger aan de pols te houden voor wat betreft de hoeveelheid stoom onder de werknemers.

Start een wiki met als twee belangrijke pagina's: voorbeelden van de 'nieuwe cultuur' en voorbeelden van de 'oude cultuur'. Een cultuurverandering blijft vaak te abstract omschreven. Als mensen, al dan niet anoniem, echte situaties kunnen beschrijven, ontstaat er een gedeeld beeld van de manier waarop men in de organisatie wil samenwerken.

In alle gevallen is het natuurlijk belangrijk dat het management zichtbaar meeleest en de voorbeelden of suggesties ook in face-to-face-vergaderingen inbrengt en waar nodig actie onderneemt.

7.3 Rol van de manager2.0

Een organisatie vol professionals die actief gebruikmaken van sociale media vraagt om een andere, coachende managementstijl. Het dilemma van het managen van professionals is dat deze over het algemeen liever niet gemanaged worden. De Caluwé en Vermaak[5] noemen dit ook wel het oerconflict. Dit oerconflict zal versterkt worden als professionals intensief gebruikmaken van sociale media, omdat deze ruimte bieden om intensiever in hun vakgebied te netwerken. Sociale media bieden de kans om nog meer naar vakgenoten toe te trekken. Weggeman[6] stelt dat er een 'ontbureaucratisering' nodig is om professionals de ruimte te bieden door het schrappen van formele systemen voor het plannen en controleren van professionele activiteiten. Ontbureaucratisering wordt ondersteund door het werken met sociale media omdat het spontane interacties en bijdragen door professionals bevordert, ongeacht hun functie. Voor managers betekent dit vooral ruimte bieden aan professionals om gebruik te maken van sociale media. In combinatie met het waarderen van en oog hebben voor wat het professionals oplevert in de dagelijkse werkpraktijk.

Het hebben van socialemediarichtlijnen kan wel ondersteunend zijn voor zowel managers als professionals. Een duidelijk kader helpt om de energie die wordt gestoken in sociale media te richten. Het dient geen keurslijf te zijn, maar een aantal regels dat in gezamenlijkheid is geformuleerd, kan behulpzaam zijn. In Tips & Tools 2.2 vind je een prototype van een socialemediarichtlijn.

Veel macht in organisaties is nu gebaseerd op het bezit van bedrijfsinformatie, waarbij managers vaak een bevoorrechte toegang tot bedrijfsinformatie hebben. Deze informatie geeft hen een voorsprong op de medewerkers die deze informatie niet hebben. In een organisatie waar informatie door het interne gebruik van sociale media breed beschikbaar is, verdwijnt deze voorsprong van managers. Een strakke hiërarchie is niet meer nodig, het wordt meer een netwerkorganisatie. Deze omslag en wat de gevolgen ervan zijn voor

---

5   De Caluwé, Leon en Vermaak, Hans (1999). *Leren Veranderen. Een handboek voor de veranderkundige.* Alphen a/d Rijn: Samson.
6   Matthieu Weggeman (2007). *Leidinggeven aan professionals? Niet doen!* Schiedam: Scriptum.

leiderschap wordt uitgebreid beschreven door Menno Lanting in zijn boeken *Connect!* en *Iedereen CEO*.[7]

Managers hebben een cruciale rol in het creëren van een organisatiecultuur die collectief leren en gebruik van sociale media mogelijk en succesvol maakt. Het vraagt om bekwaamheden zoals vertrouwen geven, een voorbeeldrol vervullen, aanmoedigen, erin geloven en dit uitstralen, je kwetsbaar durven opstellen en resultaatgericht werken. Andere eigenschappen die managers helpen bij het ondersteunen van hun socialemediamedewerkers zijn[8]:

1. Ruimte geven voor innovatie. Geef ruimte aan medewerkers, zodat zij risico's durven nemen en moedig dit aan. Innovatie houdt niet op bij het bedenken van nieuwe dingen, maar het gaat erom dat medewerkers deze ideeën daadwerkelijk ten uitvoer brengen.
2. Vertrouwen geven. Zonder vertrouwen is er geen innovatie. Werknemers zullen eerder geneigd zijn om risico's te nemen als zij het gevoel hebben dat er een vertrouwensbasis is.
3. Transparantie bevorderen. Gemakkelijk delen van informatie. Er is vaak wel een risico bij het delen van informatie, maar soms is het risico van het niet-delen van informatie groter dan van het delen ervan.
4. Investeren in teamwerk. Het delen van informatie werkt het beste in een omgeving met een sfeer van onderling vertrouwen. Als manager is het belangrijk te investeren in teamwerk. Goede samenwerking binnen teams werkt motiverend en enthousiasmerend.

En hoe uit zich dit in de dagelijkse praktijk? Een manager2.0 beperkt het aantal vergaderingen, maar houdt een blog bij, reageert zelf online, gaat in discussie op een online-forum en legt online-contact met collega-managers. Hij of zij stimuleert medewerkers om via weblogs op de hoogte te blijven van ontwikkelingen in het vakgebied, gebruikt een wiki om het jaarplan te schrijven in alle openheid en bespreekt in functioneringsgesprekken het gebruik van sociale media. Een manager2.0 is niet bang om een keer een socialemediatool voor te stellen die niet blijkt te werken. Dat hoort nu eenmaal bij experimenteren.

7.4 Tien tips bij het gebruik van sociale media voor kennis delen

Tot slot nog een aantal praktische tips wanneer je sociale media in gaat zetten om leren en kennis delen in de organisatie te versterken.

---

[7] Lanting, Menno (2010). *Connect!* Amsterdam/Antwerpen: Uitgeverij Business Contact en (2011) Iedereen CEO, Uitgeverij Business Contact
[8] Krzmarzick, Andrew (2009). ▶ www.govloop.com/profiles/blogs/6-competencies-of-a-gov-20

7.4.1 Start een kerngroep

Probeer een kerngroep te vormen van een aantal enthousiaste mensen die mee willen doen, al dan niet representatief voor bepaalde afdelingen of achtergronden. Hun enthousiasme kan aanstekelijk werken. Waak er wel voor dat deze groep genoeg aanzien heeft in de organisatie en niet alleen uit junioren bestaat. Zorg dat er vanuit deze groep interesse gewekt wordt in sociale media voor professioneel gebruik. Laat de groep enthousiasme uitstralen, zodat anderen nieuwsgierig worden en graag aan willen haken.

7.4.2 Neem de tijd om tools te leren kennen

Zorg dat er een groep mensen is met een goed begrip van de verschillende tools en hoe deze kunnen werken. Deze groep kan een gidsfunctie vervullen en innovatieve toepassingen bedenken en testen. Neem de tijd voor het verkennen van wat er mogelijk is en pas het met een kleinere groep toe voordat je een toepassing organisatiebreed gaat invoeren. De grootste valkuil is te snel een beslissing nemen om iets te laten opbouwen.

7.4.3 Zorg voor managementsteun

Het is belangrijk dat het zichtbaar is dat het management belang hecht aan kennis delen via sociale media. Dit kan doordat het management zelf deelt, reageert of in vergaderingen laat blijken dat ze het belangrijk vinden.

7.4.4 Werk samen met de relevante afdelingen

Het is goed om samenwerking te zoeken met afdelingen zoals Onderzoek en Ontwikkeling, HRD en de IT-afdeling. Wellicht is het mogelijk aan te sluiten bij andere initiatieven en wenslijstjes van deze afdelingen en de krachten te bundelen.

7.4.5 Besteed voldoende aandacht aan introductie en facilitatie

Laat je niet verleiden door te veel de aandacht te richten op het ontwikkelen of inrichten van een tool, zoals bijvoorbeeld een intern social network. Het introductieproces en het faciliteren moet evenveel zo niet meer aandacht krijgen.

7.4.6 Focus op krachtige connecties

Online delen wordt interessant als professionals met gelijke problemen en praktijken kunnen uitwisselen. Het is niet nodig om alles van iedereen te weten. Zorg daarom via themagroepen, thematische wiki's, hashtags of online-community's dat mensen elkaar kunnen vinden op onderwerpen en interesses.

7.4.7 Realiseer je dat het een veranderingsproces is

Het samenwerken en converseren via sociale media is een verandering. Het kan dus lang duren voordat een bepaalde manier van werken geïntroduceerd is.

7.4.8 Maak sociale media onderdeel van het werk, net als e-mail

Dit kun je doen door het te benoemen als taak, zoals bijvoorbeeld het schrijven van een blogpost voor het interne weblog.

7.4.9 Maak een startpagina

Verschillende tools kunnen elkaar versterken (zie ook praktijkverhaal 17, waarbij microbloggen en een online-platform elkaar versterken). Het is niet nodig je te beperken tot één bepaalde tool voor de hele organisatie, mensen kunnen experimenteren met verschillende tools. Wel kan het helpen om uiteindelijk een standaard toolpakket te kiezen, op te schalen en bijvoorbeeld hetzelfde webconferencingsysteem te gebruiken. Een duidelijke startpagina waar alle tools samenkomen of aan elkaar gelinkt zijn, kan wel helpen om te voorkomen dat mensen het overzicht verliezen.

7.4.10 Verzamel en verspreid succesverhalen

Richt je op de kwaliteit en niet op de kwantiteit. Benoem bijvoorbeeld een samenwerking die ontstaan is, en niet het aantal mensen dat een online-platform bezoekt.

Online samenwerken in teams

8.1	Virtuele en niet-virtuele teams – 117	
8.2	De rol van de 'tech steward' – 119	
8.3	Groepsdynamiek in een virtueel team – 120	
8.4	De keuze van webtools – 122	
8.5	Het introduceren van tools voor virtuele teams in 7 stappen – 123	
8.5.1	Stap 1. Inventariseer ervaringen en voorkeuren – 123	
8.5.2	Stap 2. Identificeer welke samenwerkingsactiviteiten je wilt ondersteunen – 124	
8.5.3	Stap 3. Kies een starttoolset met het gehele team – 124	
8.5.4	Stap 4. Zorg voor een helpdesk – 124	
8.5.5	Stap 5. Experimenteer en creëer een experimenteercultuur in je team – 124	
8.5.6	Stap 6. Introduceer eventuele nieuwe tools – 124	
8.5.7	Stap 7. Monitor het individuele en het teamveranderingsproces – 125	
8.6	Het lerende team – 125	
8.7	De grenzeloze facilitator – 126	
8.8	Ontwerpen voor teamleren – 127	
8.9	Specifieke interventies bij teams – 129	
8.10	Afsluiting deel 2: Sociale media beïnvloeden het leren en samenwerken in organisaties – 130	

8.11		**Tips & Tools bij deel 2: Sociale media in organisaties** – 132
	8.11.1	Wat kun je als organisatie doen om veiligheidsrisico's te verminderen? – 132
	8.11.2	Prototype van socialemediarichtlijnen voor een organisatie – 133
	8.11.3	Literatuurtips sociale media en social marketing – 134
	8.11.4	Tools voor realtime samenwerking (synchrone tools) – 135
	8.11.5	Gebruikmaken van social bookmarking in een project – 137
	8.11.6	Twitter-hashtags – 138
	8.11.7	Sociale media voor het communiceren met collega's terwijl je niet tegelijk online bent (asynchrone tools) – 140
	8.11.8	Een online-discussieplatform kiezen – 141

Wat kunnen sociale media betekenen voor leren en samenwerken in organisaties en teams? Sociale media maken het mogelijk om virtueel samen te werken in een team, met collega's uit je eigen organisatie, maar ook uit andere organisaties; je hoeft niet langer bij elkaar op kantoor te zitten om te 'overleggen'. Hoe doe je dit? Is het nodig dat je duidelijk afspraken maakt over hoe je tools gebruikt? We zullen in dit hoofdstuk eerst aandacht besteden aan virtuele teams, maar ook aangeven hoe je met webtools het leren en samenwerken in teams die wel op dezelfde locatie zitten kunt ondersteunen. We introduceren de rol van een technology steward en het begrip 'de grenzeloze facilitator'. We presenteren een stappenplan om tools te introduceren bij teams die op afstand samenwerken. Vervolgens besteden we aandacht aan leren in teams en specifieke interventies om met sociale media het teamwerk te versterken. Wat kun je met sociale media bij teams die niet goed functioneren?

In het dagelijkse werk doen zich veel gelegenheden voor om het functioneren van een team te versterken met webtools. Hierbij een aantal situaties waarbij sociale media ondersteunend kunnen werken:
- Je werkt op een afdeling waar je veel met elkaar samenwerkt, maar waarbij je elkaar weinig fysiek treft omdat het meeste werk dat iedereen doet buiten de organisatie plaatsvindt.
- Je werkt regelmatig in korte projecten met mensen van diverse afdelingen verspreid over de organisatie, de projectteams zijn van verschillende samenstellingen.
- Je werkt in een team dat bestaat uit professionals van verschillende organisaties die samenwerken aan een activiteit of project.
- Je werkt in een internationaal team waarvan je de andere teamleden niet of nauwelijks fysiek kunt ontmoeten.
- Je werkt in een team binnen je organisatie dat niet goed functioneert en/of leert. Op deze laatste situatie gaan we wat dieper in in hoofdstuk 9.

Vandaag de dag moeten we allemaal goede teamspelers zijn, dat wordt in bijna elke vacature gevraagd. Samenwerken is een competentie en er is aandacht nodig voor de ontwikkeling ervan. Sommigen hebben het als het ware 'in zich', anderen moeten er echt hun best voor doen. Daar komt nog bij dat de ene organisatiecultuur samenwerking meer ondersteunt en stimuleert dan de andere. En wat is de reden om samen te werken? Werk je in een team waar je echt afhankelijk bent van het werk van je collega's? Of kun je je werk eigenlijk ook prima zelf doen? Er is een groot verschil in de mate waarin teams aandacht besteden aan reflectie en het werken aan samenwerking. Sommige teams organiseren regelmatig teamdagen waarop ze gezamenlijk reflecteren op hoe het werk gaat, andere niet.

Dan zijn er de nieuwe mogelijkheden om virtueel samen te werken; er is technisch veel mogelijk en er worden veel systemen geïntroduceerd om online te werken, maar niet alles slaat aan. Veel commerciële ontwikkelaars van software proberen organisaties ervan te overtuigen dat we alleen maar software nodig hebben om de samenwerking te verbeteren. Maar als medewerkers niet weten hoe ze effectief moeten samenwerken of wanneer de cultuur samenwerking tegenwerkt, dan werkt de software ook niet. Linders beschrijft in

Beter Biertje[1] hoe Heineken in 1996 begon met videoconferencing. 'Een hoge vlucht nam het niet... apparatuur die ongebruikt rondslingerde, ...en veel mensen die niet eens wisten dat het er was.' Bij het latere project 'new ways of teamworking' lukte het wel, omdat hierbij geen sprake was van een IT-benadering. Virtueel werken werd ingezet om de kwaliteit van projectteams te verbeteren.

Technologie kan dus een belangrijke rol spelen bij het makkelijker maken van samenwerken wanneer je niet bij elkaar in een kantoor zit. Het is wel belangrijk de balans tussen technologie, samenwerkingsvaardigheden en cultuur te blijven zien. Technologie levert de ondersteuning: mensen die willen en kunnen samenwerken maken het mogelijk. Technologie verandert het samenwerken in teams, in sommige teams levert het meer communicatieproblemen op en verergert het conflicten, andere teams maken goed gebruik van tools en worden effectiever. Het is niet de schuld van de tools als het virtueel team niet goed werkt; waarschijnlijk is er niet genoeg aandacht geweest voor het zoeken naar de juiste tools. Als de aanname is dat virtueel werken sneller is, kom je bedrogen uit. Een virtueel team zal tijd moeten besteden aan online-interactie. Het online samenwerken moet niet gebeuren vanuit het oogpunt van kosten- of tijdsbesparing; het is een mythe dat online werken makkelijker of sneller is. Online-teleconferenties kosten veel energie en voorbereiding, net als face-to-face-bijeenkomsten. Ook zal er tijd besteed moeten worden aan het goed laten werken van de technologie.

Als het geen kostenbesparing oplevert, waarom zouden we dan investeren in virtueel teamwerk? Wat kan het werken via online-tools bijdragen aan de effectiviteit van een team? Hier een rijtje aspecten van teamwerk waar online werken invloed op heeft:

- Gelijkwaardige communicatie en samenwerking: door het gebruik van verschillende media is er meer ruimte om te zorgen dat alle leden hun kennis in het team in willen brengen. Zo zijn er mensen die beter communiceren via tekst dan in een vergadering waarbij de tijd een beperkende factor is. Door het werken met tools met gelijke toegang (zoals een wiki) kan iedereen tegelijk bijdragen zonder dat iemand de controle heeft, wat samenwerking gelijkwaardiger kan maken.

[Praktijkverhaal 19]

Een wiki voor analyse van interviews

Patricia: 'Binnen een team van HRD-professionals was ik betrokken bij een grootschalig internationaal onderzoek. Vier HRD-professionals zouden gedurende een jaar managers uit hun contactenkring interviewen. De organisatie beschikte over een ICT-systeem met vooral mogelijkheden om informatie beschikbaar te stellen. Wij zochten meer naar een platform om gezamenlijk in te werken; een plek om op een makkelijke manier kernachtige, opvallende elementen uit de gesprekken vast te houden. En de gegevens uit verschillende gesprekken met elkaar te vergelijken en te analyseren. Er

---

1 Te downloaden via: ▶ http://www.distantteamwork.com/publicaties.html

moest de mogelijkheid zijn om ook meedenkers toegang te geven gedurende het onderzoeksproces. We hebben samen gekozen voor het gebruik van een wiki, die ik vervolgens met een HRD-professional uit het team heb ingericht.
Men was niet bekend met sociale media. Het werken in de wiki vergde in het begin wat oefening en doorzetten. Men had de neiging om eerst in Word het verslag te maken om dit vervolgens in de wiki te zetten. Daardoor voelde het als een extra slag en ook wat minder zinvol. Op basis van deze ervaring hebben we een analyseschema gemaakt in de wiki. Dit was het format waarin we de verslagen direct in de wiki maakten. Dat werkte beter. Waardevol aan het werken in de wiki was dat je van elkaar zag welke gesprekken gevoerd waren en wat de lijn was die geleidelijk aan ontstond. Dat motiveerde. Ook was het prettig om anderen al toegang te geven tot de opbrengst, om hen zo al te betrekken bij de analyse.'

- Efficiënter werken als team: het is mogelijk om optimaal gebruik te maken van de tijdszones waarin de verschillende teamleden werken. Als teamleden in India of Europa klaar zijn met hun taak, kunnen de teamleden in Amerika verder gaan.
- Samenwerking buiten de bekende paden: door virtueel te denken ga je sneller mogelijkheden zien om afdeling- of organisatieoverstijgend te gaan werken. Je bent minder gebonden aan tijd en plaats.
- Toegang tot expertise van buiten het team: als virtueel team kun je een expert van de andere kant van de wereld uitnodigen om mee te denken. Bij online-teleconferenties kunnen mensen wereldwijd makkelijk instappen.
- Stimuleren van creativiteit: met online-tools is het mogelijk een geheel ander gesprek en manier van denken op gang te brengen. Analoog aan de functie van 'heidagen' kan een nieuw medium deelnemers in een andere stemming en mindset brengen.
- Kennisproducten 'oogsten': veel online-tools ondersteunen processen voor het vastleggen van kennis. Denk aan een weblog voor het verzamelen van ervaringen, een wiki voor het gezamenlijk uitwerken van ideeën, een forum waarin je als teamlid expliciet uitgenodigd wordt je eigen beelden en meningen te formuleren.

8.1 Virtuele en niet-virtuele teams

We zien een team als een formele en gestructureerde samenwerking waarbij mensen elkaar kennen. Er zijn duidelijke, onderling afhankelijke taken, een tijdspad en er is een gezamenlijk doel. Over het algemeen komen teams regelmatig bij elkaar om de voortgang te bespreken, af te stemmen en nieuwe ideeën te ontwikkelen. Deze fysieke ontmoetingen zijn zeer waardevol, samenwerking vraagt tenslotte om dialoog, ontmoeting, ervaringen uitwisselen en nieuwe kennis ontwikkelen door echt met elkaar in gesprek te zijn. Er zijn twee verschillende situaties te onderscheiden, teams die vanuit dezelfde werkplek werken en teams waarbij de leden vanaf verschillende locaties werken. Virtueel werken zit nog niet bij iedereen tussen de oren, zoals uit praktijkverhaal 20 blijkt.

[Praktijkverhaal 20]

Online-uitwisseling door een team van onderwijskundigen
Beatrice: 'Ik ben betrokken bij een team, bestaande uit een vaste kern van circa 15 onderwijskundigen en een netwerk van 15 externen, freelancers enzovoort. Iedereen werkt vanuit een eigen takenpakket. Men werkt voor een deel fysiek op dezelfde locatie en voor een deel is men op pad. Er is één keer per week een teamoverleg. Eén keer per maand werken we een hele middag met elkaar aan onderwijskundige thema's.

Het team heeft een grote behoefte aan onderlinge uitwisseling, professionalisering in bepaalde onderwerpen en elkaar inspireren. Het teamoverleg blijkt daarvoor niet geschikt. Een tijd lang hebben alle onderwijskundigen eens per maand een 'actuamail' gemaakt en die aan elkaar rondgestuurd. De mail kwam deels tegemoet aan een informatiebehoefte, maar het maken en lezen van de mails werd op een gegeven moment als een 'klus' gezien en men hikte er steeds meer tegenaan: veel werk, je moet ervoor gaan zitten, op de deadline het gevoel dat het nu moet en voor de lezers een grote hoeveelheid mails die je voor je gevoel op dat moment moet gaan lezen. Als je ze niet meteen leest, komt het er snel niet meer van.

In de afgelopen maanden heeft men geëxperimenteerd met een online-omgeving. Een viertal onderwijskundigen hebben hier een actieve en faciliterende rol in vervuld: het voorbeeld geven door zelf actief gebruik te maken van deze omgeving, anderen aansporen ervaringen en ideeën via de omgeving te delen, een waardevolle plek voor artikelen en andere bronnen die aansluiten bij de inhoud van het werk. Getracht is om een verbinding te maken met de maandelijkse professionaliseringsbijeenkomsten. Enkele functionaliteiten van de omgeving:
- iedereen een persoonlijke weblog over werk en inspiratie;
- een forum met voor dat moment actuele discussies (ter voorbereiding op een teamsessie, of voortkomend uit…);
- RSS-ruimte met inspirerende posts en artikelen die men in het werk gebruikt;
- een plek waar we tools en andere praktische uitwerkingen van thema's verzamelen (wellicht hier koppeling met een wiki);
- aankondiging professionaliseringsactiviteiten.

Na een paar maanden is het initiatief helaas een stille dood gestorven. Ondanks verwoede pogingen van enkele onderwijskundigen om het van de grond te krijgen, is dit niet gelukt. Er was te weinig animo voor. Het had te weinig meerwaarde voor de medewerkers, stond te los van de dagelijkse werkroutines. Men dacht er op een gegeven moment gewoon niet meer aan. Inmiddels zijn de actuamails weer als vanouds in het leven geroepen.'

Onder virtuele teams verstaan we teams die voor het merendeel online werken en leren, maar het is niet uitgesloten dat ze elkaar af en toe ontmoeten. Hoewel de meeste teams een combinatie zullen gebruiken van face-to-face-ontmoetingen en online-samenwerken, is het wel degelijk mogelijk om volledig virtueel te werken. Dit vergt wel een andere mindset en wellicht een positieve ervaring om erin te geloven dat dit kan. Een voorbeeld van een internationaal, volledig virtueel team volgt hieronder.

[Praktijkverhaal 21]

100% virtueel werken
Mustafa: 'Twee jaar geleden werkte ik in een project met een consultant uit Amerika en een opdrachtgever in Nederland. De consultant was ervaren in het werken op afstand en zij stelde voor Skype (▶ www.skype.com) te gebruiken als basistool voor communicatie. We hadden regelmatig overleg, vaker dan ik in andere teams gewend was. Het voordeel hiervan was dat we als team bij alle aspecten van het project betrokken waren. Bij het Skype-overleg maakten we om de beurt aantekeningen, die de anderen ook op hun scherm konden zien. Zo werd snel duidelijk wanneer iemand iets niet kon volgen vanwege de taalverschillen. Met de opdrachtgever in Nederland gebruikte ik ook een chatfunctie (via MSN) om snel contact te hebben en te overleggen indien nodig. Als we dan tegelijkertijd aan het werk waren, stelden we elkaar met deze tool snel korte vragen. De eindpresentatie bij de opdrachtgever vond wel face-to-face plaats en ze waren erg onder de indruk van de resultaten van het team, dat veel verschillende inzichten had weten te combineren.
Terugkijkend op het project vonden we allemaal dat het geen probleem was geweest voor de samenwerking dat we elkaar niet of weinig hadden gezien. Het was een goed project geweest, waarin we veel van elkaar geleerd hadden. Het had de samenwerking juist wel iets spannends en creatiefs gegeven. Wat heeft geholpen, is dat de consultant al veel ervaring had met op afstand werken en dat we veel tijd hebben gestoken in overleg via Skype-teleconferenties. Zo zie je dat je eigenlijk prima kunt samenwerken met experts op een bepaald gebied die in een ander land wonen.'

Voor een team dat niet op dezelfde locatie werkt, en misschien zelfs in verschillende landen zijn basis heeft, zal virtueel werken noodzakelijk zijn om de continuïteit te waarborgen. De noodzaak zal duidelijk zijn, de modus van communicatie zal dan vooral online liggen. Voor een team dat op dezelfde werkplek zit of makkelijk kan afspreken, ligt dat misschien minder voor de hand. Voor deze teams kan een slim gebruik van sociale media iets toevoegen aan de kwaliteit van het teamwerk. Dit vergt een goede kennis van zowel teamdynamiek als de tools; meer hierover in de volgende paragrafen.

Samenvattend kunnen we stellen dat zowel 'gewone' teams en afdelingen die in hetzelfde gebouw zitten als teams waarbij de leden op verschillende locaties verblijven, kunnen investeren in online werken en leren.

8.2 De rol van de 'tech steward'

Het helpt om iemand in het team te hebben die ervaren is in online communiceren, en die de rol op zich neemt om aandacht te besteden aan toolgebruik en de tevredenheid van het team met deze communicatie. Wenger, White en Smith[2] hebben een naam bedacht voor deze rol, die steeds belangrijker wordt in een wereld waarin technologische veranderingen steeds sneller gaan: de technology steward. Een technology steward is iemand die verantwoording neemt voor de keuze, samenstelling en het gebruik van technologie in een team (of organisatie of netwerk). Wenger, White en Smith formuleren het als volgt voor community's: *'Technology stewards are people with enough experience of the workings of a community to understand its technology needs, and enough experience with or interest in technology to take leadership in addressing those needs. Stewarding typically includes selecting and configuring technology, as well as supporting its use in the practice of the community.'*

Wat de technology steward doet is niet hetzelfde als de klassieke ondersteuning vanuit de IT-afdeling, die zich puur richt op technische oplossingen. Het is veelal een teamlid met affiniteit voor online-tools. In een team kan de teamleider deze rol op zich nemen, maar het kan ook een teamlid zijn met affiniteit voor technologie en tools. Is er niemand die deze rol op zich kan of wil nemen, dan zou het team deze expertise ook van buiten kunnen halen. Mocht je na het lezen van dit hoofdstuk ideeën hebben opgedaan die je met je team samen wilt uitproberen, dan neem je eigenlijk al de rol van technology steward op je.

Online-communicatie kan tot misverstanden leiden door gebrek aan non-verbale signalen. De technology steward speelt een belangrijke rol bij het voorkomen van deze misverstanden. Doordat hij/zij ervaren is in online-communicatie, is de technology steward in de positie om andere teamleden hierin te begeleiden, bijvoorbeeld door een uitwisseling via een ander medium voor te stellen. Ook kan hij of zij stimuleren dat mensen een houding aanleren van het vaker checken van interpretaties van communicatie. De technology steward wordt een soort rolmodel in het gebruik van de tools. Een technology steward van een team dat online met elkaar samenwerkt zal daarom zowel oog moeten hebben voor het groepsproces als voor de invloed van het gebruik van online-tools daarop. In de volgende paragraaf geven we een handreiking voor de stappen die een technology steward of een team kan volgen om te komen tot een optimale teamcommunicatie.

8.3 Groepsdynamiek in een virtueel team

Het groepsproces binnen een virtueel team heeft een specifiek karakter. Hoe ontstaan nieuwe ideeën, hoe worden conflicten opgelost en hoe worden besluiten genomen online? In online-groepen ontberen mensen non-verbale signalen, die we gewend zijn te interpreteren tijdens een face-to-face-bijeenkomst (King, 1999).[3] Bij videochat zijn er wel signalen, maar zit er vertraging in, wat ook een vervreemdende ervaring geeft. In online-teams missen leden de visuele signalen waaraan we zo gewend zijn, en die we automatisch gebruiken als signalen over het groepsproces. Zit de teamleider wel te knikken bij dat nieuwe idee of kijkt hij sceptisch? De communicatie online kan een soort anonimiteit en tegelijkertijd een vorm van intimiteit creëren, waarbij de invloed van groepsnormen op gedrag kleiner

---

2 Wenger, E., White, N. & Smith, J. (2009). *Digital Habitats, stewarding technology for communities.* CPsquare.
3 King, K. (1999). *Group dynamics for the online professor.* Gedownload van: ▶ http://ausweb.scu.edu.au/aw99/papers/king/paper.html

wordt. Hierdoor kunnen conflicten makkelijker escaleren of juist uit de weg worden gegaan. Neem het voorbeeld van een mail die in de spam belandt en daarom niet beantwoord is; dit kan wrevel opwekken bij het teamlid dat op antwoord wacht.

Er is heel veel gaande (face-to-face) dat niet zichtbaar is online, daarom zijn duidelijke communicatie en het voorkomen van verkeerde interpretaties bij een virtueel team nog belangrijker dan bij een ander team. Toevallige omstandigheden worden soms geïnterpreteerd als doelbewust. Misschien is iemand ziek en neemt daarom geen (online) initiatief. Dit kan echter geïnterpreteerd worden als: zij heeft geen zin om dat te organiseren. Belangrijk is om dit te checken. In een team dat puur virtueel samenwerkt, missen leden de informele uitwisselingen en contacten. Als een team op dezelfde locatie werkt, lopen leden even bij elkaar langs, of gaan samen lunchen. Dit soort korte ontmoetingen kunnen belangrijk zijn als 'trigger' om net dat ene idee even kort te bespreken, of dat beginnend conflict op te lossen. Wat hierbij helpt is elkaar regelmatig online ook 'tegenkomen', bijvoorbeeld via Twitter.

Een aantal regels helpt om constructief om te gaan met deze dynamiek:

- Communiceer duidelijk en positief. Het gemis aan non-verbale communicatie maakt woordkeuze en duidelijkheid in tekstcommunicatie belangrijker.
- Gebruik duidelijke titels voor mails, berichten op forums of op wiki's. Dit helpt mensen om te begrijpen waar de communicatie over gaat en om documentatie later terug te vinden.
- Bouw realtime, synchrone communicatiemomenten in. Voor belangrijke besluiten of complexe zaken is dat belangrijk (een telefoongesprek, een teleconferentie of een chat).
- Ga uit van een positieve intentie van je teamleden, niet van slechte scenario's. Bedenk wat de redenen kunnen zijn waarom je niets hoort. Of vraag even wat er is, in plaats van allerlei dingen aan te nemen.
- Doe veel korte evaluaties en feedbackrondes. Het is belangrijker dan bij gewone teams om korte evaluaties te doen en elkaar op de hoogte te houden. Als je normaal gesproken misschien één keer per maand updates uitwisselt, kun je dat online misschien beter elke week doen.
- Organiseer ook fysieke ontmoetingen. Soms is een fysieke ontmoeting van meer waarde dan online met elkaar doorwerken; zeker wanneer er ergernissen ontstaan.
- Stimuleer informele online-uitwisselingen. Dit kun je doen door bijvoorbeeld gebruik te maken van microblogs zoals Twitter, of bij teleconferenties hier tijd voor in te ruimen.

Groepsfragmentatie en gebrek aan betrokkenheid liggen bij een virtueel team op de loer. Indien het virtuele team elkaar niet ontmoet heeft, kan het zijn dat leden minder investeren in het groepsproces. Wat een technology steward hieraan zou kunnen doen is het volgende:

- Probeer het virtuele werken aantrekkelijk te maken door te benadrukken welke nieuwe vaardigheden dat vraagt, en benoem de positieve kanten.

- Zorg dat het management het belang van virtueel teamwerk erkent.
- Bouw indien nodig enkele ontmoetingen in; maak in ieder geval gebruik van realtime communicatie zoals bijvoorbeeld chatsessies of teleconferenties, waardoor een teamlid gevoel voor het team krijgt.
- Bij grotere teams kan het goed zijn om bepaalde taken in kleinere teams uit te voeren omdat de kans dan groter is dat mensen een persoonlijke band opbouwen.
- Probeer mijlpalen te creëren in de vorm van tastbare producten zoals een rapport of een prototype; dit visualiseert de voortgang van het virtuele team en motiveert de leden.

Wat vraagt virtueel werken van de competenties van de leden? In een virtueel team werken vraagt om assertiviteit, inschatten wat op welk moment van belang is, wanneer je elkaar nodig hebt en niet te veel aarzelen om vragen te stellen, een idee te opperen of anderen in te schakelen bij je denkproces. Dit is iets wat teamleden gaandeweg moeten leren.

8.4 De keuze van webtools

In principe bestaan er geen 'foute tools', wel communicatie- en samenwerkingsproblemen die ontstaan door verschillend toolgebruik. Een team dat een belangrijke discussie via de mail voert in plaats van via een discussieforum doet het niet fout, maar heeft wellicht een sterke voorkeur voor mail boven forums. Een technology steward zal hier waarschijnlijk niet op ingrijpen zolang de uitkomst van de discussie goed is. Hetzelfde team dat de discussie per mail doet in plaats van via het forum om twee teamleden buiten te sluiten heeft wellicht wel een probleem, waarin een technology steward kan proberen te sturen. Hieruit blijkt al dat hij/zij ook oog moet hebben voor groepsdynamiek.

Desalniettemin kan het kiezen van een goede toolset vanaf de start van een team wel helpen om constructieve gewoontes te creëren. Zo wordt in het voorbeeld van praktijkverhaal 21 vanaf de start van het 100% virtueel werkende team veel aandacht besteed aan het elkaar op de hoogte houden via teleconferenties en instant messaging/chat. Deze gewoonte heeft de effectiviteit van het team bevorderd omdat alle teamleden vanuit hun expertise hebben bijgedragen aan het eindresultaat, waar de opdrachtgever erg van onder de indruk was. Het aansluiten bij de voorkeuren en tools waar teamleden al ervaring mee hebben is net zo belangrijk als het zoeken naar de tools met de beste functionaliteiten. Ook kan het helpen om samen een basistool te kiezen. Wanneer je dan andere tools gebruikt, zorg je dat er vanuit de basistool een link is naar alle andere tools, dit wordt dan het 'basiskantoor'. Om je op weg te helpen met de keuze van tools is hier een aantal voorbeelden. Denk eens aan de volgende mogelijkheden:

- samen werken aan een plan van aanpak, strategie of onderzoeksgegevens verzamelen met behulp van een besloten wiki zoals op ▶ pbworks.com gratis is aan te maken;
- afspraken maken met een online-tool zoals ▶ afspreken.nl, ▶ datumprikker.nl of ▶ meetingwizard.com;
- interviews of andere documenten bewaren in een Google Docs waartoe je iedereen van je team toegang geeft, of gebruikmaken van een service waar je documenten kunt delen, zoals Dropbox (▶ www.dropbox.com) en Box (▶ www.box.net);

- een gezamenlijke online-werkomgeving waarin je ervaringen, voortgang en taken uitwisselt en bijhoudt, bijvoorbeeld Basecamp (▶ www.basecamp.com) of Remember the milk (▶ www.rememberthemilk.com);
- een tool waarmee je elkaar dagelijks op de hoogte houdt van wat je gedaan hebt is idonethis (▶ www.idonethis.com, betaalde versie)
- een social bookmarking-tool om met elkaar waardevolle internetpagina's en online-artikelen te verzamelen zoals Delicious (▶ www.delicious.com);
- een plek om foto's of video's te delen, wat de interactie menselijker kan maken. Op Flickr (▶ www.flickr.com) of Picasa (▶ http://picasa.google.nl) kun je bijvoorbeeld een groepsruimte aanmaken;
- voortgangsoverleg via teleconferenties organiseren (zie Tips & Tools 2.4 voor tools en Tips & Tools 3.7 voor tips over het faciliteren van teleconferenties);
- afspreken om tijdens het werk je instant messaging-functie (van MSN, Google Talk, Skype of een online-service zoals Meebo) open te zetten als je aan je computer zit, zodat je elkaar korte vragen kunt stellen. Je kunt hier ook een groeps-chat van maken;
- Twitter of een Yammer-groep als tool om tussendoor kort contact met elkaar te hebben (bij wijze van praatje bij het koffiezetapparaat); je kunt daarvoor een hashtag afspreken (zie Tips & Tools 2.6), een volglijst aanmaken of gewoon alle berichten van elkaar volgen;
- een weblog om reflecties op ervaringen of samenvattingen te delen. Als iedereen een weblog bijhoudt en van elkaar leest, kan dit een collectief leerproces worden.

8.5 Het introduceren van tools voor virtuele teams in 7 stappen

De opstap maken met het gebruik van sociale media wordt makkelijker als iemand met ruime ervaring het team hierin kan begeleiden, de technology steward-rol. Niet iedereen staat te trappelen om met online-tools te gaan werken, mensen kunnen heel tevreden zijn met de huidige communicatie. Het helpt om stap voor stap te werk te gaan, de voordelen van een tool te benadrukken, en te beginnen met samenwerkingstools waar mensen al bekend mee zijn of die lijken op software waar ze al mee werken. Zo is Google Docs (▶ http://docs.google.com) vaak makkelijker toegankelijk dan wikisoftware omdat het lijkt op de interface van Microsoft Word. Dit kan een overweging zijn om hiervoor te kiezen. Hieronder volgen enkele richtlijnen voor de technology steward bij het introduceren van online-tools in een team dat daar niet veel ervaring mee heeft, in een zevenstappenplan.

8.5.1 Stap 1. Inventariseer ervaringen en voorkeuren

Wissel ervaringen van teamleden met online-tools uit. Neem de tijd om met elkaar de voorgestelde tools te bekijken of organiseer een 'uitprobeerweek'. Deze tijdsinvestering stimuleert begrip voor elkaars online-voorkeuren en ervaringen en betaalt zich later terug.

8.5.2 Stap 2. Identificeer welke samenwerkingsactiviteiten je wilt ondersteunen

Een goede start met een team is identificeren welke samenwerkingsactiviteiten je wilt ondersteunen en daarna op zoek gaan naar geschikte tools, liefst tools waar enkele leden al ervaring mee hebben. Veel organisaties bieden de mogelijkheid gebruik te maken van organisatiesoftware. Als technology steward is het belangrijk na te gaan op welke manier je gebruik kunt maken van de beschikbare software van de organisatie, en daarna te kijken hoe je dit goed kunt aanvullen met geschikte sociale media.

8.5.3 Stap 3. Kies een starttoolset met het gehele team

Na het gezamenlijk verkennen van mogelijke tools maak je keuzes met het gehele team. Maak ook afspraken over het gebruik van de tools (bijv. hoe vaak log je in, wie cc je op mails?)

8.5.4 Stap 4. Zorg voor een helpdesk

Zorg voor voldoende begeleiding bij het gebruik van nieuwe tools door regelmatig ondersteuning aan te bieden. De helpdesk kun jij zelf zijn, maar ook een ander teamlid met specifieke ervaring met een tool.

8.5.5 Stap 5. Experimenteer en creëer een experimenteercultuur in je team

Door het goede voorbeeld te geven, kun je een cultuur creëren binnen het team waarin experimenteren met tools aantrekkelijk is. Dit maakt de drempel voor teamleden om iets uit te proberen lager en zorgt ervoor dat 'fouten' of 'onhandigheden' gemakkelijker geaccepteerd worden. Het voorkomt terugtrekking uit het proces door angst voor onbekende technieken.

8.5.6 Stap 6. Introduceer eventuele nieuwe tools

Zorg dat minder ervaren teamleden geen stress en onzekerheid gaan ervaren door te veel nieuwe tools. Introduceer daarom tools stap voor stap. Als teamleden zelf aangeven naar manieren van online-samenwerking te zoeken, kun je een nieuwe tool aanbieden. Stel bijvoorbeeld dat het team zich afvraagt hoe ze elkaar snel korte, dringende vragen kunnen stellen, kun je voorstellen een instant message of chattool te gebruiken (zie Tips & Tools 2.4 voor tools).

8.5.7 Stap 7. Monitor het individuele en het teamveranderingsproces

Werken met nieuwe online-tools brengt een andere werkroutine met zich mee. Teamleden zijn bijvoorbeeld niet gewend de chat open te hebben als ze aan het werk zijn, om direct een vraag te kunnen stellen aan een collega. Besteed hier aandacht aan door zo nu en dan de manier van werken met elkaar te bespreken. Zoek gedurende het project actief contact met de teamleden om te horen hoe de ervaringen zijn. Evalueer ook met het hele team hoe het gaat en probeer indien nodig routines bij te sturen.

Het gaat er, als je technology steward bent, om dat het team routines ontwikkelt die het bereiken van het doel vergemakkelijken. Als technology steward moet je dus niet jouw eigen voorkeurstools opdringen, maar werken met de voorkeuren van het team. Je kunt wel eigen ervaringen inbrengen, maar probeer dit te presenteren als een optie waar het team gebruik van kan maken. Ook kun je nieuwe experimenten door teamleden ondersteunen en zorgen dat het teambrede gewoontes worden. Bijvoorbeeld het maken van aantekeningen in de chatruimte bij teleconferenties. Of het gebruik van deze ruimte voor het stellen van vragen.

8.6 Het lerende team

Het vermogen van een organisatie om te kunnen leren is belangrijk in een tijd waar veranderingen in de omgeving steeds sneller gaan en organisaties alleen kunnen overleven als ze zich aanpassen aan de nieuwe situatie. Teamleren is hierbij van groot belang, omdat het teams zijn die in organisaties de leerkernen vormen. In teams vinden veranderingen hun oorsprong.[4] Met andere woorden: organisaties kunnen pas leren als autonome professionals en teams leren; lerende organisaties bestaan namelijk niet, wel lerende medewerkers, managers en teams. Als individuele teamleden groeien en professionaliseren en teams als geheel leren, behalen ze goede resultaten. Op die manier is er sprake van synergie tussen de ontwikkeling van individuele professionals en groepen van professionals als teams en community's.

Een lerend team kent een cultuur waarbij het de manier van werken voortdurend aanpast aan nieuwe ontwikkelingen en feedback. Teams die goed kunnen reflecteren op hun eigen gedrag zijn waardevol omdat ze zich steeds ontwikkelen als professional en als team. Teamleren houdt onder andere in dat leden in staat zijn om te luisteren en waardevolle dialogen te voeren, zonder te snel te oordelen waardoor je je afsluit voor andere zienswijzen. Teamleden staan open om hun kennis en ervaringen te delen. Er is een cultuur waarin eerlijke, constructieve feedback gegeven kan worden. Een collegiale samenwerking houdt niet in dat je het over alles eens moet zijn, wel dat je bereid bent elkaars gezichtspunt te zien. Teams die goed kunnen reflecteren op hun eigen gedrag zijn belangrijk voor een organisatie.

Er zijn verschillende technieken en methoden om leren binnen een team te bevorderen, denk aan action learning, after action review, de Deming-cyclus (Plan, Do, Check,

---

4   Senge, Peter M. (1990). *The fifth discipline. The art and practice of the learning organisation.* New York: Random House.

Tabel 8.1 Verschillen tussen facilitatoren gericht op face-to-face-leren en 'grenzeloze' facilitatoren.

Wat een facilitator denkt die gericht is op face-to-face-leren	Wat een 'grenzeloze' facilitator denkt
Intimiteit en leren zijn optimaal in een face-to-face-bijeenkomst.	Intimiteit en leren kunnen plaatsvinden via verschillende kanalen, ook online.
Face-to-face is het beste voor een teaminterventie.	Verschillende tools en kanalen hebben hun eigen voordelen; een combinatie hiervan appelleert beter aan de individuele stijlen en voorkeuren.
Facilitatie vindt plaats in een serie van evenementen, hiertussen stopt het proces. De deelnemers zijn er dan voornamelijk zelf verantwoordelijk voor om het geleerde in de eigen praktijk toe te passen.	Facilitatie is een continu proces. Door technologie is een interventie op elk moment mogelijk.
Leren over online faciliteren gaat over het leren omgaan met de computer.	Leren over online faciliteren gaat over het leren benutten van de voordelen van verschillende media en het creëren van de juiste mix van media voor elke situatie.

Act), teamcoaching, teamconfrontatie en reflectiedagen. Iemand die hier gericht op faciliteert, kan een waardevolle bijdrage leveren. Bij een virtueel team noemt men deze persoon ook wel de 'grenzeloze facilitator'.

8.7 De grenzeloze facilitator

Lisa Kimball heeft de term 'grenzeloos faciliteren'[5] geïntroduceerd voor het faciliteren van teamleren via een geïntegreerde benadering van face-to-face-communicatie en online-interactie. De mogelijkheden die online-interactie toevoegt aan bijeenkomsten vergroot de denkcapaciteit en besluitvaardigheden van een team tijdens face-to-face-momenten. Deze worden hiermee effectiever, mits natuurlijk de voordelen van beide vormen goed worden benut en de overgangen van face-to-face naar online en vice versa goed worden gefaciliteerd. Dit kan gebeuren door een facilitator van binnen of buiten het team aan te trekken, mits hij of zij een goed begrip heeft van zowel face-to-face- als online leren. Dit vergt vaak een verandering van perspectief voor een facilitator die gericht is op face-to-face-leren. Geïnspireerd door het werk van Lisa Kimball hebben we de verschillen in mindset samengevat in **Tabel 8.1**.

Het is duidelijk dat de face-to-face-facilitator gericht is op wat er gebeurt in bijeenkomsten, terwijl de grenzeloze facilitator veel meer bezig is met het inrichten van een continu proces. De term 'grenzeloos' kun je in dit geval dus op meerdere manieren interpreteren. Grenzeloos in de zin dat het gaat om het faciliteren van een team dat leert over grenzen

---

5 De term grenzeloos faciliteren van teamleren is geïnspireerd op het artikel van Lisa Kimball et al., *Boundaryless Facilitation, maximazing team learning through boundaryless facilitation*. Te downloaden via: ▶ www.co-i-l.com/coil/knowledge-garden/vc/index.shtml

heen. En ook grenzeloos doordat de facilitator geen grenzen ziet aan momenten waarop leerprocessen plaatsvinden en gefaciliteerd kunnen worden.

In het geval van grenzeloos faciliteren wordt de traditionele flipchart aangevuld met sociale media. Face-to-face-ontmoetingen worden bijvoorbeeld uitgebreid met individuele reflectietijd door teamleden te vragen om regelmatig een bijdrage te leveren aan de weblog. Deze mogelijkheden kunnen een waardevolle impact hebben op het vermogen van een team om collectief te denken, te werken en te leren, zowel online als face-to-face.

8.8 Ontwerpen voor teamleren

Voor de grenzeloze facilitator zijn er verschillende mogelijkheden om samenwerken en teamleren te stimuleren en te ondersteunen. Allereerst heb je de face-to-face-bijeenkomsten die het voordeel hebben dat deelnemers elkaar kunnen ontmoeten. Je kunt informele leermomenten (denk aan lunches, een wandeling buiten, een borrel aan het einde van de dag) creëren of formelere bijeenkomsten op belangrijke beslismomenten, bij onduidelijkheid in het team en bij conflicten die (online) samenwerking in de weg lijken te staan. Daarnaast kun je online-activiteiten organiseren. Hiervoor kies je wanneer het niet mogelijk of nodig is om helemaal bij elkaar te komen of het voordelen heeft om online uit te wisselen. Bijvoorbeeld omdat anderen er dan op kunnen reageren, of omdat er meer ruimte is voor iedereen om te reageren. De opgave voor de facilitator is om ruimte te scheppen voor het team om nieuwe invalshoeken te zien. Een team kan blijven hangen in een bepaald interactiepatroon. Bij veel teams blijkt de set met werkprincipes en procedures die bij de start ontwikkeld worden bepalend te zijn voor het verdere functioneren.[6] Het leren van een team houdt in dat het web van communicatie en cultuur dynamisch blijft en de werkprincipes zich blijven ontwikkelen.

De facilitator kan het team stimuleren tot leren en nieuwe betekenissen creëren door de inzet van bepaalde sociale media. Een interventie kan bijvoorbeeld zijn het op Twitter volgen van andere teams die bezig zijn met vergelijkbare taken. Ook kan het team begeleid worden om in sociale media op zoek te gaan naar andere gezichtspunten. Door het aanleren van online-luistervaardigheden en radars kan het team een groter oplossend vermogen ontwikkelen, waarbij veel informatie wordt verwerkt door het team. Een andere interventie kan zijn het laten rondzingen en vasthouden van informatie, op zo'n manier dat het wordt vastgelegd op een overzichtelijke en toegankelijke wijze. Je bouwt als het ware een collectief geheugen op. Hierbij kan zowel een wiki als een discussieforum en een social network-platform een geschikte socialemediatool zijn. Nieuwe media op zich kunnen al een impuls geven aan de energie van het team, met name media die creativiteit stimuleren. Bijvoorbeeld door mensen te vragen een fotoverhaal of filmpje te maken.

Waar moet je specifiek op letten als grenzeloze facilitator? Lisa Kimball[7] schetst de volgende vier processen die belangrijk zijn in een team.

---

6 Homan, dr. T.H. (2001). Faciliteren van het leren van teams. In: *Handboek effectief opleiden*, december 2001.
7 Kimball, Lisa et al. (2001). *Boundaryless facilitation: maximizing team learning through boundaryless facilitation*. Te downloaden van: ▶ www.co-i-l.com/coil/knowledge-garden/vc/boundaryless_facilitation.doc

1. Onderlinge relaties opbouwen en onderhouden
   Zorg dat er voortdurend gelegenheid is voor teamleden om elkaar te leren kennen en contact te onderhouden. Zoals je in een face-to-face-situatie niet direct over de inhoud begint als je elkaar voor het eerst ontmoet, kun je het ook online zo organiseren dat de kennismaking een persoonlijk tintje krijgt. Als facilitator kun je hierin een belangrijke rol vervullen door specifieke vragen te stellen die deelnemers uitnodigen bepaalde informatie met elkaar te delen. Met het oog op gezamenlijk leren is er een bepaalde mate van vertrouwen nodig om persoonlijke ervaringen te delen en je kwetsbaar op te durven stellen. Ook het waarderen van ieders talenten kan bijdragen aan een sfeer van openheid en collectief leren. Als facilitator kun je hierin een voorbeeldrol vervullen.
2. Verscheidenheid in de groep benutten
   Ieders ideeën en gedachten zijn waardevol om te horen en te delen. Wanneer je merkt dat er in het team sterke verschillen zijn in interactiestijlen en onderlinge dynamiek (bijvoorbeeld een paar teamleden die duidelijk vaker het woord voeren), dan kan het juist een goede keuze zijn om een dialoog online te voeren. Online gaat het er minder snel om wie een bepaalde bijdrage heeft geleverd en teamleden hebben de mogelijkheid om even tijd te nemen en over hun reactie na te denken alvorens deze te plaatsen. Je kunt ook online-tijd gebruiken om een situatie met elkaar te verkennen door het stellen van vragen en uitwisselen van gedachten. In een face-to-face-bijeenkomst probeer je vervolgens een gezamenlijk beeld te destilleren aan de hand van een dialoog of discussie.
3. Besluiten nemen
   Emoties, relaties en bepaalde krachtenvelden kunnen een belangrijke invloed hebben op de keuzes die uiteindelijk gemaakt worden. Als je bij dit proces kiest voor het gebruik van sociale media, is het belangrijk om, als je als facilitator denkt dat de keuzes gemaakt zijn, dit ook bij de groep te checken. In een face-to-face-bijeenkomst zie je vaak wel of teamleden zich aan een keuze committeren of niet. Als je dan te snel gaat, fluit de groep je wel terug. Dit gebeurt online minder snel. Dan helpt het om vragen te stellen als: 'Wat verrast je in de keuzes die we nu hebben gemaakt?' en 'Wat winnen we door het zo te gaan doen?' Ook kun je de teamleden één voor één vragen of ze zich kunnen vinden in het besluit dat is genomen.
4. Acties benoemen en uitvoeren
   Wat je wel hoort is de gedachte dat het echte werk gebeurt in de face-to-face-bijeenkomsten. Het voorbereiden van de bijeenkomsten en het opvolgen van afgesproken taken gebeurt dan online. Zorg daarbij dat je het commitment hebt van alle teamleden. Het kunnen stellen van goede vragen is hierbij een belangrijke vaardigheid van de facilitator. Stel vragen zoals: 'Wat kunnen we doen om te voorkomen dat we van het pad afraken waar we ons nu aan committeren?', 'Wat kan ons gezamenlijke leren in de weg staan waar we het nu nog niet over hebben gehad?' en 'Wat verwachten we de komende tijd van elkaar? En hoe gaan we elkaar daarin aanspreken?' Om afgesproken deadlines kracht bij te zetten kan het helpen om een teleconferentie te plannen waarin je de acties gezamenlijk bespreekt. Dit werkt toch als een goede 'stok achter de deur'.

[Praktijkverhaal 22]

Een wiki als tool voor het verzamelen van onderzoeksgegevens
Arjan: 'De HRD-afdeling van een grote overheidsorganisatie vindt het belangrijk om in nauwe verbinding te staan met managers en de vraagstukken die zij zien als belangrijk in de dagelijkse werkpraktijk. Wat zich daar voordoet is belangrijke input voor het corporate leeraanbod. Begin 2008 hebben vijf opleidingsadviseurs zich als taak gesteld om in gesprek te gaan met alle managers (circa 200), om zo opnieuw goed zicht te krijgen op de huidige en gewenste werksituatie en de daarbij behorende leerbehoefte. Al deze gesprekken zijn gevoerd in een periode van zes maanden.
Vraag die bij het ontwerp opkwam was: hoe kunnen we op een prettige manier de gegevens van deze gesprekken verzamelen? We willen voorkomen dat er van elk gesprek een uitgebreid gespreksverslag wordt gemaakt. En daarbij lijkt het ons ook waardevol om gedurende het proces de opbrengsten tot dan toe te bekijken om daarmee de komende gesprekken voortdurend aan te scherpen.
Als facilitator heb ik een wiki geïntroduceerd. Als eerste heb ik aandacht besteed aan de structuur van de wiki en de bekwaamheid van de opleidingsadviseurs om met deze wiki te kunnen werken. De structuur bepaalde het gebruiksgemak. Met structuur bedoel ik dan de inhoudelijke opbouw van de wiki: duidelijke weergave van de pagina's waaruit de wiki is opgebouwd, tabellen die analyse van gegevens makkelijk maken, formats van pagina's zodat je allemaal op een uniforme manier kunt werken in het document. Als gebruiker van de wiki moet je snel je belangrijkste bevindingen op de juiste plek kunnen toevoegen. En daarbij ook makkelijk kunnen zien wat anderen hebben toegevoegd.
Verder heb ik een paar momenten ingebouwd waarop we gezamenlijk en face-to-face naar de wiki hebben gekeken om al eens te reflecteren op de verzamelde opbrengst. Dat bleek ook een moment om onduidelijkheden bij het gebruik van de wiki te bespreken, of iets aan de structuur te veranderen. Een mogelijkheid die we in de loop van de tijd hebben toegevoegd is dat we ook anderen toegang hebben gegeven tot de wiki. Managers die we hadden gesproken, onderwijskundigen die nieuwsgierig waren. Hiermee kreeg de wiki voor de opleidingsadviseurs nog meer waarde.
Terugkijkend heeft de wiki als online-werkplatform goed gewerkt. We moesten er even inkomen. Maar zeker toen het niet meer alleen een platform was waar de opleidingsadviseurs hun verslaglegging deden, werd het een aantrekkelijke omgeving.'

8.9 Specifieke interventies bij teams

Effectieve groepen produceren wat de klanten van het team willen, zijn in staat dat in de toekomst ook te doen en doen het op een manier waarbij de teamleden zich goed voelen. Echter, niet alle groepen zijn al meteen zo effectief. Bion[8] heeft een aantal mogelijkheden van disfunctioneren beschreven vanuit de gedachte dat iedere groep een collectief onbe-

---

8 Bion, W.R. (1961). *Experiences in groups*. London: Tavistock.

wuste kent, dat sterker een rol gaat spelen bij spanningen. Als dit gebeurt, voeren emoties vaak de boventoon, waardoor het kan gebeuren dat goede ideeën worden weggewuifd terwijl slechte ideeën worden omarmd. Een specifieke interventie door een facilitator kan helpen om het teamfunctioneren te verbeteren.

Een grenzeloze facilitator kiest vanuit een bepaalde context voor de beste interventie: online, face-to-face of een combinatie van beide. Wellicht kan een bepaalde discussie of reflectie online in een nieuw medium wel helpen om het team door te ontwikkelen richting productief samenwerken. Zo kan het veiliger zijn om online feedback te geven of te incasseren, je hebt dan geen last van 'gezichtsverlies'. Tegelijkertijd zullen problemen in het team opgelost moeten worden door inzet van de leden. Als leden niet bereid zijn hieraan te werken en naar elkaar te luisteren, zullen online-tools ook niet helpen. Het is aan de facilitator om hier keuzes in te maken. Het slim inzetten van online-tools bij een teaminterventie kan op drie manieren een voordeel bieden boven face-to-face-interventies:

1. Kies asynchrone onlinetools (dit zijn tools waarbij je niet tegelijk online hoeft te zijn om te communiceren, zie Tips & Tools 2.7) om bepaalde onzekerheden of conflicten op een rustige manier te bespreken in het team. Ten eerste dwingen asynchrone tools teamleden om goed na te denken en goed te formuleren. Je typt langzamer dan je praat. Ten tweede dwingen asynchrone tools je om rustig te lezen of te luisteren zonder dat emoties hoog oplopen. Bovendien is er geen limiet aan het aantal reacties. Het nadeel is dat ook bij tekst de intentie van de communicator verkeerd kan worden geïnterpreteerd; dit is iets waar je als facilitator attent op moet zijn.
2. Kies nieuwe tools om een andere dialoog te faciliteren over een onderwerp waar het team op vastloopt. Zo kun je de groepsdynamiek proberen te doorbreken en een andere manier van praten stimuleren. Andere media kunnen andere participatie bevorderen. Een groeps-chat via tekst bijvoorbeeld zal andere groepsleden meer stimuleren om hun mening te ventileren dan een face-to-face-groepsgesprek. In het geval van onbekendheid met de tools zullen teamleden vooral naar de technology steward kijken voor begeleiding, wat een opening oplevert richting oplossingen. Maak gebruik van het feit dat dominante leden niet zo snel de boventoon zullen voeren in een voor hen onbekende omgeving. Een slimme combinatie van toolkeuze, methode en gesprekstechniek is hierbij cruciaal.
3. Breng nieuwe energie in moegestreden teams door 'energierijke' tools te gebruiken. Een team kan enthousiast worden van het werken aan een mooie wiki, of het uitproberen van chatten. Het is belangrijk dat het verkennen van de nieuwe tool humor en creativiteit bij de leden katalyseert. Hier zijn geen stelregels voor te geven, dit is een kwestie van uitproberen.

8.10 Afsluiting deel 2: Sociale media beïnvloeden het leren en samenwerken in organisaties

In juli 2003 werd duidelijk dat het SARS-virus 8000 mensen had besmet in 26 landen. Een virtueel netwerk van elf laboratoria over de hele wereld werd gevormd om het virus te onderzoeken en te bestrijden. Het netwerk werkte met een website, e-mail en dagelijkse teleconferenties.[9] Binnen een maand werd het virus in kaart gebracht. Dit voorbeeld laat zien dat we eigenlijk al jaren virtueel samenwerken, dankzij internet en e-mail. Met sociale media is dit echter op een nog grotere schaal mogelijk vanwege de mogelijkheid tot delen van informatie en ervaringen zonder direct contact.

Het is nog te vroeg om aan te geven welke effecten sociale media precies zullen hebben op leren en samenwerken in organisaties, maar dat ze impact gaan hebben op de wijze waarop binnen organisaties maar ook tussen organisaties en andere partijen wordt geleerd en samengewerkt, is zeker. Of gaat de organisatie als vorm verdwijnen en plaatsmaken voor netwerken? Wij denken van niet, maar het is lastig te voorspellen. Voorlopig zijn het vooral de organisaties en professionals die met de nieuwe mogelijkheden om weten te gaan die hier nu voordelen bij hebben. Veel organisaties zullen nog niet klaar zijn om optimaal gebruik te maken van sociale media.

Sociale media zijn krachtige tools voor informeel leren die de autonome positie van professionals binnen organisaties zullen versterken. Hierdoor zullen organisaties 'platter' worden en meer een netwerkstructuur krijgen. De opkomst van sociale media sluit ook aan bij het nieuwe werken, waarbij professionals meer vrijheid krijgen om te bepalen hoe en waar ze werken. Binnen organisaties is er een groeiende erkenning voor de autonome kracht van professionals en hun drive om zich te ontwikkelen, kennis te vergaren.[10] Leren als een persoonlijk ontwikkelingstraject in plaats van het volgen van standaard bedrijfstrainingen. Werken als persoonlijke ontwikkeling naast een manier om je geld te verdienen. Er is meer aandacht voor professionaliseringsprocessen dicht bij de praktijk. Dit sluit aan bij een groeiende deelname van professionals aan online-community's en netwerken.

Sociale media bieden professionals een manier om te professionaliseren op een manier die aansluit bij hun voorkeursleerstijlen. Een breed scala aan stijlen wordt bediend door het brede aanbod, zo zijn er podcasts en video's voor meer auditief en visueel ingestelde mensen. De ervaring met diverse sociale media zal langzamerhand groter worden en het wordt normaler om er gebruik van te maken, ook binnen organisaties. Medewerkers zullen in de toekomst meer gewend zijn om ermee te werken en zullen voorkeuren ontwikkelen voor bepaalde tools. Men wordt wellicht kritischer als het gaat om gebruikersvriendelijkheid en de mogelijkheid van een tool om deze te integreren met andere werkroutines. Daarnaast kan het gebeuren dat mensen juist makkelijker worden in het gebruik van nieuwe tools. Ze krijgen er handigheid in. Zo blijkt dat bij jonge werknemers de gewenning aan nieuwe werkmethoden heel soepel gaat.[11]

De schotten tussen specialismen en afdelingen kunnen makkelijker verdwijnen en dat biedt kansen voor integratie van kennis, interdisciplinair werken en innovatie. De open uitwisseling van informatie, ervaringen en meningen via sociale media faciliteert innovatie omdat professionals via weblogs en forums makkelijk 'over de schutting' kunnen kijken.

---

9   Callahan, S., Schenk, M. & White, N. *Building a collaborative workplace*. Te downloaden via: ▶ www.anecdote.com.au/whitepapers.php?wpid=15
10 Zie bijvoorbeeld: De nieuwe professional: het belang van autonomie en persoonlijk ondernemerschap. *HRD Thema* nummer 1, 2004.
11 Bron: Het nieuwe werken is vooral een management vraagstuk. *Management Team* 29-05-09.

Organisaties die hiervan profiteren, zullen meer werken in partnerschappen en allianties en samen met zelfstandigen. Maar ook zelfstandigen werken samen in netwerken. Deze teams overbruggen niet alleen een afstand, maar ook tijdszones, cultuur en taalverschillen.

De grenzen van de organisatie worden poreuzer. Samenwerken over de grenzen van organisaties heen is makkelijker geworden door sociale media. Het aansluiten bij community's waar je inspiratie kunt vinden en partners om samen mee te leren is niet meer afhankelijk van plaats en tijd. Er zal meer en makkelijker worden uitgewisseld in community's of practice tussen organisaties. Dit is een ontwikkeling die zeker ondersteund, zo niet aangedreven wordt door de mogelijkheden die online-tools bieden. Er ontstaan vrijwilligersteams, netwerken van zelfstandigen, community's in organisaties en tussen organisaties.

Als laatste zal de HRD-praktijk hoogstwaarschijnlijk ook beïnvloed worden door sociale media. HRD-professionals, kennismanagers en organisatieadviseurs die zich met collectief leren bezighouden, zullen sociale media bewust in gaan zetten. Het organiseren van leren beperkt zich niet meer tot face-to-face-evenementen. In het volgende deel zullen we ons hierop richten: hoe kun je leerinterventies ontwerpen en faciliteren met behulp van sociale media? Het ontwerpen van leertrajecten die deels online plaatsvinden zal aan bod komen, evenals de rol van de onlinefacilitator of trainer. Het hele hoofdstuk is bezien vanuit een breder perspectief op leren en leerinterventies die een bepaalde mate van facilitatie kunnen gebruiken.

8.11 Tips & Tools bij deel 2: Sociale media in organisaties

8.11.1 Wat kun je als organisatie doen om veiligheidsrisico's te verminderen?

- Installeer softwarepakketten met socialemediafuncties die je alleen intern binnen de firewall van de organisatie gebruikt. Een voorbeeld hiervan is Wordpress voor blogs, of het Winkwaves kenniscafé voor intern social bookmarking. Het nadeel hiervan is dat je de informatie ook afschermt en deelname door mensen buiten de organisatie erg moeilijk (zo niet onmogelijk) maakt.
- Stel richtlijnen op voor het delen van informatie over het bedrijf op internet. Als je geen richtlijnen geeft, gaan werknemers die zelf bepalen. Het kan goed zijn een leidraad (zie Tips & Tools 2.2) op te stellen, te bespreken en levend te houden.
- Creëer bewustzijn onder de medewerkers over bovengenoemde veiligheidsissues, over het feit dat informatie op internet anderen in gevaar kan brengen en wat beschermde en publieke informatie is.
- Geef praktische ondersteuning aan werknemers. Je kunt werknemers bijvoorbeeld helpen met een goede strategie voor wachtwoorden: niet overal hetzelfde wachtwoord gebruiken.
- Let op de betrouwbaarheid van socialemediaservices die je gebruikt. Zo kun je kijken wie er al gebruik van maken, hoelang het al bestaat, of de service genoemd wordt op

algemene socialemediasites zoals Seomoz web2.0 awards, of google op de naam van de service in combinatie met 'review' om te zien wat anderen over de service zeggen.
- Zorg dat je goede back-ups maakt van belangrijke informatie, zodat die niet verloren gaat als de service failliet gaat.
- Besteed aandacht aan het feit dat het gebruik van sociale media wellicht een verzwaring betekent voor de IT-afdeling, die als taak heeft de veiligheid van informatie te waarborgen.[12]

8.11.2 Prototype van socialemediarichtlijnen voor een organisatie

Veel werknemers zijn online actief en nemen deel aan online-community's en online-conversaties. Hoe kun je dit als organisatie in goede banen leiden? De volgende regels kunnen behulpzaam zijn:
1. Probeer waardevolle informatie toe te voegen. Jouw kennis en kunde maakt deel uit van de organisatie. Wat jij communiceert draagt bij aan de beeldvorming.
2. Spreek in de eerste persoon, en gebruik je eigen stem en persoonlijkheid.
3. Wat je schrijft zal lang zichtbaar zijn, denk hieraan als je iets online plaatst.
4. Socialemedia-interacties gaan uit van persoonlijk contact. Identificeer je daarom met je eigen naam en waar relevant als medewerker van de organisatie.
5. Respecteer copyrights.
6. Schrijf niet over klanten en partners of vrijwilligers zonder toestemming te vragen.
7. Converseer en wees geen promotor of marketeer. Praat zoals je met andere professionals praat. Nodig mensen uit om te reageren en reageer ook op andere mensen.
8. Wees niet alleen intern gericht. Link ook naar externe blogs, artikelen van andere organisaties enzovoort.
9. Deel geen informatie die confidentieel is.
10. Doe voldoende onderzoek als je iets deelt, zorg dat de feiten kloppen.
11. Vertel het de organisatie als je een blog hebt of andere online-aanwezigheid waar je professionele informatie deelt.

Een aantal bronnen:
- Een modelprotocol voor het onderwijs, ontwikkeld door de besturenraad: ▶ www.besturenraad.nl/content/modelprotocol-sociale-media
- Een protocol voor het onderwijs van mediawijzer.net en CNV onderwijs: ▶ http://dossiers.kennisnet.nl/dossiers/mediawijsheid/cnv-onderwijs-publiceert-sociaal-media-protocol/
- Handreiking artsen en social media: ▶ http://knmg.artsennet.nl/Nieuws/Nieuwsarchief/Nieuwsbericht-1/KNMG-publiceert-handreiking-social-media-voor-artsen.htm

---

12 Bron: Interview met Rolf Kleef van Nivocer (▶ www.drostan.org).

- Handreiking sociale media voor verpleegkundigen door V&VN: ▶ www.nursing.nl/verpleegkunde/recht-en-ethiek/nieuw/7834/handreiking-social-media-voor-verpleegkundigen
- American Cancer Society High Plains Social Media Guidelines: ▶ http://501derful.org/economics/american-cancer-society-high-plains-social-media-guidelines/
- 16 social media guidelines used by real companies: ▶ http://econsultancy.com/blog/5049-16-social-media-guidelines-used-by-real-companies
- Red Cross Online Communications Guidelines: ▶ http://sites.google.com/site/wharman/social-media-strategy-handbook
- IBM's social computing guidelines: ▶ www.ibm.com/blogs/zz/en/guidelines.html
- 118 Policies for social media governance: ▶ http://socialmediagovernance.com/policies.php

8.11.3 Literatuurtips sociale media en social marketing

Smart business, social business benadrukt het belang van intern beginnen bij het gebruik van sociale media gelet op het onderhouden van klantrelaties. In plaats van een 'social brand' (een organisatie met aanwezigheid op kanalen als Facebook) is het belangrijk echt een 'social business' te worden. Michael Brito, *Smart Business, Social Business, A playbook for social media in your organizations.* 2012, Que USA.

In het boek *Organisations don't tweet, people do* wordt vanuit de ervaring van Euan Semple als kennismanager beschreven wat je met sociale media kunt als manager. Andrew McAfee, Euan Semple, *Organisations don't tweet, people do. A manager's guide to the social web.* 2012, Wiley Publishers.

The Groundswell is een boek dat ingaat op de klantrelaties van een bedrijf met sociale media. De auteurs laten zien op welke manier organisaties winst behalen, geld besparen en meer betrokken klanten krijgen door het gebruik van sociale media. Charlene Li and Josh Bernoff, *The Groundswell, Winning in a world transformed by social technologies*, 2008, Harvard Business Press.

The Whuffie Factor beschrijft de kracht van social marketing en benadrukt het belang van luisteren en integreren van feedback. Dit is de manier om 'whuffie', goodwill op te bouwen. Tara Hunt, *The Whuffie Factor, Using the power of social networks to build your business*, 2009, uitgeverij Crown Business.

Tribes van Seth Godin is een interessant boek dat ingaat op de rol die ieder individu kan spelen als leider van een 'tribe', een groep mensen met een passie voor een bepaald onderwerp of doel. Seth Godin, *Tribes, We Need You to Lead Us*, 2008, Penguin Group.

Wikinomics, geschreven door Don Tapscott en Anthony D. Williams. Ze beschrijven de belangrijkste succesfactoren van de socialemedia-economie: wees open, wissel informatie uit, deel informatie en producten met iedereen, werk wereldwijd zonder grenzen. De grote kracht van dit boek is de veelheid aan praktijkvoorbeelden van bijvoorbeeld Flickr, Wikipedia, YouTube, Second Life en Procter & Gamble. Don Tapscott and Anthony D. Williams, *Wikinomics, How Mass Collaboration Changes Everything*, 2006, Penguin Group.

Marketing to the social web is geschreven door Larry Weber. Hij helpt bedrijven begrijpen hoe ze hun klantrelaties kunnen veranderen door het bouwen van online-community's. Larry Weber, *Marketing to the social web*, 2009, uitgeverij Wiley.

Getting to First Base is een heel toegankelijk marketingboek over sociale media door Darren Barefoot en Julie Szabo. Wellicht waardevol om mee te starten voor degenen die nog niet zo thuis zijn in dit onderwerp.

Smart Business, social business, A playbook for social media in your organization door Michael Brito gaat in op het idee dat het gebruik van sociale media op zich geen sociale business oplevert. Hiervoor is een radicalere verandering nodig. Uitgegeven door Que, Indiana, USA, 2012.

8.11.4 Tools voor realtime samenwerking (synchrone tools)

Online-teleconferentietools

Deze tools stellen je in staat een groepsgesprek te voeren, met Skype tot 25 personen. Skype heeft tevens een chatfunctie, zodat je tijdens het gesprek een verslag kunt bijhouden. Net als in een gewone vergadering is ook hier de manier waarop het proces gefaciliteerd wordt het belangrijkst. Via het gebruik van de betaalde service 'skypeout' kun je ook mensen op hun mobiele telefoon of vaste nummer inbellen. Via een telefoonbrug kun je zorgen dat mensen zowel met een vaste of mobiele telefoon als via Skype kunnen inbellen op dezelfde teleconferentie.

Voorbeelden: Skype (▶ www.skype.nl), VOIPbuster (▶ www.voipbuster.com) en GoogleTalk (▶ www.google.com/talk).

Webconferencing/webinars

Webconferencing lijkt op teleconferenties, alleen zijn bij webconferencing tools met functies zoals hand opsteken, een whiteboard of het opnemen van de teleconferentie beschikbaar. Vaak is er ook de mogelijkheid om een presentatie te delen.

Voorbeelden: Gotomeeting (▶ www.gotomeeting.com), Webex (▶ www.webex.com), Elluminate (▶ www.elluminate.com), Adobe Connect (▶ www.adobe.com/nl/products/connect/), Bigmarker (▶ www.Bigmarker.com), Meetingburner (▶ www.meetingburner.com) en vele andere. De laatste twee zijn ook gratis te gebruiken.

Videoconferencing

Als je een webcam hebt, kun je via de bovengenoemde tools ook een videoconferentie opzetten. Het geluid kan echter wel slechter worden omdat de videofunctie ook bandbreedte gebruikt. Ook kost het vaak wat moeite om alles goed werkend te krijgen. Hoewel het een voordeel lijkt om elkaar te zien, geeft het door de vertraging in beeld en geluid niet dezelfde ervaring als bij face-to-face-contact. Een foto kan dan wellicht ook goed dienst doen. Via een Google Hangout kun je ook makkelijk een videobijeenkomst beleggen. Dit kan met maximaal tien personen die wel een Google-account moeten hebben (▶ www.google.com/+/learnmore/hangouts/).

Teleconferenties per telefoon
Via Familieberaad van KPN (▶ http://www.familieberaad.nl), Easy Conference (▶ www.easyconference.nl/nl) of Call4conference (▶ www.call4conference.nl) kun je per telefoon met meerdere mensen tegelijkertijd bellen. Het is makkelijk te organiseren, want je kiest zelf een code en hoeft niets van tevoren te boeken. Check of alle deelnemers naar 0900-nummers mogen bellen. Bij Easy Conference is het ook mogelijk de kosten voor de deelnemers te betalen of vanuit het buitenland in te bellen.

Opnemen van teleconferenties
Bij kennisintensieve conferenties met bijvoorbeeld een gastspreker kan het goed zijn de teleconferentie op te nemen en via mp3-formaat beschikbaar te maken, zodat de deelnemers of mensen die er niet bij konden zijn het later via de computer of iPod kunnen beluisteren. Call4conference heeft een opnamefunctie (▶ www.call4conference.nl), net als de meeste webinar-programma's. Het opnemen van Skype-conferenties kan bijvoorbeeld via het gratis programma MP3 Skype Recording (▶ http://voipcallrecording.com/) of Hotrecorder (▶ www.hotrecorder.com) of Pamela voor Skype. Vraag wel altijd aan het begin of mensen er geen bezwaar tegen hebben dat de teleconferentie wordt opgenomen.

Chattools
Met deze tools kan je via tekst berichten uitwisselen, een-op-een of in een groep. Je kunt zien of iemand online is en dan snel een berichtje sturen. Het is makkelijk voor korte lijnen in communicatie: even iets afstemmen, horen waar iemand mee bezig is. Gebruik van deze tools tijdens het werk geeft een gevoel van samenzijn en samenwerking.

Voorbeelden: Yahoo Messenger (▶ http://messenger.yahoo.com), MSN (▶ www.msn.com), Gabbly (▶ http://home.gabbly.com), Meebo (▶ http://www.meebo.com) en Skype (▶ www.skype.com). Met Meetingswords (▶ www.meetingwords.com) kun je een chatruimte aanmaken waarvoor mensen geen account hoeven te hebben.

Afspraken maken
Met al die verschillende agenda's is afspraken maken vaak een enorme klus. Er zijn webtools die dit proces een stuk makkelijker maken. Iemand kiest een aantal geschikte data, waarop de overige teamleden kunnen aangeven welke data wel en niet uitkomen. Je ziet de reacties van teamleden die je voor waren met invullen.

Voorbeelden: Meetingwizard (▶ www.meetingwizard.com), Datumprikker (▶ www.datumprikker.nl) en Afspreken (▶ www.afspreken.nl).

Screensharingtools
Een screensharingtool laat je je computerscherm delen met iemand aan het andere einde van de wereld. Zo kun je aan je team laten zien hoe je bepaalde tools gebruikt, of hoe de presentatie voor morgen eruitziet. Handig in combinatie met een teleconferentietool zoals Skype.

Voorbeelden: Join.me (▶ https://join.me/), Vyew (▶ www.vyew.com) of Screenleap (▶ http://www.screenleap.com/). Bij Skypeconferenties kun je nu ook je scherm delen.

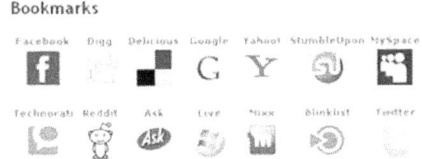

Figuur 8.1 Symbolen van social bookmarking-systemen.

Samen video kijken

Er zijn speciale tools waarmee je samen een of meerdere YouTube- of andere video's kunt bekijken. Dit kan bijvoorbeeld met een Google Hangout (tot maximaal 10 deelnemers; ▶ www.google.com/±/learnmore/hangouts/). Het kan ook met Synchtube (/▶ www.synchtube.com/) of Watch2gether (▶ www.watch2gether.com).

8.11.5 Gebruikmaken van social bookmarking in een project

Bij de start van een project kun je als team besluiten eerst eens op internet op zoek te gaan naar waardevolle bronnen. Maar wat doe je met deze informatie als je het gelezen hebt? Waar bewaar je het? Als je hier een social bookmarking-tool voor gebruikt, dan kunnen anderen vinden wat jij opslaat. Herken je een van deze symbolen? Het zijn allemaal symbolen die verwijzen naar social bookmarking-systemen (◘ Figuur 8.1).

Om bookmarks terug te kunnen vinden en te sorteren zijn ze gegroepeerd aan de hand van 'tags'. Tags zijn kernwoorden die omschrijven waar de webpagina over gaat, bijvoorbeeld over 'sociale media', 'leren', 'collectief_leren' of 'organisatieleren'. Je kunt er ook voor kiezen een eigen unieke 'tag' te bedenken die nog niet gebruikt wordt door anderen. Als je dit onderling afspreekt, deel je de bookmarks met deze tag met alleen de teamleden. Een voorbeeld is waatwaat over wiki's (zie ▶ www.delicious.com/tag/waatwaat) of nptech voor 'technology for non profit'-bronnen: ▶ www.delicous.com/tag/nptech. Zo bouw je een waardevolle online-bibliotheek op.

Tips voor gebruik van social bookmarking in een team:
- Kies een social bookmarking-programma waar je zelf vertrouwd mee bent of dat je al gebruikt. Enkele belangrijke programma's zijn Delicious (▶ www.delicious.com), Digg (▶ http://digg.com) en Diigo (▶ http://www.diigo.com).
- Maak een kleine opstap om in het team te laten zien wat je ermee kunt, aansluitend bij een aantal tags en bookmarks die aansluiten bij onderwerpen waar de teamleden mee bezig zijn.
- Voor veel bookmarking-programma's kun je een aantal buttons op je computer installeren (vaak in de internetbalk), die je gebruikt om een link toe te voegen. Je zou dit met het team samen kunnen doen. Dit is namelijk net even een activiteit die drempelverhogend werkt en waar mensen tegenop kunnen zien. Na het installeren kost het bijna geen moeite om een webpagina te taggen.

- Ga met elkaar na over welke onderwerpen je informatie verzamelt of wilt verzamelen. Wat zijn karakteristieke termen?
- Een interessante internetpagina toevoegen is gebeurd met één klik op de knop. Een korte omschrijving van het artikel of de inhoud van de pagina kan echter wel prettig zijn om eraan toe te voegen. Dit vraagt iets meer tijd, maar bij het terugzoeken of delen met anderen betaalt het zich zeker terug.
- Als je met een online-werkomgeving werkt, dan is het handig om ergens een overzicht van de webpagina's die worden gebookmarkt op te nemen. Door het gebruiken van de RSS-feed onder aan de pagina kun je dit overzicht op andere plaatsen laten zien. Zo kunnen teamleden deze RSS-feed toevoegen aan hun RSS-lezer (zie Tips & Tools 1.2).
- Waardeer als toolgids wat er gebookmarkt wordt. Dit kan je doen door zo nu en dan een mailtje rond te sturen met een aantal bookmarks dat iemand uit het team heeft opgeslagen en die jij ook interessant vindt. Geef daarbij aan wat de link je heeft opgeleverd, wat je er in het werk mee hebt gedaan. Of door het bookmarken zo nu en dan terug te laten komen in een teambijeenkomst. Daarbij is het belangrijk de uiteindelijke toepassing centraal te stellen. Uiteindelijk gaat het er niet om zo veel mogelijk internetpagina's te bookmarken, maar om er in het werk iets mee te doen.

8.11.6 Twitter-hashtags

Voor aanmelding en starten op Twitter, zie Tips & Tools 1.7. Nu gaan we dieper in op hashtags.[13] Wat zijn hashtags? Dat zijn de woorden of soms afkortingen die met een hekje beginnen, bijvoorbeeld #collectiefleren. De hashtag is favoriet bij het organiseren van conferenties en andere bijeenkomsten. Het is ook een manier voor groepen twitteraars om informatie over een bepaald onderwerp te organiseren.

Hashtags zoeken?
Op Twitter zul je veel hashtags voorbij zien komen. Als je wilt weten wat een bepaalde hashtag betekent (en of hij voor jou interessant kan zijn) kun je gebruikmaken van een of meer van de volgende tools:
- Whatthetrend (▶ www.whatthetrend.com) geeft aan welke hashtags er rondgaan op Twitter.
- Op Twubs (▶ www.twubs.com) kun je zoeken naar een bepaalde hashtag en vind je er ook andere media bij zoals foto's (◧ Figuur 8.2).

Hashtags volgen?
Je kunt hashtags volgen via tools zoals:
- Hashtags (▶ http://hashtags.org).

---

13 Bron: ▶ http://mashable.com/2009/05/17/twitter-hashtags

8.11 · Tips & Tools bij deel 2: Sociale media in organisaties

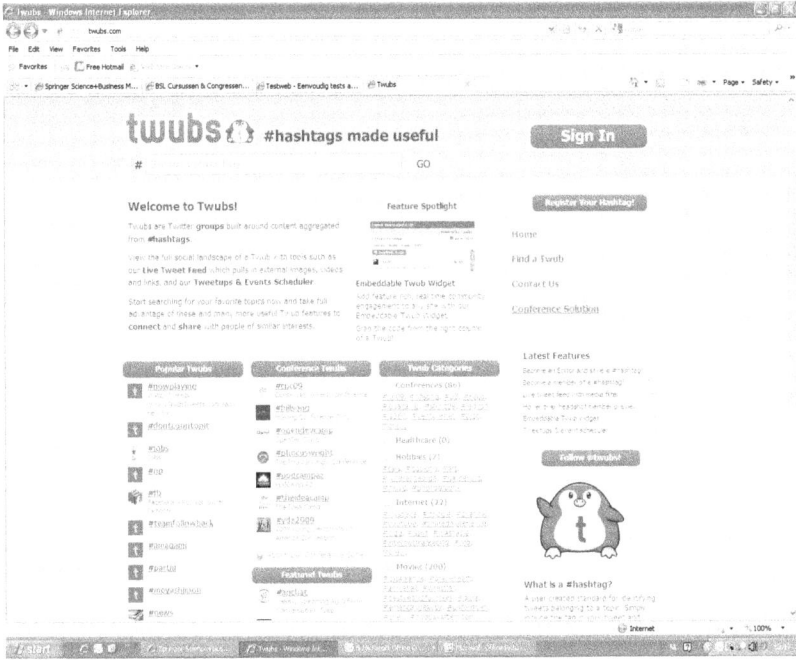

Figuur 8.2 Twubs.

- Monitter (► http://monitter.com).
- Twitterfall (► http://twitterfall.com).
- Op Twubs vind je ook Twittergroepen rond hashtags (► http://twubs.com).

Hashtags ontwerpen?

Ben je zelf een evenement aan het organiseren en wil je een hashtag gebruiken, dan moet je op het volgende letten. Kies een hashtag vroeg genoeg, en neem een hashtag die makkelijk te onthouden is. Bovendien moet hij uniek zijn en slaan op het evenement zelf. Informeer de deelnemers op verschillende manieren over de hashtag: op de site, op Twitter en bij de openingsspeech. Maak een widget voor mensen die Twitter niet kennen. Een widget kan ervoor zorgen dat de conversaties ook te volgen zijn voor mensen die niet op Twitter zitten. Je kunt hiervoor een tool gebruiken zoals Widgetbox of Tweetgrid.

Hashtag gebruiken?

Er zijn enkele ongeschreven regels voor het gebruik van hashtags op Twitter. De belangrijkste is dat je niet alleen in hashtags moet twitteren. Dit maakt het oninteressant voor mensen die je volgen en niet geïnteresseerd zijn in bepaalde onderwerpen. Verder is het om dezelfde reden goed om de betekenis van een bepaalde hashtag die je gaat gebruiken uit te leggen. Gebruik een tweet om een korte uitleg te geven.

Hashtags archiveren?
Je kunt een Twitter-hashtaguitwisseling ook bewaren via Twapperkeeper (▶ http://twapperkeeper.com) of Twistory (▶ http://twistory.net/), waarmee je het aan je online-agenda kunt koppelen.

8.11.7 Sociale media voor het communiceren met collega's terwijl je niet tegelijk online bent (asynchrone tools)

Microbloggingtools
Bijvoorbeeld Twitter (▶ http://twitter.com), Yammer (▶ www.yammer.com) of Jaiku (▶ www.jaiku.com); Sharetronix (▶ http://sharetronix.com/opensource) voor intern microbloggen.

Wikitools
Een wiki is heel geschikt wanneer je samen aan een document wilt werken, samen een omgeving wilt inrichten waarin je met elkaar werkt. Een bekend voorbeeld van een wiki is de Wikipedia (▶ www.wikipedia.nl). Bij gebruik van een wiki is het prettig als iemand uit het team de structuur maakt. En het vraagt even wat verkenning om de werkwijze onder de knie te krijgen.

Voorbeelden: Pbworks (▶ http://www.pbworks.com), Mediawiki (▶ www.mediawiki.org), Wikispaces (▶ www.wikispaces.com) en Wetpaint (▶ www.wetpaint.com).

Projectmanagementtools
Projectmanagementtools zijn ontwikkeld om een projectmatige manier van werken in een team te ondersteunen. Er zit bijvoorbeeld een kalender, een to-do-lijst, een berichten- en een milestonesfunctie op. Ook is er de mogelijkheid documenten te delen. Het kan nuttig zijn een duidelijke, centrale online-plek te hebben voor het team dat kan werken als een 'virtueel kantoor'.

Voorbeelden: Basecamp (▶ www.basecamp.com) of Flowdock (▶ www.flowdock.com), wat betaalde programma's zijn. Of het open source-programma Taskfreak (▶ www.taskfreak.com/)

Social bookmarking
Deze tools gebruik je om als team waardevolle internetlinks rondom thema's te bewaren en te delen. Het werkt als de lijst met 'favorieten' die je op je eigen computer hebt. Social bookmarking maakt dat jouw favorieten ook zichtbaar zijn voor anderen. En je categoriseert op 'tags' gerelateerd aan het onderwerp waar je je als team mee bezighoudt. Het werkt heel gemakkelijk, het is vooral een kwestie van 'eraan denken' als je op internet aan het surfen bent.

Voorbeelden: Delicious (▶ www.delicious.com) en Diigo (▶ http://diigo.com).

8.11.8 Een online-discussieplatform kiezen

Mogelijkheid 1: het openen van een groep op een bestaand social network zoals Hyves, Facebook of LinkedIn, of een groep op een intern Yammer-netwerk

De meeste grotere socialenetwerksites zoals Hyves en LinkedIn hebben de mogelijkheid om je eigen groep te starten. Hierbij kun je mensen uitnodigen. Vaak zijn er goede functionaliteiten, zoals het aankondigen van evenementen, nieuws en het houden van discussies. Het voordeel hierbij is dat als je deelnemers allemaal gewend zijn aan dit sociale netwerk (en er al vaak op inloggen), ze niet aan de techniek hoeven te wennen of naar een andere site hoeven te gaan. Omdat je voorkomt in de lijst met groepen, is het makkelijk om nieuwe leden aan te trekken, spontaan. Het is gratis. Je kunt het snel en makkelijk opzetten. Het nadeel kan zijn dat je deelnemers die niet op dit sociale netwerk zitten uitsluit. Ook heb je niet veel mogelijkheden om de look & feel aan te passen aan je eigen organisatie. Hetzelfde geldt voor Yammer. Als een organisatie al een Yammer-netwerk heeft, kun je ervoor kiezen om een groep aan te maken, of een extern Yammer-netwerk als er ook mensen met een ander e-mailadres meedoen (binnen Yammer logt iedereen in met het organisatie-e-mailadres).

Mogelijkheid 2: een (gratis) e-maillijst aanmaken zoals Google Group of Yahoo Group

Een mailinglijst is een forum dat gebaseerd is op e-mail. Het voordeel is dat iedereen die kan e-mailen aan kan haken. Dit maakt het heel laagdrempelig voor mensen die online niet zo vaardig zijn. Het voordeel boven gewone e-mail is dat je een archief hebt, een ledenlijst en dat je online-documenten kunt delen. Het is ook makkelijk en gratis. Het nadeel is dat je maar één discussie tegelijk kan laten lopen, die iedereen volgt (of niet volgt); je kunt niet meerdere discussies parallel laten lopen. Het ziet er niet erg aantrekkelijk uit. Het is echter een prima mogelijkheid voor groepen die niet gewend zijn veel online uit te wisselen maar wel e-mail kennen.

Mogelijkheid 3: een eigen social network-platform oprichten zoals Ning, Groupsite, Grou.ps, Elgg, Socialgo, Collectivex en Mindz

Er zijn socialemediaservices waarmee je je eigen social network voor je groep gratis kunt aanmaken. Dit is wel een revolutie vergeleken met de 'oude' manier van het bouwen van een platform, wat grote ontwikkelkosten met zich meebracht. Een aantal van deze services is gratis omdat er geld verdiend wordt met de advertenties en de betaalde services. Ning is een betaalde service, maar wel erg populair. Je kunt vaak tegen betaling de reclame weghalen, het platform op je eigen domein hosten (doorlinken naar een ander webadres) of ondersteuning krijgen. Hiermee is het een laagdrempelige manier om te kijken of deze manier van uitwisselen aanslaat. Mocht dat niet zo zijn, dan kun je het platform makkelijk weer verwijderen zonder dat je veel energie en geld hebt gestoken in het ontwikkelen ervan. Je lift mee op een succesvol social network-concept dat ontworpen is vanuit het idee van een online-netwerk gericht op relatieversterking. Het nadeel is dat je niet alles kunt aanpassen aan je eigen wensen, je zit vast aan een aantal keuzes die door de service worden gemaakt. Toch kun je wel redelijk veel keuzes maken, zoals het aantal tabbladen, of je een aantal functies wel of niet wilt gebruiken enzovoort.

Mogelijkheid 4: communitysoftware gebruiken die ontworpen is voor kennis delen en interactie, zoals Winkwaves, Tomoye, Icohere of open source-software zoals Drupal, Elgg, Buddypress of Joomla

Communityplatforms zijn softwarepakketten die speciaal ontwikkeld zijn met als doel het stimuleren van online-netwerken, uitwisselen, online-gesprekken en kennis delen. Er is ook open source-software die hiervoor geschikt is. Hierbij is vaak wel technische kennis nodig om de software te installeren en aan te passen aan de wensen. Wel zijn er dan standaardmodules waar je gebruik van kunt maken. Vaak is er de mogelijkheid om het platform zelf te hosten op je eigen server, maar je kunt het ook extern laten hosten. Het voordeel is dat de functionaliteiten al volop zijn getest en doorontwikkeld voor een optimale online-interactie in een community. Je lift als het ware mee op de ervaringen van anderen. Je kunt de software en look & feel aanpassen, modules kiezen die je wel of niet wilt, zodat het optimaal wordt voor jouw wensen. Dit is wel een duurdere optie dan de vorige opties. Het vergt meer technische kennis en de nodige ondersteuning moet goed doordacht worden. Het ontwerptraject is langer.

Mogelijkheid 5: je eigen platform (laten) bouwen als uitbreiding van bestaande softwaresystemen in gebruik in de organisatie (bijv. Sharepoint)

Je kunt ook je eigen discussieplatform laten inbouwen in bestaande intranetten of andere software in gebruik in de organisatie. Je kunt het laten bouwen naar je eigen wensen. Dit vergt een investering in het ontwerpproces en de ontwikkel(bouw)kosten. Het kan makkelijk zijn omdat je al contacten hebt en ervaring met de andere software. Je hoeft geen nieuwe ondersteuning te zoeken. Ook kan het een voordeel zijn dat mensen al de routine hebben opgebouwd om bijvoorbeeld in te loggen. Het grote nadeel is dat de bestaande software vaak ontwikkeld is voor andere doeleinden, bijvoorbeeld dataopslag of documenten delen. Het is dan niet optimaal voor sociale doeleinden en kennis delen. Het vergt een goed ontwerpproces in nauwe samenwerking met een ICT-ontwikkelbedrijf.

Deel 3 Aan de slag met online faciliteren

Inleiding
In het eerste deel hebben we uiteengezet wat individuele professionals kunnen doen met sociale media om te werken aan hun eigen professionalisering. Vervolgens zijn we ingegaan op nieuwe mogelijkheden voor leren via sociale media voor organisaties en teams. In dit derde deel richten we ons specifiek op degenen die zich bezighouden met het ontwerpen en faciliteren van leerprocessen.

We bekijken eerst hoe online leren met sociale media zich verhoudt tot sociaal leren, informeel leren en e-learning. Dit perspectief vinden we belangrijk om je te stimuleren vanuit een eigen visie online leren te faciliteren. Vervolgens beschrijven we ter inspiratie een groot aantal leerinterventies die je online kunt vormgeven. Denk bijvoorbeeld aan leernetwerken en community's, online-conferenties of e-coaching. Vanuit deze mogelijke interventies gaan we in op het ontwerpen van een hybride leertraject waarin online en face-to-face leren met elkaar zijn verbonden. Zijdelings komen ook de valkuilen van een 100% online leertraject aan bod. We sluiten af met een stuk over de rol van de online-trainer. Hopelijk voel je daarna de drang online aan de slag te gaan.

- Hoofdstuk 9 Online leren – 145
- Hoofdstuk 10 Voorbeelden van leerinterventies – 157
- Hoofdstuk 11 Ontwerpen van online leerprocessen – 177
- Hoofdstuk 12 Rol van de online-trainer – 199

Online leren

9.1　Een voorbeeld van een online-leertraject – 147

9.2　Stimuleren van sociaal leren – 148

9.3　Sociale media als stimulans voor formeel en informeel leren – 150

9.4　E-learning en online leren – 153

9.5　De meerwaarde van online leren – 154

9.6　Mobiel leren – 154

Wat kunnen sociale media toevoegen aan het repertoire dat we als ontwerper van leertrajecten hebben? Een interessante vraag, die we eerst verder verkennen aan de hand van een gesprek met Sibrenne Wagenaar.

❯ Waar zit voor jou de meerwaarde van sociale media?
Sibrenne: 'Ik ben in mijn werk als HRD-professional voortdurend op zoek naar manieren om leren en werken sterk met elkaar te verbinden. Ik zie de werkplek als een krachtige leeromgeving; daar doen professionals ervaringen op, daar dienen zich nieuwe vraagstukken aan, daar ontmoeten professionals elkaar om uit te wisselen en nieuwe kennis te ontwikkelen. Een bijeenkomst los van het werk kan een veilige omgeving bieden voor het oefenen van nieuw gedrag. Ook bieden deze bijeenkomsten vaak momenten van bezinning en reflectie. Maar altijd gaat het vervolgens om de vraag hoe je het nieuw geleerde in de praktijk gaat brengen. En als HRD-professional is het dan de vraag hoe je voor deelnemers de verbinding faciliteert tussen bijeenkomsten en werkpraktijk. Voor een deel kun je dat doen door de praktijk de bijeenkomst binnen te halen. Daarnaast vind ik het boeiend om te kijken hoe je het leren in de praktijk zo veel mogelijk kunt ondersteunen. Webtools kunnen daar een uitstekend hulpmiddel bij zijn!'

Hoe ben je er in je werk als HRD-professional mee begonnen?
'Ik ben gaan experimenteren met webtools. Ik ben een wiki gaan gebruiken in een leertraject om met de deelnemers alle waardevolle links, artikelen en andere informatiebronnen rondom het thema te verzamelen en zo met elkaar te kunnen delen. Een Ning-omgeving heeft dienst gedaan als online-ontmoetingsplaats voor zelfstandige ondernemers die allemaal net van start waren gegaan. Hier hebben we waardevolle tips uitgewisseld, ervaringen die je in zo'n beginfase opdoet, en er was ruimte om elkaar allerlei vragen te stellen. Ik heb geëxperimenteerd met een discussieplatform genaamd Dgroups, om online-interactie te bewerkstelligen tussen leden van een leernetwerk. En bij een onderzoek dat we met meerdere mensen hebben gedaan zijn we gebruik gaan maken van een wiki om de verzamelde gegevens al een eerste analyseslag te geven en publiekelijk te maken voor geïnteresseerden.'

En kies je dan nu liever voor online leren dan face-to-face?
'Ik zie vooral veel waarde in de combinatie van deze twee vormen van leren. Zoals ik aan het begin al aangaf, zie ik zeker ook waarde in face-to-face-ontmoetingen. Daar gebeuren echt andere dingen. De kunst is dus om beide vormen goed op waarde te schatten en met elkaar te verbinden. Zodat ze elkaar versterken en voor deelnemers overkomen als een geheel.'

In dit voorbeeld kun je zien dat we er met sociale media een makkelijk toegankelijke gereedschapskist bij hebben. Online-tools maken het makkelijk om voor of na een bijeenkomst de conversaties online voort te zetten, met daarmee de mogelijkheid om een continu leerproces te faciliteren en leren dichter bij de praktijk te brengen. Nieuwe technologieën zoals blogs, wiki's en RSS kunnen in het ontwerpen en faciliteren van leerprocessen een belangrijke toegevoegde waarde hebben. Het is prettig om een aantal nieuwe 'tools' te kunnen toevoegen aan je rugzak, als HRD-professional, als trainer, als docent, als communitymanager, als HRM-manager, voor iedereen die zich bezighoudt met het ontwerpen en faciliteren van leerprocessen. Natuurlijk brengt dit nieuwe vragen met zich mee, zoals: Wat is de beoogde impact van sociale media op leren en opleiden? Maken ze leerprocessen vooral sneller, aantrekkelijker, effectiever of efficiënter? En bieden sociale media echt nieuwe vormen van leren en communiceren? Wat zijn dan de gevolgen voor de manier waarop je zo'n proces inricht?

We laten in dit deel eerst zien hoe de inzet van sociale media aansluit bij de groeiende aandacht voor informeel leren in organisaties en netwerken. Tevens kunnen sociale media een rol spelen bij formelere leertrajecten, cursussen en conferenties. In het hoofdstuk daarna beschrijven we een aantal typen leerinterventies waarbij online-interactie ingezet kan worden. Denk aan conferenties, leernetwerken en coaching. Vervolgens gaan we in op het ontwerpen van leertrajecten waarbij online- en face-to-face-activiteiten zijn gecombineerd. Als laatste gaan we in op de rol van de online-trainer en leggen we uit waarin deze rol verschilt van de 'gewone' trainer. Zoals gewoonlijk sluiten we dit deel af met Tips & Tools.

9.1 Een voorbeeld van een online-leertraject

Praktijkverhaal 23 beschrijft een leertraject waarin een duidelijke groep deelnemers, elk met eigen leerdoelen, deelneemt aan een gefaciliteerd traject bestaande uit diverse leerinterventies; sommige online, andere face-to-face. Onder een 'leertraject' verstaan we dan ook een georganiseerd en gefaciliteerd traject, waarin het leren van de deelnemers centraal staat, en dat kan bestaan uit meerdere bijeenkomsten en online-activiteiten. Het voorbeeld laat ook zien hoe in een leertraject online- en face-to-face-interactie tussen deelnemers wordt gestimuleerd. Het geeft enkele ervaringen van een deelnemer met online leren weer. En het geeft aan dat er zowel voor het deel offline als online een bepaalde mate van organiseren en faciliteren nodig is. De manier waarop dit gebeurt en vorm krijgt, wordt gevoed door de kijk op leren van de ontwerpers en trainers.

[Praktijkverhaal 23]

Een workshop met een face-to-face- en online-component
Doortje: 'Ik heb de afgelopen twee weken deelgenomen aan een leertraject over online faciliteren. Dit vond deels online plaats en deels fysiek in een bijeenkomst. Met tien andere deelnemers en vier begeleiders hebben we een intensieve periode achter de rug, waarin zowel mijn kennis als mijn vaardigheden op het gebied van online faciliteren behoorlijk zijn toegenomen. Het leertraject begon met een collectief Skype-gesprek, waarin we met elkaar kennismaakten, we enigszins wegwijs zijn gemaakt in de online-omgeving, we een beeld hebben gekregen van wat ons de komende weken te wachten staat, we taken hebben verdeeld en we een eerste inhoudelijke discussie hebben gevoerd. Een aantal thema's dat naar boven kwam tijdens dit gesprek, hebben we online verder voortgezet. Voorbeelden van vragen die we boeiend vonden om op door te gaan waren: hoe kies je het juiste platform? Hoe ga je om met de vertrou-

welijkheid van informatie? Welke rollen kun je als facilitator of trainer vervullen? Wat vraagt het van een deelnemer om goed online te participeren? Voor elke discussie was iemand van de deelnemers eigenaar.

De week erna waren er twee telefonische gesprekken gepland, elk met een inhoudelijke insteek en de uitnodiging aan ons als deelnemers om deze gesprekken te faciliteren. Deze oefenmogelijkheid heb ik niet aan me voorbij laten gaan. Na een goede voorbereiding met een van de begeleiders van het leertraject heb ik een eerste online-sessie gefaciliteerd. Ik vond het best spannend, vooral omdat ik me er niet zo veel bij voor kon stellen. Maar ik kijk er tevreden op terug. Het is me goed gelukt om structuur aan te brengen in het gesprek, te beginnen met een brainstormachtige activiteit die gelijk al veel waardevolle input opleverde, en met elkaar toe te werken naar een concrete opbrengst. Ook technisch gezien ging alles goed; niet vlekkeloos, maar ik kon het vlot oplossen.

Elke werkdag gedurende het leertraject heb ik 20 minuten gepland om online een actieve bijdrage te leveren. En dat werkte. Er gebeurde veel online. Er was een veelheid aan artikelen te vinden in de digitheek. Er ontstonden al snel zo'n 10 tot 15 waardevolle discussies. Daarbij kwamen ook nog mijn persoonlijke weblog en de weblogs van andere deelnemers. Soms raakte ik het overzicht even volledig kwijt, wist ik niet meer waar te beginnen. Een discussie kan in je afwezigheid heel lang worden doordat anderen actief bijdragen. Het is dan best een klus om de hele reeks bijdragen te lezen, alvorens zelf te kunnen reageren. Het komt vooral aan op keuzes maken; niet vinden dat je alles moet blijven volgen, maar voor jezelf goed nagaan waar je in geïnteresseerd bent, wat je belangrijk vindt. Dat helpt bij het vinden van je weg online.

Er waren vier begeleiders betrokken bij dit leertraject, met elk een duidelijk eigen bijdrage. Zo terugkijkend zou ik zeggen dat er een technology steward was, een manager, een inhoudelijk deskundige en een procesbegeleider. Bij de fysieke bijeenkomst (aan het eind van de tweede week) kwamen veel lijnen bij elkaar. Het was erg leuk om andere deelnemers nu live te ontmoeten. En om gelijk de inhoud in te kunnen met elkaar, de opstart hadden we immers online al gemaakt. Hoe heeft iedereen het online leren en werken ervaren? Wat werkte goed in een online-discussie? En wat zijn vragen die we voor vandaag nog mee moeten nemen? In deze bijeenkomst hebben we allemaal een ontwerp gemaakt voor een online-leertraject, passend bij een project of vraag uit de eigen praktijk. Met input vanuit de andere deelnemers en de begeleiders. Ook fijn om face-to-face met elkaar in gesprek te kunnen zijn, zo kun je andere slagen met elkaar maken.'

9.2 Stimuleren van sociaal leren

Goed kunnen leren is een belangrijke eigenschap in een werkomgeving die steeds sneller verandert. Temeer daar we ons steeds meer realiseren dat leren vaak samengaat met sociale interactie. Je kunt een boek lezen, een nieuwe vaardigheid oefenen, een ervaren collega observeren in het werk. Maar om je iets echt eigen te maken is interactie waardevol: je bespreekt de kern van een boek met een collega, je vraagt feedback op de manier waarop je die nieuwe werkvorm hebt gefaciliteerd, en je bespreekt een bijeenkomst na met je ervaren collega om te horen waarom hij juist op dat moment die interventie heeft gedaan. Om het daarna ook eens zelf te proberen…

Je hoort vaak na afloop van deelname aan een leertraject: 'Ik heb er veel van geleerd!' Maar wat is dat 'leren' precies? Er bestaan tientallen verschillende antwoorden op deze vraag. Veel opvattingen vertonen onderlinge verwantschap, wat heeft geleid tot een indeling in stromingen of 'schools of thought' (Saquet, 2004[1], Keursten, 2006[2], Kessels & Grotendorst, 2010).

1. *Behaviorisme*: leren als programmeren van gedrag. De focus ligt hierbij vooral op gedrag. Daarbij overheerst de opvatting dat alles maakbaar, planbaar en programmeerbaar is. Het leerproces zelf speelt zich af in een 'black box' en wordt buiten beschouwing gelaten. Leren gaat om het aanbieden van situaties, het voordoen en het oefenen van het gewenste gedrag. Het heeft het karakter van drillen en conditioneren door belonen en straffen. En werkt voor iedereen hetzelfde.
2. *Cognitivisme*: leren als informatieverwerking. Hierbij staat ons denken en het innerlijke denkproces centraal. Leren is in deze opvatting het leggen van verbindingen tussen denken, acties en resultaten. Door het uitbreiden van onze representaties van de werkelijkheid leren we de wereld begrijpen. Hoe beter we dit kunnen, hoe beter we in de wereld kunnen handelen. Het cognitivisme heeft geleid tot een onderscheid tussen kennis, vaardigheden en attitudes, en tot een sterke scheiding tussen denken en doen. Met als gevolg een 'kloof' tussen theorie en praktijk; het welbekende 'transferprobleem'.
3. *Pragmatisme*: leren door doen. In deze benadering staat leren van ervaringen centraal. Deze stroming is een reactie op de 'verschoolsing' van het leren. Leren wordt nu weer meer gekoppeld aan concrete ervaringen in het werk en de reflectie daarop. De bekende cyclus van ervaringsleren van Kolb (1984) – bedenken, uitvoeren, reflecteren en nieuwe informatie zoeken en weer opnieuw bedenken – is een mooi voorbeeld van pragmatisme. Andere begrippen die uit deze stroming voortkomen zijn leren door doen, leren in actie, competentiegericht leren en probleemgericht leren.
4. *Constructivisme*: leren door individuele ontwikkeling van een wereldbeeld op basis van onze ervaringen (de 'construction'). Binnen deze stroming wordt leren gezien als een actief proces waarin de professional nieuwe informatie toevoegt aan al aanwezige kennis. Als lerende bouw je op eigen wijze kennis op, op basis van ervaringen die je opdoet in de wereld om je heen. Zelfstandigheid en zelfsturing zijn hierbij cruciaal.
5. *Sociaal-constructivisme, gesitueerd leren*: leren door samenwerken. Volgens deze stroming is leren het resultaat van interacties tussen personen. Leren is een sociaal proces en de kwaliteit van de interactie is bepalend voor de kwaliteit van het leren. Voor dit sociale en situationele leren ontstaat de laatste jaren steeds meer belangstelling door de sterke aansluiting bij trends zoals werk als kenniswerk, een grote autonomie in het werk bij professionals en het werken in community's en netwerken.

---

1   Sauquet, A. (2004). Learning in Organizations. Schools of thought and current challenges. In: J.J. Boonstra (ed.), *Dynamics of Organizational Change and Learning*. Chichester: John Wiley & Sons.
2   Keursten, P. (2006). *Ontwikkeling van leren in organisaties: Van conditioneren naar samen construeren*. Te vinden op: ▶ www.kessels-smit.nl/de/424

Met de opkomst van sociale media zijn nieuwe manieren van organiseren van online-leerprocessen mogelijk. Deze sluiten het beste aan bij het constructivisme en het sociaal-constructivisme. Professionals gebruiken het web om voortdurend nieuwe informatie toe te voegen aan al bestaande kennis in interactie met anderen. Webtools zoals social bookmarking en RSS kunnen hierbij behulpzaam zijn. Participatie en interactie zijn gevleugelde begrippen bij sociale media. Hier ligt een sterke verbinding met leren als een sociaal-constructivistisch proces. Professionals participeren in verschillende online-community's, leggen contact met collega-professionals die voor hen interessant zijn, bouwen voort op elkaars ideeën om tot nieuwe aanpakken en oplossingen te komen en ontwikkelen hun identiteit door een toonaangevende weblog te schrijven. Ook als het gaat om verantwoordelijkheid voor het leren, zien we dat door het gebruik van sociale media het initiatief in sterke mate naar de professional verschuift. De lerende bepaalt wanneer hij inlogt, wat hij leest, hoeveel initiatief hij neemt, met wie hij contact legt en hoeveel energie hij steekt in bepaalde discussies of dialogen. De tijd die een deelnemer steekt in participeren is niet meer afgebakend, zoals in een face-to-face-training, maar wordt afhankelijker van de intrinsieke motivatie om te leren. Doortjes online-participatie in het voorbeeld hangt uiteindelijk af van de kwaliteit van de conversaties en de relaties die zij op kan bouwen, niet van het aantal uren dat in de agenda staat.

Connectivisme is een redelijk nieuwe stroming geformuleerd door George Siemens. Hij stelt vast dat kennis snel verandert en veroudert en dat leren daarmee ook verandert. Leren wordt informeler en een levenslang proces.

9.3 Sociale media als stimulans voor formeel en informeel leren

Hiervoor gaven we aan dat het gebruik van sociale media het beste aansluit bij een constructivistische en sociaal-constructivistische kijk op leren. Daarnaast vinden we het onderscheid tussen formeel en informeel leren waardevol om te benoemen (Figuur 9.1)[3]. Beide 'vormen van leren' komen in dit boek aan de orde doordat het gebruik van sociale media bij zowel informele als formele leerprocessen een goede rol kan vervullen. Door participatie in online-netwerken komen professionals met elkaar in contact. Deze interactie kan nieuwe kennis opleveren. Als blogger krijg je feedback op de blogposts die je plaatst. Deze feedback kan je gedachten versterken of veranderen. Je volgt Twitter-berichten en pakt er zo nu en dan iets uit wat langskomt en je interesse wekt. Dit zijn allemaal voorbeelden van informeel leren. Ook in formele leerprocessen kunnen sociale media een rol spelen. Als onderdeel van een langer lopend leertraject kun je gebruikmaken van een online-omgeving waarin discussies uit face-to-face-bijeenkomsten worden voortgezet. Of je start een week voor aanvang van een congres al online om wensen, vragen en ervaringen van deelnemers te verzamelen.

Formeel leren is intentioneel, georganiseerd en gestructureerd. Een formeel leerproces wordt ook uitdrukkelijk als leren aangeduid, in termen van doelstellingen, tijd of mid-

---

[3] Dit is de tabel van pagina 8 uit deze publicatie: ▶ www.kohnstamminstituut.uva.nl/pdf_documenten/verkennendecasestudies(0610).pdf. Uit: Bergenhenegouwen, G., m.m.v. Glaudé, M. (2008). *Situationeel opleiden en leren. Het potentieel van individuele competenties voor organisaties.* Alphen aan de Rijn: Kluwer.

	Individueel	Collectief
Formele leersituaties	1 Leren op basis van (wetenschappelijke) informatie, inzichten en ervaringen. Door: - cursussen, training, workshop - leren op de werkplek - lezen, bestuderen - oefenen - leren met hulp van coach/mentor - leren aan de hand van speciale opdrachten	2 Leren in interactie met elkaar en in groepsverband. Door: - leren in projecten - leren in officiële netwerken - teamgerichte scholing - action learning - gaming/spelsituaties
Informele leersituaties	3 Leren op basis van eigen ervaringen en kritische reflectie op (eigen) inzichten en handelen. Door: - leren in persoonlijke netwerken	4 Leren op basis van sociale interactie in bijvoorbeeld dialoog, discussies of samenwerkingsrelaties Door: - leren bij cultuurverandering of organisatievernieuwing

◘ Figuur 9.1 Formeel en informeel leren.

delen. Formeel leren is een bewuste keuze vanuit het standpunt van de lerende. Informeel leren is leren dat ontstaat vanuit dagelijkse ervaringen. Het is leren zonder een bewust doel. Het is niet gestructureerd in termen van leerdoelen of leertijd en het leidt niet tot het verkrijgen van een certificaat. Informeel leren is in zijn uiterste vorm al het leren dat geen expliciet doel heeft, dat terloops en toevallig plaatsvindt, niet gepland, onbewust. Het betreft dan de spontane, toevallige situaties die leiden tot het verbeteren van het handelingsrepertoire. Zo geformuleerd lijkt het het onderscheid tussen formeel en informeel leren helder te maken. In de praktijk blijkt het het niet gemakkelijk om scherpe grenzen te trekken tussen deze vormen van leren. Eigenlijk is er een continuüm van formeel leren naar informeel leren.

Formeel leren krijgt in organisaties vaak al volop aandacht. Als medewerker kun je deelnemen aan trainingen, opleidingen, workshops en lunchbijeenkomsten. Formeel leren is zichtbaar, tastbaar en daardoor makkelijker te benoemen. Veel van het leren binnen organisaties vindt echter informeel plaats. Zo blijkt uit een grootschalig onderzoek van de Amerikaanse overheid[4] dat 80% van het leren binnen organisaties informeel is, tegenover 20% aan formele leeractiviteiten. Als HRD-professional is het goed om je bewust te zijn van het onderscheid tussen formeel en informeel leren. Temeer daar sociale media een krachtige stimulans kunnen zijn voor informeel leren. Je kunt informeel leren dan wel niet organiseren, maar je kunt wel een kennisproductieve omgeving ontwerpen waardoor informeel leren wordt gestimuleerd. Hoogleraar Toon Taris[5] breekt een lans voor het stimuleren van informeel leren in organisaties:

---

4   Cheetham, G. & Chivers, G. (2001). How professionals learn in practice: an investigation of informal learning amongst people working in professions. *Journal of European Industrial Training*, 25(5), 247-292.
5   Bron: ▶ www.fd.nl (2007).

» 'Het idee van trainingen en cursussen is natuurlijk sympathiek. Het hoort erbij, als werkgever wil je dat je bedrijf zich ontwikkelt, competitief is en niet stilstaat. En je laat zien dat je wilt investeren in een werknemer. De werknemer is blij met de cursus, want die is er even uit. Toch blijkt uit onderzoek dat we het meeste leren in de praktijk, het zogenoemde informele leren. Bijna niemand heeft ooit een cursus Word gedaan, maar toch kunnen we het allemaal. …Van wat we leren in het formele leren, dus trainingen, blijken we slechts 10 tot 20% toe te passen.' «

Sociale media bieden een omgeving waarbij professionals vanuit autonomie en zelfstandigheid initiatief nemen. Denk maar aan het starten van een discussie op een forum, het delen van een vraag via microblogging of het bloggen van een ervaring. Professionals participeren vanuit interesse en niet met een van tevoren helder geformuleerd leerdoel.

[Praktijkverhaal 24]

Om leren gaan met sociale media gaat beter in een groep
Rob Coers is van oorsprong bibliothecaris en werd al in 1995 gegrepen door internet. Hij ging sessies organiseren om collega's te vertellen over internet: Wat heb je eraan als bibliotheekmedewerker? Hoe werkt een zoekmachine? Sinds 2004 is hij bezig om mensen enthousiast te maken en kennis te laten maken met nieuwe media. Voor veel medewerkers zijn sociale media nieuw, en de eerste keer chatten blijft een magisch moment… Snel daarna is Rob begonnen met een weblog voor openbare bibliotheekmedewerkers (► www.oblog.nl), geïnspireerd door contacten met Amerikaanse bibliotheektrainers. Het doel was mensen te vertellen wat er bestaat aan tools en wat je eraan hebt. De weblog kreeg veel bekendheid en commentaren, er was een stijgende lijn in de bezoekersstatistieken. Toen bleek dat steeds meer bibliotheken en medewerkers gingen bloggen, was het moment daar om met Oblog te stoppen. Het doel – meer bekendheid geven aan sociale media en met name de kracht van de weblog – was bereikt en Oblog werd opgeheven. Inmiddels is er een sociaal netwerk gestart voor bibliotheken, dat druk wordt bezocht: ► http://bibliotheek20.ning.com.
De Amerikaanse Helene Blowers heeft een online-cursus ontwikkeld over sociale media, genaamd *Learning 2.0: 23 Things*. Deze cursus is ontwikkeld vanuit de gedachte dat veel bibliotheekmedewerkers geïnteresseerd zijn in het leren omgaan met sociale media, maar dat face-to-face-sessies te veel tijd en energie zouden vragen. Op zoek naar een alternatief is een bijzondere vorm gevonden met drie centrale doelen:
Je bewust worden van de veranderende wereld om je heen.
Spelen, plezier maken! Wat heb IK eraan?
Nadenken wat je met sociale media kunt doen op het werk: wat heeft de bibliotheek eraan?
Rob kwam met haar in contact en heeft de cursus vertaald naar het Nederlands, met als titel *23 Dingen* (► www.23dingen.nl). Een cursus die in een bibliotheek plaatsvindt en bestaat uit een aantal face-to-face-bijeenkomsten, werken in kleine groepen en iedereen schrijft zijn of haar ervaringen en meningen met sociale media op een eigen weblog, dat als een soort werkboek dient. Door de interactie en de reacties die Rob,

de coaches ter plekke en de collega's onderling op de weblogs geven, is een bijzonder leerproces tot stand gebracht. Het leren door zelf te doen en de vele gesprekken op de werkvloer over sociale media en de kansen (en bedreigingen!) die het biedt voor de organisatie geven zo'n vier maanden lang een boost aan het team.

Als professional hebben sociale media voor Rob ook goed gewerkt. Door zijn weblog en de cursus *23 Dingen* heeft hij naamsbekendheid gekregen. Een mooi voorbeeld van professionele profilering. Een tip die Rob heeft voor anderen die met sociale media aan de slag willen in de eigen organisatie, is om eerst zelf de tools te leren kennen. En als dit kan met collega's uit je eigen team, dan is leren werken met sociale media nog leuker!

9.4 E-learning en online leren

Dankzij de opkomst van het internet is er veel belangstelling voor leren via het web. De term 'e-learning' – leren met behulp van internettechnologie – bestaat inmiddels zo'n tien jaar. De eerste e-learningapplicaties werden ontwikkeld vanuit het idee dat inhoud van cursussen ook online beschikbaar gemaakt kon worden, zodat mensen via zelfstudie ermee aan de slag kunnen. Het geven van instructies en het reproduceren van kennis stond centraal. Veel aandacht is vervolgens gegaan naar het inrichten van zogenoemde elektronische leeromgevingen (ELO's), ook wel leermanagementsystemen (LMS) genoemd. Dit zijn centrale platforms waar deelnemers informatie kunnen vinden, maar ook met elkaar in contact kunnen treden. Hoewel een centraal platform zeker handig kan zijn, ligt bij deze benadering de nadruk op het platform en het inrichten van de omgeving.

Het ontwerpen van online leren vraagt om nieuwe benaderingen en nieuwe competenties. Het is niet genoeg om 'normale' trajecten te vertalen in online-activiteiten. Dit vraagt om creativiteit van de trainers, procesbegeleiders of adviseurs. Rubens[6] haalt Buttan aan, die stelt dat e-learning de hooggespannen verwachtingen tot dusver niet heeft waargemaakt omdat er onvoldoende wordt uitgegaan van de lerende en de nadruk ligt op massaproductie: het online beschikbaar maken van trainingsmateriaal en dezelfde online-cursussen voor grote groepen medewerkers. Hierdoor zijn veel managers en medewerkers teleurgesteld in e-learning. De winst ligt tot nu toe vooral in tijd- en plaatsonafhankelijk kunnen werken en leren. Sociale media maken het nu mogelijk om online leren interactiever te maken. Dit sluit goed aan bij de sociaal-constructivistische opvatting van leren, die uitgaat van de gedachte dat leren in essentie een sociale bezigheid is.

---

6 Rubens, W. (2008). E-learning: trends en ontwikkelingen. *Develop*, nr. 4.

9.5 De meerwaarde van online leren

'We kunnen dit toch ook via de mail doen?', 'Ik ben meer van het ontmoeten', 'Heel waardevol dat er een online-omgeving komt, maar ik ben daar te oud voor.' Dit zijn veelgehoorde uitspraken bij het gebruik van een online-leeromgeving waarbij de toegevoegde waarde moeilijk te zien is voor de deelnemers. Niet alle situaties lenen zich voor de inzet van online leren. Als medewerkers in de dagelijkse praktijk niet veel met de computer werken, vraagt het een behoorlijke investering om online leren in het werk in te bedden. Als er voldoende situaties zijn waarin medewerkers elkaar ontmoeten en alles in die fysieke ruimtes kan gebeuren, zal een online-omgeving eerder voelen als 'extra'.

Online leren kan gaan over het inrichten van een individueel, persoonlijk leertraject waarin deelnemers zichzelf nieuwe kennis en vaardigheden eigen maken. Het kan ook een collectiever traject betreffen, gericht op kennisuitwisseling en gezamenlijk ontwikkelen van nieuwe kennis om specifieke vraagstukken op te pakken.

Het één sluit het ander natuurlijk niet uit. Welke meerwaarde kunnen sociale media bieden? Waarom zou je überhaupt investeren in online leren? Belangrijke krachten die wij zien in het gebruik van sociale media in leerprocessen zijn:

- Ze bieden de mogelijkheid om het leren dichter bij de werkpraktijk te brengen.
- Ze stimuleren gerichte reflectie bij deelnemers op ervaringen in de praktijk.
- Ze bieden ruimte aan deelnemers om op een andere dan de bekende manier met elkaar in gesprek te gaan.
- Je kunt als lerende relatief makkelijk in contact komen met mensen en bronnen waartoe je anders niet zo snel toegang zou hebben.
- Het is online makkelijker om een expert uit te nodigen om mee te doen.
- Je kunt meedoen wanneer je daartoe in de gelegenheid bent: flexibel als het gaat om tijd, plaats, moment.
- Ze maken het mogelijk meer continuïteit in het leerproces te realiseren omdat je niet afhankelijk bent van de geplande bijeenkomsten voor uitwisseling.

Laten we eerst eens kijken bij welke leerinterventies sociale media een belangrijke toegevoegde waarde kunnen leveren. In het volgende hoofdstuk gaan we achtereenvolgens in op online-leernetwerken en -community's, community's rond socialemediaservices, online-workshops, conferentie2.0 en webconferenties, e-coaching en online-gaming.

9.6 Mobiel leren

Een slogan van Clark Quinn, specialist in mobiel leren, is: 'Mobile technology augments our brains wherever we are.' Mobiel leren gaat hierbij om het gebruik van mobieltjes en andere middelen die je makkelijk bij je draagt: in je 'pocket'. Een laptop is hiermee geen onderdeel van mobiel leren. Mobiel leren heeft als grote potentie dat het informeel leren op de werkplek goed kan ondersteunen, en daarmee mensen effectiever maakt in hun werk. Mobiel leren in organisaties gaat om het ondersteunen van medewerkers in het slim gebruikmaken van hun mobiele apparaten en apps. Tegelijkertijd kan mobiel leren

9.6 · Mobiel leren

ook ingezet worden bij het ondersteunen van formelere leertrajecten, bijvoorbeeld voor, tijdens of na de training. Een aantal interessante mobiele werkvormen is te vinden in de gids ontwikkeld door Jennifer Parker: *The mobile learning toolkit.*[7]

---

[7] Deze engelstalige toolkit is gratis te downloaden via: ▶ http://jenniferparker.posterous.com/mobile-learning-toolkit

Voorbeelden van leerinterventies

10.1	Online-leernetwerken en -community's – 158
10.2	Het starten van een succesvolle community – 160
10.3	Community's rond socialemediaservices: Twitter, Flickr en Blogging – 162
10.4	Online-workshops – 166
10.5	Conferentie2.0 en webconferenties – 168
10.5.1	Een webconferentie – 172
10.6	E-coaching – 174
10.7	Online gaming of serious gaming – 174

Hoe kan online leren vorm krijgen? Alvorens we ingaan op de stappen die je kunt zetten om online leren te ontwerpen, lijkt het ons goed om een aantal online-leerinterventies de revue te laten passeren, ter inspiratie. We hopen dat deze voorbeelden helpen om een beeld te vormen bij wat er allemaal mogelijk is met sociale media. Daarom beschrijven we hier een breed scala aan leerinterventies, van online-leernetwerken via Twitter, Flickr en bloggingcommunity's, online-conferenties, online-workshops tot e-coaching en serious gaming. We richten ons specifiek op deze activiteiten vanuit het perspectief van leren. We besteden geen aandacht aan de zogenoemde klantencommunity's, met als doel de relatie tussen een bedrijf en zijn klanten te verbeteren.

10.1 Online-leernetwerken en -community's

Online- of virtuele community's zijn online-ontmoetingsplaatsen waar mensen zich verzamelen, elkaar opzoeken en in contact treden op basis van een gemeenschappelijke interesse. Een uitspraak van Amy Jo Kim[1] illustreert dit heel krachtig: 'Online community's are about creating environments for building relationships.' Erwin Blom[2] vult dit aan met: 'Community's en sociale media gaan over het online-gesprek. De ene keer met als doel passie of kennis te delen, de andere keer een probleem op te lossen of middels cocreatie aan innovatie te doen.'

Online-community's lijken een wat los en informeel karakter te hebben. Dat kan heel goed werken. Als er veel betrokkenheid is en belangstelling voor het onderwerp, kan zich online een behoorlijke groep mensen verzamelen die contact zoeken, verhalen delen en ervaringen uitwisselen. Leren is hier een informeel en spontaan proces, maar er is vaak wel informeel leiderschap. Daarnaast heb je community's die gefaciliteerd worden. En ook hier bestaat een zeer grote verscheidenheid aan netwerken en community's van klein tot groot, in één organisatie of tussen organisaties, nationaal of internationaal, privé- of werkgerelateerd, voor bepaalde of onbepaalde tijd, met wel of niet een specifieke focus op leren, gecombineerd met face-to-face-ontmoetingen of alleen online.

[Praktijkverhaal 25]

Een online-forum starten
Henk werkt als opleidingsadviseur binnen een grote overheidsorganisatie. Onlangs is besloten dat het voor komend jaar belangrijk is om kennis en ervaringen uit te wisselen over werkplekleren. Er zijn al veel voorbeelden van werkplekleren die goed werken, alleen weet men dit niet van elkaar. Henk besluit een online-forum te starten. Er zijn al meerdere forums over dit onderwerp gestart, je ziet ze overal om je heen. Hoe moeilijk kan het zijn? Henk kiest voor een gratis webtool, zorgt ervoor dat de omgeving er aantrekkelijk uitziet qua design, start een aantal discussies en begint met het plaatsen van wat berichtjes. En nu maar wachten tot anderen gaan bijdragen. Er gebeurt natuurlijk niets. Henk praat met wat collega's, maar die delen zijn enthousiasme

---

[1] Kim, Amy Jo (2006). *Community building on the web. Secret strategies for successful online communities.* Berkely: Peachpit Press.
[2] Blom, E. (2009). *Handboek communities. De kracht van sociale netwerken.* Utrecht: AW Bruna Uitgevers B.V.

voor het forum toch niet zo. Wat nu? Stel jezelf eerst eens wat vragen. Waarom zouden anderen meedoen in de community? Hoe onderscheidend is jouw community? Zijn er andere forums die een soortgelijk doel proberen te realiseren? Heb je een specifieke doelgroep in gedachten voor wie dit interessant is?

Een uitspraak van Etienne Wenger[3]: 'Looking at the development of the internet, it makes sense that such technology would profoundly affect the potential of community's because the interactivity and connectivity it enables are so aligned with the ways community's of practice function as a context for learning.' Met andere woorden: sociale media geven een nieuwe impuls en invulling aan community's. Steeds meer mensen en organisaties in diverse sectoren gaan zich richten op community's (of practice) en leernetwerken als krachtige vormen voor prestatieverbetering en professionalisering. Wellicht ben je zelf ook lid van een community of leernetwerk? Zo niet, dan kan het leerzaam zijn om je eens ergens aan te sluiten. Als deelnemer participeren in een online-community leert je heel veel over de waarde die zo'n leerinterventie kan hebben voor je eigen leren. En je ziet hoe anderen een online-community faciliteren. Ter inspiratie vind je in Tips & Tools 3.6 een overzicht van interessante community's rondom leren en sociale media.

[Praktijkverhaal 26]

Van een bijeenkomst naar een community
In de herfst van 2005 was er een bijeenkomst over e-collaboration voor ontwikkelingssamenwerkingsorganisaties, die in twee jaar tijd is uitgegroeid tot een community met meer dan 100 leden. In de eerste bijeenkomst bleek er zo veel enthousiasme voor en nieuwsgierigheid naar het onderwerp bij een verscheidenheid aan mensen en organisaties te zijn, dat het zich uitstekend leende voor meer interactie, uitwisseling en contact. Naast een tweede bijeenkomst is ook online een start gemaakt: de publieke ruimte bestaat inmiddels uit een online-discussieforum, een weblog met een regelmaat aan face-to-face-bijeenkomsten en onderzoeksactiviteiten. De privéruimtes blijken van minstens zoveel waarde voor deelnemers en bestaan uit het gezamenlijk werken aan projecten, samen deelnemen aan een training en informele ontmoetingen tussen deelnemers, zowel offline als online.
De community werd ondersteund door twee facilitatoren en een ontwerpgroep van vier deelnemers. De facilitatoren waren voornamelijk achter de schermen aan het werk: nagaan waar mensen warm voor lopen, mensen met elkaar in contact brengen, mensen uitnodigen een specifieke ervaring te delen of een bericht voor de weblog te schrijven. De face-to-face-bijeenkomsten werden elke keer bij een andere deelnemende organisatie verzorgd, wat maakte dat deelnemers uit die organisatie, samen met het ontwerpteam, zeer actief waren in de voorbereiding.
De facilitatoren vervulden afwisselend de rol van initiator, stimulator en ondersteuner om zo de zelforganisatie van de mensen in de community te stimuleren. Dit vraagt om weten wanneer je initiatief moet nemen en zien wanneer er in de community iets

---

[3] Wenger, E. (2009). Educating world citizens: leveraging the potential of ICT In: *Learning in the network society and the digitized school*. Nova Science Publishers, Inc.

aan het ontstaan is. Het is voortdurend balanceren tussen 'de leiding nemen' en 'laten gaan'. Aan een sterke community nemen mensen deel vanuit intrinsieke motivatie en de wens om samen te leren, wat dan leidt tot cocreatie van nieuwe kennis en inzichten. Een consequentie van het stimuleren van zelforganisatie is dat je als facilitator minder controle hebt over het proces en soms het geduld moet hebben om te zien wat er gebeurt. Wat goed werkte:

- Richt vrije ruimtes in waar deelnemers zelf initiatief kunnen nemen.
- Observeer deelnemers en ondersteun mogelijk waardevolle ideeën.
- Maak ruimte voor deelnemers om af en toe 'in de lead' te zijn.
- Wissel af en toe ook de explicietere rollen, zoals de samenstelling van een ontwerpgroep.
- Creëer verschillende kleine rollen die belangrijk zijn om ingevuld te worden. Bijvoorbeeld: met een face-to-face-bijeenkomst te gast bij een organisatie, een deelnemer als initiator van een experiment, iemand als facilitator van een deel van een programma of de eigenaar van een online-discussie.

Wat goed werkte is de combinatie van online-interactie met face-to-face-bijeenkomsten. Voor de bijeenkomsten werd een experiment georganiseerd, bijvoorbeeld een Twitter-experiment waar niet iedereen aan deelnam. Tijdens de face-to-face-bijeenkomst was er dan gelegenheid te reflecteren op deze experimenten. De online-uitwisseling werd vooral gebruikt om elkaar te informeren over nieuws en bijeenkomsten, de weblog voor praktijkverhalen. Vanwege het publieke karakter van de (Engelse) weblog werd dit redelijk bekend. Zo'n 200 mensen volgen deze weblog, veelal vanuit het buitenland.

Nadat de facilitatie is gestopt hebben deelnemers nog wel de intentie zelf door te gaan, maar verloopt de uitwisseling vooral informeel. Verschillende actieve deelnemers werken samen in projecten of ontmoeten elkaar op bijeenkomsten met een ander doel.

Weblog e-collaboration: ▶ www.icollaborate.blogspot.com.

10.2 Het starten van een succesvolle community

'Laten we een community beginnen.' Een uitspraak die je regelmatig hoort, maar kan dit eigenlijk wel? Hier zijn de meningen zeer over verdeeld. Het antwoord is afhankelijk van allerlei factoren: wat je precies verstaat onder een community, wie de uitspraak doet en wat de beginsituatie is. Met wat geluk, een goed netwerk, inhoudelijk waardevolle bijdragen en goede facilitatie zou het Henk uit praktijkverhaal 25 gelukt kunnen zijn.

Onderstaand model, ontwikkeld door Kloos[4], geeft een beeld van de aspecten die van belang zijn bij een succesvolle community:

---

4 Bron: ▶ www.frankwatching.com/archive/2007/08/02/framework-voor-succesvolle-community-portals

1. Betrokkenheid van gebruikers. Wanneer gebruikers zich betrokken voelen bij de community, zal de bereidwilligheid om te participeren en terug te keren groter zijn.
2. Verantwoordelijkheidsgevoel bij gebruikers. Dit uit zich in het gevoel kwalitatief hoogwaardige of zinvolle bijdragen te willen leveren: bijdragen die iets toevoegen aan de community. En in de drang een gezonde community te houden, waardoor gebruikers zelf het gedrag en de kwaliteit van de community gaan reguleren.
3. Inspelend op behoefte. Om succesvol te zijn moet je appelleren aan een behoefte bij de gebruiker, of inspelen op een taak die gebruikers gedaan willen krijgen. Zo speelt Viva in op de behoefte bij jonge vrouwen om uit te wisselen over kleding en mannen. Ouders Online speelt in op de behoefte van jonge moeders om over bevallingen te praten.
4. Gebruikers belonen. Om gebruikers te blijven boeien en binden moet je ze ook iets teruggeven, belonen voor hun gedrag. Beloning kan zitten in: het verzamelen van votes, een lijst met meest gewaardeerde artikelen, een overzicht van de actiefste gebruikers, reacties op berichten.
5. Focus. Een community die over twintig onderwerpen gaat, is waarschijnlijk minder succesvol dan een community die focust op één onderwerp. Je speelt in op een behoefte van een specifieke doelgroep, deze doelgroep levert vervolgens kwalitatief hoogwaardige inbreng, wat het perspectief van halen en brengen aantrekkelijk maakt.
6. Onderscheidend door het onderwerp. Last but not least: wanneer je een community wilt bouwen rondom een bepaald onderwerp, is het van groot belang dat de inhoud die daar wordt gepubliceerd kwalitatief hoogwaardig en onderscheidend is. Weer een volgend forum over onderwerp X of Y zal hoogstwaarschijnlijk niet gaan werken.

Praktijkverhaal 26 is een illustratie van de eerste twee punten: betrokkenheid en verantwoordelijkheidsgevoel bij de deelnemers. Een succesfactor is dat er in de eerste plaats een actieve en enthousiaste groep mensen is, die allemaal willen leren over samenwerking en nieuwe tools; deze groep heeft veel uit te wisselen als ze samenkomen. Voor praktischere handreikingen bij het starten van een online-community is het *Handboek Communities*[5], geschreven door Erwin Blom, een aanrader. Hij geeft ook enkele concrete tips voor de 'community managers' ofwel degenen die de community faciliteren.

- Organiseer. Te vaak wordt gedacht dat een community vanzelf een succes wordt. Helaas, niks gaat vanzelf. Zowel om activiteit op gang te krijgen als de site levendig te houden, zijn community managers nodig. Dit zijn mensen die geduld hebben, communicatief onderlegd zijn, kunnen inspireren, door de community gewaardeerd worden, die zelf veel bijdragen, vaak reageren en een stimulerende toon aanslaan.
- Wees helder. Maak duidelijk hoe je de toon en sfeer op de site ziet. Geef richtlijnen en benoem ontoelaatbaar gedrag.
- Geef 'incentives'. Actieve leden zijn belangrijk voor de community. Maak duidelijk dat je hen waardeert. Maak hen belangrijk en zet hen in het zonnetje.
- Hou contact. Je publiek blijft prikkels nodig hebben om terug te komen, om actief te blijven. Laat regelmatig een nieuwsbrief verschijnen. Bied de optie aan dat mensen

---

5 Blom, E. (2009). *Handboek communities. De kracht van sociale netwerken.* Utrecht: AW Bruna Uitgevers B.V.

automatisch updates per mail ontvangen rondom een interessegebied. Laat ze weten wat er met hun input is gedaan. En geef credits voor ingebrachte tips en ideeën.
- Zoek je publiek op. Maak de community bekend bij een groter publiek. Wees ook actief op andere sites die belangrijk zijn voor jouw doelgroep.

Een belangrijke waarschuwing bij faciliteren is er echter ook. In het artikel *Organising the informal*[6] schrijven de auteurs:

> When external people attempt to initiate CoPs because they believe in CoPs as a fruitful form of learning, the tendency might be to focus and direct how the people should communicate and how they should act, and accordingly focus on establishing channels of communication, and suggesting CoP-like activities like exchanging up to date information, introducing business-related issues and material to be discussed. Several groups are reasonably succesfull [..], but the initiator maintains to have the role of renewing interest of the group members to participate, e.g. by introducing new themes, or proposing activities. As response, group participants might contribute some messages, but do not become strongly involved.

Hoe verleidelijk is het om zelf de kar te gaan trekken als het niet wil vlotten met de interactie in de online-omgeving? Het tegenovergestelde van wat je wilt zal waarschijnlijk gebeuren: in plaats van dat deelnemers ertoe aangezet worden een actievere bijdrage te leveren, neem je het min of meer van hen over, waardoor deelnemers achterover gaan leunen. Een vraag die je als begeleider voortdurend in je achterhoofd moet hebben, is hoe je het eigenaarschap bij de groep kunt laten en daarin een ondersteunende en stimulerende rol kunt vervullen, 'achter de schermen'.

10.3   Community's rond socialemediaservices: Twitter, Flickr en Blogging

[Praktijkverhaal 27]

Een eigen weblog

Barbara is zo'n twee jaar geleden gestart met een eigen weblog. Ze schrijft over breinleren en thema's die daaraan verwant zijn. Breinleren is haar passie. Ze leest erover, denkt erover en gebruikt breinprincipes zo veel mogelijk in haar praktijk als ontwerper, trainer en begeleider van leertrajecten. In eerste instantie was de weblog voor haar een goede manier om zo nu en dan expliciet stil te staan bij een ervaring of inzicht dat ze had opgedaan. Door erover te schrijven werd een gedachte of inzicht nog meer van haarzelf. Anderen gingen haar weblog lezen en lieten vragen, opmerkingen en aanvullende ideeën achter. Bij boeiende berichten ontstond soms een heel online-gesprek tussen Barbara en andere professionals die zich met breinleren bezighielden. Er ontstonden contacten tussen deze professionals en meer mensen gingen een weblog

---

6   Akkerman, Sanne, Petter, Christian & De Laat, Maarten (2008). *Organizing the informal. How to find a balance between initiation and emergence of communities of practice?*

bijhouden. Men bouwde op elkaar voort, stelde elkaar vragen en verwees in de blogposts naar elkaar door het opnemen van links. Naast de groep professionals die zichtbaar actief was op het thema breinleren, had Barbara inmiddels ook een grote groep meelezers. Deze groep hield bij wanneer er een nieuwe blogpost verscheen, had de weblog van Barbara toegevoegd aan de eigen RSS-lezer en downloadde regelmatig een artikel of maakte gebruik van een link in een tekst van Barbara. In de situatie van Barbara kunnen we spreken van een heuse 'blogging community'.

In praktijkverhaal 26 hebben we het over community's die worden gefaciliteerd met behulp van tools zoals discussieforums en socialenetwerksites. Er ontstaan echter via sociale media ook spontane, informele community's doordat gelijkgestemden elkaar online vinden via bepaalde sites. Praktijkverhaal 27 is een voorbeeld van het onstaan van een blogging community. Voorbeelden zijn groepen mensen die elkaar vinden op basis van het type foto's die ze maken op Flickr. Social bookmarking-community's van groepen mensen die in dezelfde thema's geïnteresseerd zijn en elkaar op het spoor komen door de bookmarks die ze verzamelen. En Twitter-community's mensen die elkaar volgen omdat de tweets aanspreken of omdat ze op een bepaalde manier met elkaar in contact willen blijven en ze ook allebei al twitterden. Er kan overlap tussen deze community's zitten. Hoewel ze vrij spontaan ontstaan, kun je hier wel in faciliteren. Hieronder volgen twee praktijkvoorbeelden van informele community's die in zekere zin toch zijn georganiseerd.

[Praktijkverhaal 28]

NPtech

Beth Kanter faciliteert een community via een social bookmarking-benadering. Leden van de community zijn non-profit adviseurs en activisten met een specifieke interesse in nieuwe technologieën. Social bookmarking is de kernactiviteit van deze community, wat wil zeggen dat de deelnemers bookmarks over het gebruik van nieuwe technologieën op een gedeelde site bijhouden. Hiervoor gebruiken ze een unieke en gezamenlijk afgesproken 'tag', namelijk NPtech (Non-Profit Technology). Met die tag wordt voor iedereen zichtbaar wat ook anderen aan bookmarks hebben bewaard (zie: ▶ www.delicious.com/tag/nptech). Via een RSS-lezer kun je deze bookmarks volgen, het is een behoorlijke stroom. Beth gebruikt de metafoor van het water uit de brandweerspuit voor de hoeveelheid informatie op het internet. Hier heb je weinig aan als je dorst hebt. Door middel van tagging krijg je een filter waarmee de informatie 'drinkbaar' wordt. Af en toe vat ze de nieuwe bronnen samen op haar weblog (voor een voorbeeld, zie: ▶ http://beth.typepad.com/beths_blog/2009/09/an-amazing-nptech-social-media-link-buffet-take-your-pick-.html). De tags zijn ook te vinden via een website van NPtech (▶ http://nptech.info). Er lijkt een grote community rondom deze tag te zijn ontstaan, met veel mensen die ook daadwerkelijk taggen en een nog grotere groep die de informatie volgt. Je zou ook kunnen zeggen dat de community bestaat rondom Beth Kanter en twee andere begeleiders. Beths blog en haar activiteiten op Twitter spelen daarbij een grote rol.

[Praktijkverhaal 29]

Discussie Dinsdag: een wekelijkse Twitter-chat over onderwijs en ICT
Catharinus Doornbos, trainer bij Station-to-Station en initiatiefnemer van Discussie Dinsdag (zie ook: ► http://discussiedinsdag.yurls.net):
'Het begon met een filmpje dat ik tegenkwam over Teacher Tuesday in de VS. Leerkrachten die discussieerden via Twitter. Door een hashtag (#) te gebruiken in alle tweets was de discussie voor iedereen te volgen. In deze discussies kwam ik geweldige ideeën tegen en heel veel handige websites met tal van bronnen en tools voor het onderwijs. Ik schreef er een artikel over op het Edublog van Netwijs, de onderwijsafdeling van Station-to-Station en sloot gekscherend af met de opmerking dat we in Nederland wel een Discussie Dinsdag zouden kunnen beginnen. Daarop kreeg ik enkele reacties binnen. Omdat we het bij ons op de afdeling juist hadden gehad over innovaties op het gebied van onderwijs en ICT en daar meer aandacht aan wilden besteden, heb ik mijn collega's opgeroepen mijn idee te steunen. Vervolgens heb ik een startdatum en tijdstip gekozen en ben die bijna elke dag via Twitter gaan communiceren met de hashtag #netwijs. Dat leverde nieuwe reacties op.
Het aantal actieve deelnemers groeit langzaam. Het aantal volgers ongetwijfeld ook. Dat meet ik af aan de reacties achteraf en de toename van persoonlijke volgers tijdens de discussie. Vooralsnog zijn de deelnemers vooral mensen die zich op de een of andere manier als professional bezighouden met onderwijs en ICT, maar niet meer zelf voor de klas staan. Nog weinig leerkrachten. Misschien door het tijdstip, misschien door onbekendheid.
Als discussieleider start ik de discussie met een vraag of stelling. Vervolgens probeer ik door te vragen op reacties van deelnemers of breng juist een tegengestelde vraag of mening in. Wat dat betreft is het niet anders dan een face-to-face-discussie leiden. De extra handicap is dat je maar 140 karakters kunt gebruiken in je tweet, of eigenlijk nog minder omdat je ook de hashtag en dergelijke moet gebruiken. Je moet dus heel erg to-the-point zijn. Voordeel is wel dat je geen andere prikkels hebt, zoals gezichtsuitdrukkingen, gebaren of mensen die door elkaar praten. Iedereen komt nu gelijkwaardig aan het woord en je bent vrij om te reageren op wie je wilt. Ik zorg ook dat ik ingelezen ben in het onderwerp en een aantal leuke links paraat heb om tijdens dode momenten in de discussie te gooien. Ook tijdens de discussie ben ik regelmatig aan het zoeken op internet. Tijdens een gewone discussie heb je die gelegenheid niet. Nu kun je alles zo teruglezen wat je hebt gemist. Daarmee is het veel dynamischer.
Het resultaat tot nu toe is dat ik mijn netwerk flink heb uitgebreid met mensen die ik anders nooit ontmoet zou hebben! We delen kennis met elkaar over de muren van de school en het bedrijf heen en over de landsgrenzen heen. Daarnaast staat onze weblog veel meer in de belangstelling. Door de naam van onze afdeling als hashtag (#netwijs) te gebruiken, zorgen we voor naamsbekendheid en zetten we een imago neer, namelijk dat we kennis hebben van onderwijs, ICT en innovatie.'

10.3 · Community's rond socialemediaservices: Twitter, Flickr en Blogging

Er zijn verschillende typen community's die ontstaan vanuit de weblogservices. Nancy White[7] beschrijft er drie:

1. Het eerste type is de community rondom een populaire weblog: the blogger-centrische community. Deze ontstaat wanneer vaste lezers van een weblog commentaar leveren en elkaar leren kennen. Een voorbeeld hiervan is de community van melkveehouders uit praktijkverhaal 30.
2. Dan zijn er de thematische bloggers. Voorbeelden hiervan zijn de reisbloggers, kennismanagementbloggers enzovoort. Wanneer een aantal bloggers over eenzelfde thema schrijft, ontstaat er een thematische community. De community wordt zichtbaar door het feit dat de bloggers elkaar vaak op de 'blogroll' hebben staan. Dit is een lijst met blogs die de blogger zelf leest.
3. Het derde type is een community bestaande uit leden die bloggen vanaf hetzelfde platform. Zij vormen als het ware een netwerk van bloggers en zorgen gezamenlijk voor online input en interactie. Een voorbeeld hiervan zijn de edubloggers; ▶ http://edublogs.org.

Het is mogelijk om te faciliteren in deze spontane, informele community's. Een aantal dingen die je kunt organiseren zijn:

- Het opzetten van een mailinglijst voor de bloggers, tezamen met een wiki. Dit maakt interactie tussen de bloggers makkelijker en toegankelijker voor andere geïnteresseerden.
- Het opzetten van een specifiek bloggingplatform (zoals het genoemde voorbeeld van de edubloggers).
- Via een platform de blogbijdrages beter zichtbaar en zoekbaar maken. Een voorbeeld hiervan is het *Communities & Networks Platform* (▶ http://cc.fullcirc.com). Aan de rechterkant kun je zien welke blogs hieraan meedoen, aan de linkerkant kun je zoeken op thema. Dit kun je ook door middel van het samenvoegen van de RSS-feeds van een aantal blogs en dit aanbieden als een nieuwe RSS-feed om te volgen.
- Het faciliteren van een Twitter-chat (zie praktijkverhaal 29). Hiermee gebruik je de informele netwerken op Twitter om deelnemers te vinden. Dit versterkt de relaties binnen het informele netwerk, deelnemers gaan elkaar weer 'volgen'.
- Het zichtbaar maken van verbindingen door het opstellen van lijsten. Voor bloggers worden dit soort lijsten wel 'blogrolls' genoemd. Bij Twitter is een voorbeeld de Twitter-gids waar je per onderwerp twitteraars kunt vinden, ▶ www.twittergids.nl.

[Praktijkverhaal 30]

Een blog als community tool

Josien Kapma werkt als zelfstandige op het gebied van kennis, communicatie en netwerken in plattelandscontexten. Haar man en zij zijn ook melkveehouders. We vragen haar ons iets te vertellen over de community die zij enkele jaren geleden is gestart voor melkveehouders.

Toen collega-melkveehouders in onze omgeving interesse toonden om via het internet informatie te gaan delen, ben ik in 2006 begonnen met een Wordpress-weblog over melkveehouderij (▶ dekennisclub.wordpress.com/). Ik maakte ook een Google-

---

7   Het artikel is te downloaden van ▶ http://kt.flexiblelearning.net.au/tkt2006/edition-11-editorial/blogs-and-community-launching-a-new-paradigm-for-online-community

e-mailgroep aan. De instellingen van die e-mailgroep zijn zodanig dat ieder lid naar de hele groep kan mailen. In de marge van de weblog was een link geplaatst naar de e-mailgroep. Naarmate ik meer blogde, groeide de e-mailgroep.

Een weblog en e-mailgroep vind ik nog steeds een hele mooie tool-combinatie voor groepen die nog wat moeten wennen aan sociale media. Het is toegankelijk voor beheerders omdat het gaat om gratis en eenvoudige tools die voor iedereen te leren zijn. Het is vooral ook toegankelijk voor gebruikers: iedereen is gewend aan e-mail en door via e-mail te werken valt niemand buiten de boot. Via de weblog ben je zichtbaar en bereikbaar voor de buitenwereld, via de e-mailgroep discussieer je met elkaar. De weblog komt vanuit één auteur, maar via de e-mailgroep bestaat een heel laagdrempelige manier voor iedereen om mee te praten. De weblog biedt plaats aan foto's, video's en RSS feeds; e-mails bestaan uit tekst zonder toeters en bellen. Door in de voetnoot van de e-mailgroep een link op te nemen naar de weblog, herinner ik de vaste lezers eraan zo nu en dan naar de blog te kijken.

De weblog wordt in verhouding erg goed bezocht, de e-mailgroep is vrij rustig, maar kent drukkere periodes. De weblog en e-mailgroep blijken samen een goed hulpmiddel voor informatie-uitwisseling, intern en extern, voor een netwerk dat al bestond (en waarvan de leden elkaar ook regelmatig 'in real life' ontmoeten). Het helpt om informatie over ons vak in combinatie met onze streek uit te wisselen, zoals prijsinformatie, nieuwe regels, informatie over leveranciers, het samen 'duiden' van Europees beleid, tips over praktische zaken. Door de weblog is ook het aanbod van leveranciers en stagiairs toegenomen.

Voor mij persoonlijk kost het wel wat tijd en levert het geen inkomsten op. Wel heeft het veel goodwill en zichtbaarheid gecreëerd, en heb ik er zelf veel van geleerd. Het heeft zeker bijgedragen aan het ontwikkelen van betaalde vervolgactiviteiten, zoals een discussiecolumn op de site van weekblad Boerderij en community manager van GUUS.net, over platteland.

Inmiddels heeft de lokale melkveehoudersblog geleid tot een mondiale 'moederblog' voor Nederlandse melkveehouders die ergens buiten Nederland boeren: ▶ http://www.melkenoverdegrens.nl/, ook weer op basis van Wordpress. Het zou kunnen leiden tot een hele familie van melkveehoudersnetwerken. Zo krijg je een wisselwerking tussen lokaal en mondiaal, erg belangrijk voor boeren.

10.4 Online-workshops

Online-workshop

Sharaya wil graag een workshop organiseren voor de staf van haar internationale bedrijf over projectmatig werken. Het is echter een hele kostbare onderneming omdat de medewerkers over negen landen verspreid werken. De landenmanagers zijn vaak niet blij met dit soort workshops omdat medewerkers met reizen erbij snel een week weg zijn. Ook is het reisbudget heel hoog. Ze denkt erover een online-workshop te organiseren, maar hoe pak je dat aan? En zullen mensen daar wel de tijd voor vrijmaken? Hoelang moet je dit doen?

10.4 · Online-workshops

Online-workshops zijn workshops met een duidelijk begin en einde die via online-middelen verlopen. Er zijn wel duidelijke leerdoelen en structuur, in tegenstelling tot online-community's. Het is een relatief onbekende leerinterventie, die heel krachtig kan zijn mits goed ontworpen en gefaciliteerd. Het online uitwisselen stimuleert reflectie en het bondig samenvatten van ideeën en ervaringen.

[Praktijkverhaal 31]

Online faciliteren als een wandeling met een blinddoek voor

Nancy White, Full Circle Associates (▶ www.fullcirc.com): 'Het faciliteren van online-workshops is een beetje als een wandeling met een blinddoek voor. De eerste keer dat je het doet, kun je je verloren en gedesoriënteerd voelen, door het ontbreken van de visuele signalen die je gewend bent. Maar na verloop van tijd wordt je gehoor gescherpt net als je reuk, je voelt de aarde weer onder je voeten, en je ervaart een prachtige wandeling. Online-workshops vragen ons te herijken wat we weten over leren en communicatie in een nieuwe omgeving.

Ik ontwerp en faciliteer online-workshops sinds 1997 en ik ben verbaasd over hoeveel ik nog leer. Elke keer als ik het doe, varieert de 'wandeling'. In 2008 werd ik gevraagd om een workshop over het delen van kennisinstrumenten en methoden voor de CGIAR (Consultative Group on International Agricultural Research) en de Voedsel-en Landbouworganisatie van de VN (FAO) te ontwerpen en te faciliteren. We ontwierpen een verplichte drie weken durende online-workshop, gevolgd door een optionele driedaagse face-to-face-workshop. Het doel was om kennis delen te verkennen, en een overzicht van een aantal nuttige kennisdelingsmethoden en online-tools te creëren. Het online-gedeelte zou de nadruk leggen op het oefenen met de online-tools. De face-to-face-workshop was bedoeld om in kleinere samenstelling ideeën in de praktijk uit te werken. Online werkten we asynchroon in het Open Source learning platform, Moodle (▶ http://moodle.org) en synchroon met behulp van Skype en telefoonbruggen. We hadden beide modaliteiten nodig omdat we een internationale groep waren. Mensen hadden de flexibiliteit om te kiezen wanneer ze wilden werken. De synchrone gesprekken boden een gevoel van verbinding en 'hartslag' voor de workshop. De asynchrone uitwisseling werkte om mensen wat dieper met elkaar in gesprek te kunnen laten gaan. Dat kostte wel tijd, waardoor sommige mensen alleen deelnamen aan de gesprekken, anderen alleen in tekst en een kleinere groep nam deel aan alles. Het is belangrijk om te begrijpen dat niet iedereen dezelfde, of een gedeelde ervaring in een online-workshop zal hebben. Dus diversiteit is de sleutel tot online faciliteren.

Het was fascinerend om de overgang naar de face-to-face-bijeenkomst te zien. Sommige mensen hadden veel online gedaan, anderen zeer weinig. Mensen hielpen elkaar leemten op te vullen terwijl we in de faciliteerervaringen doken, en we hebben geprobeerd zo veel mogelijk samen te vatten voor collega's die niet konden komen. Het was een zeldzaam genoegen online met face-to-face te kunnen combineren. Sommigen hielpen ons tijdens de face-to-face-bijeenkomst om het latere aanbod te definiëren, wat bijdroeg aan een grotere diversiteit aan workshopleidersperspectieven. Hoewel sommigen klaagden over overbelasting of het gebrek aan tijd om deel te nemen, meldden veel mensen later hoe de workshop een echt keerpunt was in hun begrip van

kennis delen. Hoewel het traject niet 'all things for all people' was, bleek de intensiteit van zowel de inhoud als de onderlinge relaties een 'transformerende leerervaring' te zijn.
Elk van deze 'wandelingen' door middel van online-workshops leert me iets nieuws, een nuance, een nieuw instrument of proces, een nieuw perspectief gebracht door een deelnemer. Het is een prachtige omgeving voor continu leren, zowel voor de deelnemers als de workshopleider.'

In online-workshops zijn evenveel werkvormen te bedenken als in face-to-face-workshops, al moet je werken met de beperkingen van het medium en kun je geen oefening doen waarbij je non-verbale signalen moet observeren (alhoewel... als je met videootjes werkt wel!). Vaak zijn werkvormen die je face-to-face gebruikt wel te vertalen naar een online-variant.

10.5 Conferentie2.0 en webconferenties

Conferentie2.0
Karel is betrokken bij de organisatie van een jaarlijkse conferentie. Het kost veel energie om het congres voor te bereiden en in één dag is het voorbij. Wat precies het effect is, is niet duidelijk. Leidt het tot nieuwe samenwerkingen? Gaan mensen ook toepassen wat ze opsteken? Of is het een dagje uit? Karel zou weleens willen proberen of je met een online-tool inzichtelijk kunt maken welke contacten er ontstaan op zo'n congres, om die vervolgens als netwerken verder te faciliteren.

Een andere plek waar sociale media steeds meer een rol gaan spelen is bij grote congressen, conferenties en seminars. Ook hier bestaat er weer een grote verscheidenheid aan manieren om sociale media te gebruiken. Je kunt een online-platform parallel laten lopen aan een face-to-face-conferentie. Je kunt tijdens een face-to-face-conferentie gebruikmaken van sociale media, door mensen te laten bloggen en twitteren en dit zichtbaar te maken. En je kunt een conferentie ook geheel online laten plaatsvinden, webconferentie genoemd.

[Praktijkverhaal 32]

Partos Plaza
In september 2009 is Partos Plaza georganiseerd door Partos, een branchevereniging voor ontwikkelingsorganisaties, een jaarlijks netwerkevenement. Eén van de doelen van Partos Plaza is te komen tot uitwisseling van innovatieve ideeën en praktijken en tot samenwerking binnen de sector. In voorgaande jaren was Partos Plaza een face-to-face-bijeenkomst, maar dit jaar werd besloten het anders aan te pakken. Het idee ontstond om een online-platform in te richten dat zowel voor, tijdens als na het event gebruikt zou kunnen worden: Partos Plaza Online (▶ www.partosplaza.nl). Op

Partos Plaza konden mensen een profiel aanmaken met interesses (inclusief hun blogs of Twitter-accounts), meepraten over de inhoud van workshops, veel achtergrondinformatie vinden en zich aanmelden voor workshops. Ook werd een Twitter-account geopend om mensen van tevoren te informeren over de thema's van Partos Plaza. De profielen van de deelnemers zijn geprint en opgehangen, zodat mensen op de dag zelf ook wisten wie er rondliepen en eventueel een briefje voor contact konden ophangen. Ook was er een Twitter-muur. Achteraf werden verslagen en een aantal filmpjes over de workshops op het platform gezet.

Uit een evaluatie bleek dat alle deelnemers vonden dat Plaza Online duidelijk een meerwaarde heeft gehad voor de bijeenkomst. Er werd al informatie gehaald, workshops werden bekeken en ook profielen van deelnemers. Er is met Partos Plaza Online een veel grotere groep bereikt dan met de bijeenkomst, er zijn 828 unieke bezoekers online geweest, tegen 85 mensen op de bijeenkomst. Er was maar een kleine groep mensen (10-15) actief betrokken bij de discussies en de voorbereiding van de workshops, maar via de evaluatie blijkt dat de helft wel de stellingen en discussies heeft gelezen. Het lijkt wel of mensen gewend zijn dat de workshops voor hen worden georganiseerd en niet staan te popelen om hierin mee te denken. Aan de andere kant had het faciliteren wel wat meer aandacht mogen hebben, maar dat schoot er in de waan van de dag vaak bij in. Het twitteren was een makkelijk succes. Zonder veel moeite waren er al snel 40 volgers, meer dan verwacht. Het online-platform blijft bestaan. Wel zal er meer tijd moeten worden gestoken in het faciliteren.

Een conferentie aanvullen met een online-deel, voor, tijdens of na, kan van grote toegevoegde waarde zijn. Uit het voorbeeld van Partos Plaza blijkt echter dat het aardig wat vraagt om goede participatie en uitwisseling te creëren. Het is belangrijk goed na te denken over wat je met de online-uitwisseling wilt bereiken. Sociale media kunnen veel verschillende functies hebben bij het ondersteunen van een conferentie:

- Sprekers kunnen voor aanvang van de conferentie hun onderzoekspaper presenteren.
- Deelnemers krijgen een beeld van de inhoud van de conferentie en kunnen hun keuze al maken uit de lezingen of workshops.
- Deelnemers kunnen geïnspireerd raken, nieuwsgierig gemaakt worden, vast over het onderwerp gaan nadenken door online-informatie in de vorm van video, foto, polls of tekst.
- Deelnemers kunnen online al kennis met elkaar maken.
- Workshops kunnen voor een deel online voorbereid worden door de deelnemers.
- Deelnemers die niet fysiek aanwezig kunnen zijn bij de face-to-face-bijeenkomst kunnen wel online deelnemen.
- Tijdens de conferentie kunnen deelnemers elkaar via digitale schermen op de hoogte houden van wat er in de verschillende workshops gebeurt en wat de opbrengst van verschillende sessies is.
- Opbrengsten van de conferentie kunnen gemakkelijk online bij elkaar gebracht en verspreid worden.
- Werkgroepen die ontstaan tijdens de conferentie kunnen na de bijeenkomst verder samenwerken in een online-omgeving.

Het is goed je te realiseren hoe ver de bekendheid van deelnemers met sociale media reikt en je acties en verwachtingen daarop aan te passen. Zo is het publiek van Picnic (praktijkverhaal 33) een ander publiek dan van Partos Plaza (praktijkverhaal 32). Maar in alle gevallen kun je wel iets organiseren. Een makkelijk toegankelijke online-omgeving waar deelnemers hun profiel kunnen plaatsen kan ervoor zorgen dat mensen al nieuwsgierig worden en gaan netwerken. Een uitnodiging aan deelnemers om voorafgaand aan de conferentie input te geven maakt dat men zich betrokken voelt, gericht gaat nadenken over het betreffende onderwerp en de persoonlijke vragen die daarin spelen. Deze voorbereiding online maakt het ook mogelijk een diepere slag te maken face-to-face. De kennismaking met het onderwerp is dan al gebeurd. Het zichtbaar maken van ervaringen en experimenten van deelnemers met sociale media kan het gebruik ervan bij anderen stimuleren. Dit kan bijvoorbeeld middels podcasts of video, vormen die een waardevolle toevoeging zijn aan het toch sterk tekstgerelateerde medium. Een afsluitende suggestie is om gebruik te maken van een duidelijke 'hashtag' voor de conferentie, zodat alle verschillende opbrengsten en interacties makkelijk te vinden zijn.

In opkomst is de 'unconference', ook wel conferentie2.0 genoemd. In een unconference worden de sessies van de conferentie pas op de eerste ochtend gekozen door de deelnemers. In die zin heeft het veel weg van een Open Space. Bij een unconference wordt door de deelnemers gebruikgemaakt van sociale media om het programma te ontwerpen. Het levert over het algemeen een hoge participatie en motivatie van deelnemers op, zowel voor, tijdens als na de conferentie.

[Praktijkverhaal 33]

Picnic

Een voorbeeld van een conferentie die gebruikmaakt van sociale media is Picnic (zie ▶ www.picnicnetwork.org) (◘ Figuur 10.1). We moeten erbij vermelden dat de bezoekers van een Picnic vaak goed bekend zijn met sociale media.

Deelnemers worden allereerst uitgenodigd om zich op de site van Picnic aan te melden en een persoonlijk profiel aan te maken. Vanaf dat moment kunnen ze contact leggen met andere deelnemers. Een belangrijk middel om voor de conferentie waardevolle bronnen op het web samen te brengen, is het gebruik van een unieke tag, in 2009 was dit bijvoorbeeld Picnic09. Iedereen die iets op zijn weblog schrijft over de conferentie of een foto oplaadt, wordt gevraagd deze tag te gebruiken (zie bijvoorbeeld ▶ www.slideshare.net/tag/picnic09 voor presentaties van de conferentie). Deelnemers kunnen via Mobypicture (▶ http://mobypicture.com) hun mobiele telefoon gebruiken om foto's te delen. Alle grote presentaties worden zowel live op de website vertoond, alsook later beschikbaar gemaakt. Hierdoor kunnen niet-aanwezigen toch meekijken, maar ook kunnen deelnemers later andere presentaties nog bekijken. Ter plekke is er de mogelijkheid om draadloos te internetten, wat live-blogging en live-twittering (ter plekke verslag doen van wat je ziet of meemaakt via blogs of Twitter) mogelijk maakt.

10.5 • Conferentie2.0 en webconferenties

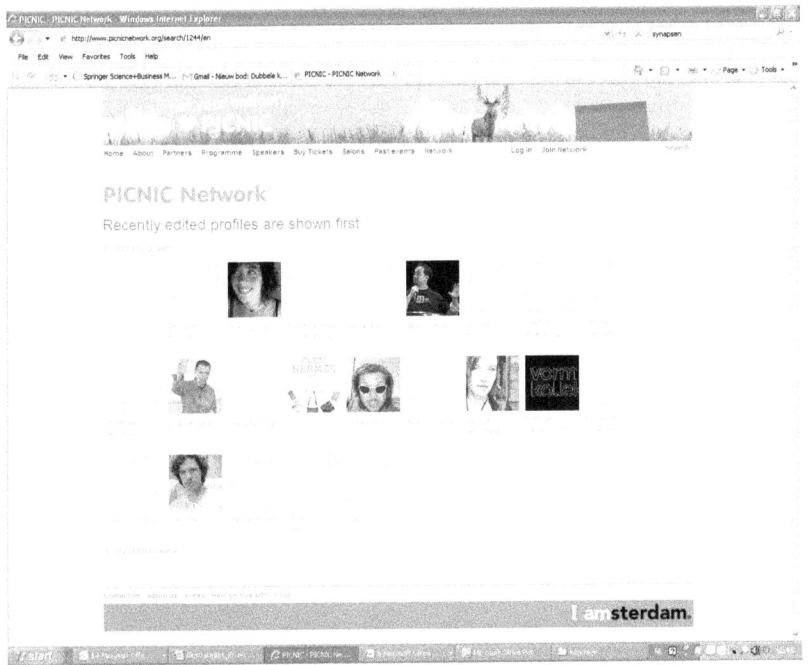

◘ Figuur 10.1   Picnic.

[Praktijkverhaal 34]

Digitale dagvoorzitter heeft de toekomst
Jan-Jaap In der Maur (► www.dagvoorzitter.nl): 'Sociale media verhogen het effect van evenementen. Inhoudelijke evenementen, zoals congressen en seminars, veranderen ingrijpend onder de invloed van sociale media. De rol van de dagvoorzitter volgt deze revolutie. De klassieke bijeenkomst, waarbij je eenmalig bij elkaar komt en de organisator het programma bepaalt, wordt vervangen door een continu proces, waarbij de deelnemers in een netwerk steeds grotere invloed krijgen. Via 'LinkedHRnl' – een Group op LinkedIn – werden al verschillende evenementen geïnitieerd, waarvan de agenda volledig community-based werd bepaald.
De Masterclass Social Media kreeg een vervolg op een speciaal daarvoor gebouwde netwerksite: kennis en gegevens werden uitgewisseld tussen de deelnemers. Via Ning kan iedereen zo'n community bouwen en onderhouden tegen minimale inspanning en kosten. En de Kamer van Koophandel heeft inmiddels ervaring opgedaan met het succesvol inzetten van Hallo, hun eigen netwerk voor ondernemers (zie ► www.kvk.nl/hallo), na afloop van een bijeenkomst.
De virtuele mogelijkheden van sociale media zijn bijna oneindig, de toegevoegde waarde ongekend. In de dagen voorafgaand aan de bijeenkomst kan de fantasie alvast geprikkeld worden door korte berichten via sms, mail en Twitter. De directeur kan vooraf zijn visie geven in een kort filmpje, via intranet of YouTube; als er gekozen wordt voor een live-stream, kunnen kijkers zelfs direct reageren. Deelnemers kunnen via online-enquêtes hun mening geven of virtueel alvast met elkaar in gesprek gaan. Zo

kunnen vooraf inventariserende vragen uitgezet worden en meningen gepeild, zodat de discussie op de dag zelf direct de diepte in kan. Na afloop van de bijeenkomst kan het creatieve momentum worden vastgehouden via de sociale media. Tijdens het congres gestarte gesprekken gaan verder de diepte in, beslissingen worden genomen en uitvoering wordt in gang gezet. Deelnemers worden zo meer dan anonieme passanten in de gangen van een evenementencomplex en de kracht van het netwerk wordt volledig benut.

De dagvoorzitter van de – nabije – toekomst moet omgaan met een andere groepsdynamiek, omdat steeds minder duidelijk is wie de zender of de ontvanger is. Hij smeedt van een groep losse individuen een hechte, coherente groep, waarvan de leden allemaal dezelfde kant op bewegen. Een dagvoorzitter moet interviews ook voor de webcam kunnen doen terwijl hij ondertussen reacties monitort, die via chat, sms en Twitter binnenkomen. Hij is in staat als moderator een online-discussiegroep te leiden: conclusies trekken, scherpe vervolgvragen stellen en richting geven. Hij adviseert zijn opdrachtgevers niet alleen over het inrichten van het live-programma, maar staat hun ook met raad en daad terzijde bij het vormgeven van het virtuele voorprogramma en het online-vervolg op de dag. De rol van de dagvoorzitter/discussieleider wordt eigenlijk alleen maar belangrijker: alleen met een heldere focus kan communicatie via sociale media meer zijn dan een oneindige, onsamenhangende stroom berichten.'

10.5.1 Een webconferentie

Het is mogelijk om een conferentie online te organiseren. Bij een online-conferentie heb je de keus tussen synchrone en asynchrone interactie. Bij een asynchrone conferentie kunnen deelnemers berichten plaatsen op elk moment van de dag. Deze vorm lijkt sterk op de dynamiek in een online-discussieforum. Met synchrone activiteit is iedereen op hetzelfde moment online en in contact met elkaar. Er zijn dan vaak verschillende 'ruimtes' gecreëerd waarin gerichte discussies plaatsvinden. Een van de belangrijke voordelen van een online-conferentie is het gemak van het uitnodigen van internationale experts.

Naast het onderscheid tussen synchroon en asynchroon zijn er veel meer elementen die specifieke aandacht vragen bij het ontwerpen van een online-conferentie. Om je een indruk te geven van de mogelijkheden en wat erbij komt kijken als je een online-conferentie wilt faciliteren, geven we hier een schets van een aantal belangrijke elementen, voortbouwend op ervaringen beschreven door Green[8].

- Ontwerpen van een online-conferentie vraagt een andere aanpak dan het ontwerp van een face-to-face-bijeenkomst. Dit komt doordat deelnemers aan een online-conferentie vaak op verschillende momenten in de tijd instappen. Men kan zelf kiezen aan welk onderwerp men deelneemt en een bijdrage levert. Deelnemers kunnen vaak ook zelf inhoudelijke discussies starten.

---

8 Green, L. (1998). *Playing croquet with flamingos: a guide to moderating online conferences.* Te downloaden van: ▶ http://emoderators.com/wp-content/uploads/flamingoe.pdf

- Zeker bij de start van de conferentie is het belangrijk als begeleider zeer actief te zijn in het aanmoedigen van deelnemers tot interactie. Noem deelnemers bij de naam, stuur ze een persoonlijke e-mail, nodig specifiek uit tot het geven van een reactie of het delen van een ervaring.
- Als online-trainer of -begeleider heb je ook een belangrijke rol bij het ervoor zorgen dat deelnemers aangehaakt blijven. Er kan veel gebeuren in korte tijd. Discussies breiden zich snel uit. Er zijn altijd deelnemers die niet frequent inloggen of een periode hebben waarin ze minder in de gelegenheid zijn om online te participeren. Zij moeten hun weg kunnen vinden na een paar dagen. Wat je kunt doen om hen te helpen aanhaken: duidelijk aangeven wat op dat moment actieve discussies zijn, regelmatig een e-mailupdate versturen, de huidige agenda met inhoudelijke thema's duidelijk communiceren en samenvattingen maken van al langer lopende discussies.
- Besteed aandacht aan het sluiten van de conferentie. Bijvoorbeeld door deelnemers te vragen hun slotbevindingen te formuleren, een reflectie te geven op de voor hen waardevolste dialoog, afscheid te nemen van andere deelnemers. En geef duidelijk aan wat er na de conferentie gebeurt. Zijn er mogelijkheden om door te gaan met interactie? Komt er een verslag? Blijft het materiaal online nog enige tijd beschikbaar?

Om het concept van een volledige online-conferentie te snappen is het goed om eens deel te nemen. Bij The NODE (▶ http://node.on.ca/) loopt altijd wel een online-conferentie en daar kun je je aanmelden als deelnemer. Je kunt bijdragen, meekijken of de rol van de begeleider beoordelen.

[Praktijkverhaal 35]

Social reporting bij een conferentie

Social reporting is het verzamelen van kennis en ervaringen van deelnemers aan een bijeenkomst. Zogenoemde social reporters, die affiniteit hebben met het onderwerp van de bijeenkomst, interviewen de deelnemers. Het resultaat, de tekst en/of het beeldmateriaal, wordt vervolgens op een website gezet. Op deze manier ontstaat er live een collectief verslag van de bijeenkomst.
Social reporting is een krachtige manier om opbrengsten uit kleine werkgroepen te verzamelen zonder verslag te gaan leggen. Je hoort het persoonlijke verhaal van een deelnemer. Deelnemers worden actief uitgenodigd om hun mening te geven, te reflecteren, hun indrukken te verwoorden. Het helpt hen om betekenis te geven aan wat ze horen. Social reporting biedt de mogelijkheid om niet zozeer de expliciete boodschappen tijdens een conferentie te verslaan, maar juist die informele gesprekken die tussen deelnemers plaatsvinden zichtbaar te maken. Social reporting levert een afspiegeling op van meningen van deelnemers. Mensen herkennen zich erin. Het creëert betrokkenheid bij een evenement. De uiteindelijke opbrengst heb je van begin tot eind met elkaar gemaakt.
Meer informatie over social reporting vind je hier: ▶ http://socialreporter.com

10.6 E-coaching

E-coaching is coaching op afstand met behulp van online-tools. Je moet allereerst een goede coach zijn om een goede e-coach te zijn. Tekst (en emoticons) spelen een grotere rol bij e-coaching dan bij coaching, dus schriftelijke taalbeheersing is heel belangrijk voor een e-coach. Het medium van een e-coach kan zowel sms, chat, voicechat of e-mail zijn, of een combinatie van deze middelen, afhankelijk van de coachingsvraag en de voorkeur van de coachee.

[Praktijkverhaal 36]

E-coaching van uitgezonden jongeren
Een voorbeeld van e-coaching is het 'Youth Zone programma' van drie ontwikkelingsorganisaties. In 2003 werd geconcludeerd dat er meer aandacht nodig was om junior medewerkers in ontwikkelingslanden te ondersteunen. Een pilotprogramma werd ontworpen voor tien deelnemers. Er waren drie coaches. Elke deelnemer kreeg vier coach-uren, verdeeld over een periode van 6-8 weken. De deelnemers en coach kozen zelf hun communicatiemiddel, de meesten kozen voor Skype en e-mail, hoewel enkelen instant message-chat (Skype-chat of MSN-chatfuncties) gebruikten. In een evaluatie waren de junioren erg positief over de e-coaching. Het was een goede manier om ondersteuning te krijgen terwijl je vrij geïsoleerd in een nieuwe omgeving aan het werk bent en moet leren functioneren in een andere cultuur.

[Praktijkverhaal 37]

40-dagen e-coaching
Ans: 'Ik gebruik als coach regelmatig 40-dagen-coaching, voorafgegaan door persoonlijke gesprekken. De 40 dagen zijn gericht op het volhouden van nieuw gedrag, het doorbreken van oude patronen. De coaching kan via chat, meestal via mails, plaatsvinden. De instructie daarbij is: schrijf per keer niet meer tekst dan ik kan lezen zonder te hoeven scrollen. De gecoachte krijgt altijd een reactie, per chat, sms, mail of telefonisch. Dit 40 dagen volhouden heeft een enorm effect.'

10.7 Online gaming of serious gaming

Een online-game is een spel dat door middel van een computernetwerk gespeeld wordt. Dit is vaak het internet. Online gaming wordt steeds vaker ingezet in de context van opleidingen, ook wel aangeduid met de term serious gaming. Een 'serious game' is een virtueel spel dat gebruikt kan worden voor uiteenlopende doeleinden. Zo wordt het bijvoorbeeld toegepast ten behoeve van het nabootsen van crisissituaties om bepaalde vaardigheden te trainen. Via virtuele werelden zoals Second Life kunnen mensen een andere cultuur ervaren en experimenteren met een nieuwe houding. Van deze ervaringen kunnen ze leren en deze mee terugnemen naar hun eigen wereld. Virtuele omgevingen bieden de mogelijkheid om 'veilig' te oefenen met ander gedrag. Het kan de verbeelding van mensen stimuleren en zo kunnen nieuwe mogelijkheden om je in bepaalde situaties te gedragen ontdekt worden.

[Praktijkverhaal 38]

Computergames in het Nederlandse leger

Het Nederlandse leger maakt steeds meer gebruik van computergames. Niet alleen om nieuw personeel op te leiden, maar ook om de tactische vaardigheden op peil te houden van ervaren militairen. De landmacht gebruikt computergames in de opleiding van nieuwe militairen, maar gaat ze nu ook inzetten om ervaren infanteristen en bemanningen van pantservoertuigen en tanks te trainen. De landmacht zorgt ervoor dat militairen hun eigen spelgedrag evalueren: 'Het gaat niet om het spelen maar om het leren.'[9] De games vervangen niet het echte oefenen, maar hebben als voordeel dat militairen kunnen oefenen met alle gewenste scenario's en omstandigheden. Dit levert een vrijwel ongelimiteerd scala aan snel aanpasbare oefenmogelijkheden op, zonder de nadelen die echte oefeningen hebben, zoals reistijden, het gebruik van dure brandstof en munitie en de belasting van oefenterreinen.

Een ander voorbeeld is de game *Stop Disasters*, ontwikkeld door de International Strategy for Disaster Reduction (▶ www.stopdisastersgame.org/en/faq.html). Deze game is gericht op kinderen tussen de 9 en 16 jaar met als doel te leren wat te doen als zich een ramp voordoet.

Het ontwerpen van een serious game gebeurt vaak door een team met daarin een combinatie van vaardigheden zoals programmering, JavaScript, kunst, animatie, scriptschrijven en HRD. Met een interdisciplinair team wordt het belangrijk om aandacht te besteden aan de verschillen en waar nodig tijd te stoppen in het overbruggen van deze verschillen. Verder zijn serious games vaak onderdeel van een langer traject, waarbij ook andere media zoals weblogs en chat ingezet worden.

In dit hoofdstuk hebben we veel verschillende typen leerinterventies, van workshops tot conferenties, de revue laten passeren, inzoomend op hoe je het leerproces kunt verbreden en verdiepen door online-interactie te faciliteren. In het volgende hoofdstuk meer over de rol van de trainer. Kan iedereen een online-trainer worden? Wat is er online anders dan bij face-to-face-faciliteren?

---

9 Bron: ▶ www.personeelslog.nl/2008/11/28/landmacht-traint-personeel-met-games

Ontwerpen van online-leerprocessen

11.1 Ontwerpstappen voor het inrichten van online leren – 180
11.1.1 Hoe ziet de doelgroep eruit? Hoeveel online-ervaring is er aanwezig? Is men in voor experimenteren? Hoe ingebed is de computer in het werk van de doelgroep? – 180
11.1.2 Wat voor dynamiek wil je stimuleren? Wat wil je zien gebeuren? – 183
11.1.3 Welke combinatie van face-to-face- en online-activiteiten kies je? Wat voegt het online-gedeelte toe aan het leerproces? Of kies je voor een volledig online-leerproces? Begin je face-to-face of online? – 185
11.1.4 Begin ik online of face-to-face? – 186
11.1.5 Wat is de doorlooptijd van het leerproces? Heeft het een begin en einde of heeft het een onbepaalde tijdsduur? Hoeveel face-to-face-tijd is er? Hoeveel tijd kunnen deelnemers tussen bijeenkomsten door minimaal en maximaal besteden? – 187
11.1.6 Wat dient er zeker online te gebeuren? Wanneer ben je daar tevreden over? – 188
11.1.7 Hoe wisselen synchrone en asynchrone activiteiten elkaar af? – 189
11.1.8 Met welke webtools zijn deelnemers mogelijk al bekend? Hoe kun je gebruikmaken van tools die al in de organisatie beschikbaar zijn? Welke tools zijn onderdeel van je eigen repertoire? – 191
11.1.9 Welke webtools passen bij de leeractiviteiten die je voor ogen hebt? Op basis waarvan kies je? Kies je voor open of gesloten (password-protected) omgevingen? – 191
11.1.10 Waar wordt aan producten gewerkt? – 194
11.1.11 Het inrichten van de online-omgevingen en -tools – 194
11.1.12 Wie gaat faciliteren? Wat zijn daarin cruciale taken? Hoe ga je het zo organiseren dat je op de goede momenten online aanwezig bent? – 195
11.1.13 Wat zijn belangrijke momenten in het proces? Welke facilitatie is daarin ondersteunend? – 197
11.1.14 Hoe ondersteun je deelnemers bij het wegwijs raken in de online-omgeving? – 197

We hebben laten zien dat de inzet van sociale media goed aansluit bij de groeiende aandacht voor informeel leren. Professionals zelf krijgen meer mogelijkheden in handen om hun ontwikkeling een impuls te geven. Bij het gebruik van sociale media voor leren valt ook te denken aan een specifieke integratie in opleidingen, trainingen en leertrajecten, de formelere kant van leren. Hiermee kunnen sociale media een belangrijk onderdeel gaan vormen van het repertoire van HRD-professionals, procesbegeleiders, trainers en community managers die zich bezighouden met het ontwerpen en faciliteren van leerprocessen.

Een leertraject, leernetwerk of conferentie kan geheel online plaatsvinden, geheel face-to-face of een combinatie zijn. In dit hoofdstuk leggen we de nadruk op leerprocessen die nu vooral face-to-face plaatsvinden en waarbij sociale media het leerproces kunnen versterken. Waarin kan online-interactie aanvullend zijn? Hoe ontwerp je een 'hybride' (face-to-face en online gecombineerd) leertraject? Welke sociale media kies je en op basis waarvan? Hoe faciliteer je dit online leren? Kortom, hoe ontwerp je online leren zo dat er een geïntegreerd proces met face-to-face-activiteiten ontstaat? In dit hoofdstuk beschrijven we de ontwerpstappen van een hybride leerproces. Per stap geven we een aantal praktische richtlijnen.

[Praktijkverhaal 39]

Een online-omgeving bij een leertraject persoonlijk leiderschap voor managers
Theo: 'Tien beginnende leidinggevenden namen deel aan een leertraject over persoonlijk leiderschap. Het traject bestond uit drie losse bijeenkomsten, verspreid over een periode van drie maanden. Het traject richtte zich enerzijds op de vraag 'wie ben ik als leider' en anderzijds op de vraag 'hoe geef ik mijn leiderschap vorm in relatie tot mijn team?' Hoe kan een online-leeromgeving hierin ondersteunend zijn? Ter voorbereiding op de eerste bijeenkomst kregen deelnemers de vraag een leidinggevende uit hun omgeving te interviewen, iemand die ze als voorbeeld voor zichzelf zien. Met vervolgens de vraag om daarop te reflecteren: wat spreekt je aan? Wat zou jij ook willen kunnen? Waarin herken je jezelf al? Deelnemers plaatsten de opbrengst van het interview samen met hun persoonlijke reflectie in de online-omgeving.

In de eerste bijeenkomst kwam de vraag aan bod wat je helpt om af en toe uit de waan van de dag te stappen en tijd te nemen om als leidinggevende meer beleidsvormend en reflecterend te kunnen werken. Alle deelnemers herkennen hoe moeilijk dit is doordat ze snel hun tijd besteden aan het blussen van brandjes. Ze hadden zich allemaal voorgenomen een aantal concrete acties uit te proberen om hier in hun praktijk wat in te veranderen. In de online-omgeving startten ze met elkaar een dialoog om ervaringen uit te wisselen en elkaar feedback en tips te geven. De trainers vervulden hierin een faciliterende rol. Succesvolle acties werden expliciet verzameld. Om ook te kunnen putten uit theoretische achtergrond hebben deelnemers afgesproken hun inspirerendste boek op te zoeken, met daarbij een korte beschrijving wat het voor hen zo waardevol maakte. Deze boeken werden verzameld in de 'inspiratiehoek' of 'digitheek van de online-omgeving.'

Voor de deelnemers uit praktijkverhaal 39 was het werken in een online-leeromgeving nieuw. Toch is er expliciet gekozen voor een hybride leertraject. Een aantal overwegingen heeft aan deze keuze ten grondslag gelegen:

- De deelnemers werken allemaal op verschillende locaties, verspreid over Nederland. Fysieke ontmoeting werd belangrijk gevonden, maar elkaar tussendoor online makkelijk even 'tegenkomen' leek een waardevolle toevoeging.
- In bijeenkomsten kun je de praktijk zo goed mogelijk nabootsen, maar dit haalt het niet bij leersituaties die leidinggevenden in hun dagelijkse werk tegenkomen. Juist die werkplek wordt in deze organisatie gezien als een krachtige leerplek en de vraag doet zich voor hoe we het leren zo dicht mogelijk bij dit werk kunnen laten liggen. Bijeenkomsten zijn een uitstekend middel als het gaat om oefenen, modellen verkennen, sparren, reflecteren. Hoe maak je vervolgens de verbinding met de praktijk? De online-omgeving had tot doel deelnemers tussen bijeenkomsten door met het onderwerp bezig te laten blijven.
- Het leertraject bestond voor een groot deel uit face-to-face-bijeenkomsten en tussentijdse opdrachten. Om het sociale leren te stimuleren was het belangrijk dat deelnemers toegang hadden tot elkaars werk om hier feedback op te geven, erover uit te wisselen en op door te denken. Eén online-plek waar de uitwerking van de opdrachten te vinden was en waar deelnemers elkaar konden bevragen leek een duidelijke meerwaarde te hebben voor het collectieve leerproces.
- Er was behoefte in de organisatie aan meer collectief geheugen op het gebied van persoonlijk leiderschap. Het thema is een belangrijk onderdeel van de organisatieagenda voor de komende jaren. Alle leidinggevenden zijn er dagelijks mee bezig, maar het was tot nu toe een redelijk impliciet thema. Eén plek om de rijkdom aan ervaringen met persoonlijk leiderschap te verzamelen, zodat hier breder in de organisatie gebruik van gemaakt zou kunnen worden, leek zeer behulpzaam.

Andere overwegingen die kunnen maken dat je kiest voor het gebruik van online-uitwisseling in leertrajecten zijn:

- het willen stimuleren van gerichte reflectie op ervaringen in de praktijk;
- ruimte willen bieden om op een andere dan de bekende manier met elkaar in gesprek te gaan;
- deelnemers uitnodigen om zelf initiatief te nemen, om eigen leervragen naar voren te brengen;
- ondersteunen van brede sociale netwerken, zodat deelnemers in contact komen met mensen en bronnen waartoe ze anders niet zo snel toegang hebben (dit geldt vooral bij publieke, open, toegankelijke sociale media waar mensen zich online kunnen aansluiten);
- de mogelijkheid om experts op afstand uit te nodigen;
- deelnemers de mogelijkheid bieden mee te doen wanneer zij in de gelegenheid zijn: flexibel als het gaat om tijd, plaats, moment;
- meer continuïteit in het leerproces willen hebben, zodat je niet afhankelijk bent van dat wat in de geplande bijeenkomsten gebeurt.

In hoofdstuk 6 van deel 2 staat een aantal overwegingen wanneer je beter niet met sociale media aan de slag kunt gaan in een organisatie. Gedeeltelijk gaan deze overwegingen ook op voor hybride leerprocessen. Als mensen niet makkelijk toegang hebben tot internet op hun werk kun je het beter niet doen, of je moet het zo inrichten dat je mobiel internet gebruikt. Wanneer mensen onder grote stress aan het werk zijn, is er ook geen rust en ruimte om met nieuwe tools om te leren gaan. De online-interactie moet uiteindelijk wel energie opleveren en niet een bron van frustratie in het traject worden. Natuurlijk hangt dit ook af van de visie en het enthousiasme van de trainers. Als het een nieuw medium voor de deelnemers is, zal veel energie vanuit de procesbegeleiders moeten komen.

11.1 Ontwerpstappen voor het inrichten van online leren

Zoals een face-to-face-bijeenkomst niet begint met het kiezen van een werkvorm, start het ontwerp van een online-leerinterventie niet met het kiezen van een webtool. Hoe verleidelijk dit ook kan zijn. Een goed ontwerp start met een analyse van de situatie: wie is je doelgroep? Wat is het doel van het leerproces? Om welke nieuwe kennis en vaardigheden gaat het? Wat verwacht je van de deelnemers? Wanneer ben je tevreden? Naast leertheoretische overwegingen zijn er ook (organisatie)culturele factoren die impact hebben op het ontwerp. Daarna volgt pas het kiezen van webtools en de leeractiviteiten. Ook het nadenken over adequate facilitatie van de online-activiteiten en de overgangen van face-to-face naar online en vice versa is belangrijk. Als leidraad voor het ontwerpen van een leerproces waarin face-to-face en online elkaar afwisselen, hanteren we de vier ontwerpstappen die zijn beschreven in ◘ Tabel 11.1. Hieronder lichten we deze stappen nader toe, bespreken de keuzes die gemaakt moeten worden en geven bij iedere keuze een aantal ontwerpoverwegingen mee.

Stap 1: Analyse doelgroep en bepalen van de gewenste dynamiek

Net als een puur face-to-face-leertraject, wordt een hybride leertraject ook ontworpen aan de hand van doelen en gewenste dynamiek. Er is veel bekend en geschreven over het ontwerpen van leertrajecten. Dit gaan we hier niet herhalen. Bij de leestips aan het eind van dit deel (zie Tips & Tools 3.1) is een aantal bronnen te vinden dat hierover gaat. Door de beschikbaarheid van sociale media wordt het palet van de ontwerper van leertrajecten zichtbaar uitgebreid. We willen hier een sterke focus houden op de combinatie van face-to-face en online en de specifieke aandachtspunten die nodig zijn in het ontwerpproces om deze twee leerlijnen goed met elkaar te verbinden.

11.1.1 Hoe ziet de doelgroep eruit? Hoeveel online-ervaring is er aanwezig? Is men in voor experimenteren? Hoe ingebed is de computer in het werk van de doelgroep?

Om het gebruik van sociale media tot een succes te maken, loont het de moeite om vooraf onderzoek te doen naar de bekendheid van deelnemers met online-tools. Hoe meer de tools aansluiten bij wat deelnemers al gewend zijn, hoe makkelijker het zal zijn om met

11.1 · Ontwerpstappen voor het inrichten van online leren

Tabel 11.1 Vier ontwerpstappen voor het inrichten van online leren.

Stap 1: Analyse doelgroep en bepalen van de gewenste dynamiek.	Hoe ziet de doelgroep eruit? Hoeveel online-ervaring is er aanwezig? Is men in voor experimenteren? Hoe ingebed is de computer in het werk van de doelgroep? Wat voor dynamiek wil je stimuleren? Wat wil je zien gebeuren?
Stap 2: Keuze van de leeractiviteiten.	Voor welke combinatie van face-to-face- en online-activiteiten kies je? Wat voegt het online-gedeelte toe aan het leerproces? Of kies je voor een volledig online-leerproces? Begin je face-to-face of online? Wat is de doorlooptijd van het leerproces? Heeft het een begin en einde of heeft het een onbepaalde tijdsduur? Hoeveel face-to-face-tijd is er? Hoeveel tijd kunnen deelnemers tussen bijeenkomsten door minimaal en maximaal besteden? Wat dient er zeker online te gebeuren? Wanneer ben je daar tevreden over? Hoe wisselen synchrone en asynchrone activiteiten elkaar af?
Stap 3: Keuze van de webtools en inrichting van online-omgevingen.	Met welke webtools zijn deelnemers al bekend? Hoe kun je gebruikmaken van tools die al in de organisatie beschikbaar zijn? Welke tools zijn onderdeel van je eigen repertoire? Welke webtools passen bij de leeractiviteiten die je voor ogen hebt? Op basis waarvan kies je? Kies je voor open of gesloten (password-protected) omgevingen? Waar wordt aan producten gewerkt? Hoe ga je de online-omgevingen inrichten?
Stap 4: Inrichten van de online-facilitatie.	Wie gaat faciliteren? Wat zijn daarin cruciale taken? Hoe ga je het voor jezelf zo organiseren dat je op de goede momenten online aanwezig bent? Wat zijn belangrijke momenten in het proces? Welke facilitatie is daarin ondersteunend? Hoe ondersteun je deelnemers in het wegwijs raken in de online-omgeving?

sociale media te werken. Of wellicht betreft het een groep deelnemers die handig is met het zich eigen maken van bepaalde software, daar een specifieke interesse in heeft en wel voelt voor experimenteren met online leren. Soms kan het juist een doel zijn om gewoonten te doorbreken en eens iets nieuws te doen. Een voorbeeld van een korte vragenlijst die je kunt gebruiken om meer zicht te krijgen op ervaringen van de doelgroep met sociale media vind je in Tips & Tools 3.3. In sommige groepen is nog geen ervaring met sociale media, maar staat men wel open voor online leren. Of voor experimenteren. Het is prettig dit te weten om hier in het leertraject gebruik van te maken. Een zinvolle overweging is om de online-tools die gebruikt gaan worden, zo mogelijk, te kiezen en in te richten samen met enkele vertegenwoordigers van de doelgroep. Dit creëert betrokkenheid, draagvlak en ambassadeurs voor de online-leerlijn. Degenen die mee ontwerpen hebben wellicht ook de technische vaardigheid om anderen te ondersteunen bij het wegwijs raken in de sociale media die gebruikt worden.

Ook is het belangrijk goed zicht te hebben op de mate waarin de doelgroep in het dagelijkse werk met de computer werkt. Inbedden van online-participatie in het dagelijkse werk is makkelijk wanneer deelnemers al geregeld 'achter de computer zitten'. Een veelgehoord probleem met gebruik van sociale media en online leren is dat het zo lastig is te integreren in het werk. Zo is er in praktijkverhaal 14 sprake van een organisatie waar men vooral veel op pad is en communiceert via een Blackberry. Daar denkt men nu na over de mogelijkheid om juist deze Blackberry te gebruiken als middel om online leren vorm te geven.

Daarnaast geven deelnemers vaak aan dat deelname uiteindelijk veel meer tijd kost dan ze van tevoren hadden gedacht. Dit komt vermoedelijk doordat het voor iemand die nog niet eerder aan een online-leertraject heeft deelgenomen lastig in te schatten is wat dit concreet betekent in termen van tijd, aandacht en investering. Goede communicatie hierover vooraf is cruciaal. Zo kan het helpen om ook in het online-deel een aantal 'bijeenkomsten' te plannen. Bovendien kun je in een intakegesprek met de deelnemers expliciet stilstaan bij de minimale tijdsinvestering die deelname vraagt en wellicht samen een beeld proberen te vormen van hoe het online-deel van het leertraject er straks uit kan zien.

Een laatste punt dat de moeite waard is om in het begin van de ontwerpfase te verkennen is de manier waarop al gebruikgemaakt wordt van sociale media in de organisatie(s) van de deelnemers. Soms is er al een wiki-omgeving, heeft de organisatie al een weblog of is er een Sharepoint-omgeving die voor online-discussies te gebruiken is. Bij deze vraag hoort ook een verkenning van de mogelijkheden om als deelnemer binnen de muren van de organisatie gebruik te maken van sociale media. Regelmatig blijkt dat de firewall van een organisatie zo is ingericht dat medewerkers geen toegang hebben tot tools zoals Skype. En de firewall verander je over het algemeen niet zo gemakkelijk. Weet je dat deelnemers op hun werk geen toegang hebben tot Skype, dan kun je op zoek naar een andere webtool met vergelijkbare mogelijkheden waar deelnemers wel makkelijk gebruik van kunnen maken. Als je dit niet doet, hebben deelnemers vaak de neiging om uit te wijken naar werken vanuit huis, waardoor de gedachte dat online leren het leren ook dichter bij de praktijk brengt maar gedeeltelijk tot zijn recht komt. Inbedding in de dagelijkse praktijk is dan helemaal ver te zoeken. Kortom, de moeite waard om rekening mee te houden bij het ontwerpen van de online-leerlijn.

[Praktijkverhaal 40]

Tagging bij conferenties

John Smith, coordinator van CPsquare (▶ http://cpsquare.com), een community over communities of practice: 'CPsquare is een community met een sterke online-basis en een lange traditie van het organiseren van face-to-face-evenementen. Tagging vóór, tijdens en na een evenement is al redelijk gewoon aan het worden voor CPsquare, en ook voor veel andere community's. Tagging is een ander woord voor social bookmarking: het toekennen van labels, kernwoorden aan een internetpagina. Hiermee maak je iets wat je op internet vindt dat waardevol is om te bewaren ook beschikbaar voor anderen. Zo maak je een collectieve internetbibliotheek. Gaat een evenement over breinleren, dan kun je deelnemers vragen artikelen en links te 'taggen' met bijvoorbeeld de tag 'breinleren'.' (Zie ook Tips & Tools 2.5 voor hoe je dit moet doen.)

Hoe heeft CPsquare gebruikgemaakt van tagging?

'Het is niet zo moeilijk om een tag te verzinnen, maar de kunst is om deze ook effectief te gebruiken. Bij CPsquare hebben we ervaring opgedaan met taggen bij een conferentie. Vóór de conferentie nodigden we deelnemers van CPsquare uit om belangrijke internetbronnen samen te taggen.'

Wat was de toegevoegde waarde van het taggen?

'Het taggen heeft geholpen om kleinere groepen deelnemers al voor aanvang van de grootschalige conferentie met elkaar in verbinding te brengen. Tagging kan daarmee een rol spelen bij het vormen van subgroepjes van mensen tijdens een grote conferentie, die elkaar vinden rond dezelfde interesses. Echte leer- en zingevingsprocessen vereisen intieme, kleine gesprekken, die dan later plaatsvinden. Taggen verbetert het zicht op interesses van deelnemers. Door in de aanloop al bronnen en informatie te taggen die sterk gelieerd zijn aan het onderwerp van de conferentie, krijgen deelnemers een beeld van de inhoud en ook wie overwegen om deel te gaan nemen. Zo weet je van tevoren al beter waar de belangstelling naar uitgaat.'

Zie je nog andere voordelen van taggen?
'Door het taggen kun je meer informatie benutten en mensen stimuleren zich breder in te lezen. Het brengt veel informatie samen, denk aan video's en presentaties die op verschillende sites staan. Het blijft ook na de conferentie beschikbaar. Je kunt het ook gebruiken voor praktische zaken, denk aan informatie over overnachtingsmogelijkheden. Getagde pagina's van eerdere conferenties kunnen hier prima voor gebruikt worden.'

Hoe kun je taggen introduceren en faciliteren?
'Iemand maakt een start met een bepaalde tag. Regelmatig ben ik dat, als een van de medeorganisatoren. Maar taggen gaat juist uit van gedeeld leiderschap. Het is nadrukkelijk de bedoeling dat anderen de tag ook gaan gebruiken en deze een hulpmiddel wordt voor een veel grotere groep. Dan krijgt het taggen pas echt waarde. Begin daarom vroeg met het voorstellen van een tag en kondig het breed aan via e-mail of op andere manieren. Blijf de tag gebruiken en noemen, refereer eraan in gesprekken met mensen.'

Hoe kies je een tag?
'Een tag moet intuïtief en beschrijvend zijn, en tevens zo kort mogelijk. Een tag moet ook uniek zijn, zodat andere mensen niet dezelfde tag gebruiken. Identificeer ook andere tags die relateren aan de eigen tag. Zo kun je mooie dwarsverbanden leggen en ook gebruikmaken van bronnen die al door anderen zijn getagd.'

11.1.2 Wat voor dynamiek wil je stimuleren? Wat wil je zien gebeuren?

Er bestaat een rijke verscheidenheid aan typen leertrajecten. Elk leertraject is ontworpen vanuit specifieke principes. Dat zijn er te veel om te beschrijven, maar sommige typeringen en principes kunnen in een online-omgeving net iets sterker naar voren komen, ondersteund worden of van invloed zijn op de keuze van sociale media die je wilt gebruiken. We noemen hier kort een aantal principes dat van invloed is op de manier waarop een leertraject vorm krijgt en maken de vertaling naar wat dit online kan betekenen.

Een individueel of collectief ingericht leerproces
Een leertraject kan ingericht zijn als een individueel, persoonlijk leertraject waarin deelnemers zichzelf nieuwe kennis en vaardigheden eigen maken. Het kan ook een collectiever

traject betreffen, waarbij het gaat om kennisuitwisseling en het gezamenlijk ontwikkelen van nieuwe kennis om specifieke vraagstukken op te pakken. Bij een individueel leertraject kan het belangrijk zijn dat elke deelnemer een eigen plek heeft om te werken, te reflecteren en zijn leerpad te laten zien. Je kunt dan denken aan een persoonlijke pagina of weblog. Het gebruik van RSS kan behulpzaam zijn bij het persoonlijk verdiepen in een inhoudelijk thema, evenals een social bookmarking-tool. De deelnemer kan LinkedIn gebruiken om contact te leggen met anderen die voor hem van waarde kunnen zijn. De verbinding tussen deelnemers uit zich in elkaar feedback geven op producten, elkaar bevragen op bepaalde expertise en uitwisselen over opgedane ervaringen in de eigen praktijk. In een collectief leertraject kan het behulpzaam zijn gebruik te maken van een gemeenschappelijke online-omgeving waarin deelnemers aan documenten kunnen werken, met elkaar kunnen discussiëren, een gezamenlijke weblog hebben om ideeën en ervaringen te verzamelen om zo een collectief geheugen op te bouwen.

De mate van cocreatie

Welke mate van cocreatie wil je inbouwen in het traject? Een leertraject kan vanaf het begin een helder programma hebben of grotendeels vorm krijgen middels cocreatie. Het cocreëren is belangrijk bij een leernetwerk, maar kan evengoed worden ingebouwd in een meer geformaliseerd traject. Een middenweg is hier natuurlijk ook in te bewandelen. Bij een uitgekristalliseerd programma is het goed na te denken over de meerwaarde van het gebruik van sociale media. Voorkomen moet worden dat online eigenlijk vooral het kanaal wordt waarmee de trainers de deelnemers informeren. In zo'n situatie kom je met het gebruik van e-mail vaak ook al een eind. Sociale media lenen zich uitstekend voor het ondersteunen van cocreatie. Zo kun je via een wiki, twitter of een forum samen het programma opstellen; zie bijvoorbeeld praktijkverhalen 29 en 32.

Gerichtheid op conversaties versus product/informatiegerichtheid

In welke mate wil je dat deelnemers uitwisselen of aan concrete producten werken? Aan de ene kant zullen deelnemers in gesprek gaan en daarvan leren, aan de andere kant kan het werken aan concrete producten, zoals een toolkit of case study, ook veel inzicht opleveren en ook nog een product dat verspreid kan worden. Online werken biedt veel mogelijkheden voor het werken aan producten. Zo kunnen deelnemers met elkaar informatie over een bepaald thema zoeken en in een wiki zetten. Of interviews doen en daar korte filmpjes van maken die op een videosite gezet worden of in de online-omgeving.

Stap 2: Keuze van de leeractiviteiten

De kunst bij een hybride leertraject is om face-to-face- en online-activiteiten goed met elkaar te verbinden zodat deze elkaar aanvullen en versterken. De eerste ontwerpstap geeft je een goed beeld van de doelgroep, de verwachtingen en de dynamiek die nodig is om het leren zo vorm te geven dat er een effectief leerproces ontstaat. De volgende stap betreft het concretiseren hiervan in termen van traject en activiteiten. Hoe ziet het face-to-face-traject eruit? Wat zijn de online-elementen? Waar zitten verbindingen? Welke werkvormen kies je online? De leeractiviteiten die je online en face-to-face organiseert, hebben uiteindelijk allemaal tot doel ervoor te zorgen dat het leertraject tegemoetkomt aan de academische, sociale en praktijkgerichte doelen die deelnemers zichzelf hebben gesteld.

11.1.3 Welke combinatie van face-to-face- en online-activiteiten kies je? Wat voegt het online-gedeelte toe aan het leerproces? Of kies je voor een volledig online-leerproces? Begin je face-to-face of online?

Bij een hybride leertraject is het belangrijk om goed te weten wat de meerwaarde is van de online-leerlijn. Deelnemers zullen online leren veelal ervaren als een toevoeging. Ze zijn het niet gewend, het is nieuw en online werken vraagt om nieuwe vaardigheden en een andere investering. In hoofdstuk 8 is een overzicht gegeven van de meerwaarde die gebruik van sociale media en online leren kan hebben. Die meerwaarde kun je tot uiting laten komen door de verbinding tussen face-to-face en online te organiseren. Zo kun je besluiten om online een start te maken met het leertraject alvorens face-to-face bij elkaar te komen. Alle communicatie over het leertraject (locatie, tijd, programma, voorbereiding, opbrengsten, artikelen) kan via een online-platform lopen. De voorbereiding van het programma op een face-to-face-bijeenkomst kan online en gezamenlijk plaatsvinden. Deelnemers kunnen uitgenodigd worden om vóór aanvang van het leertraject of een specifieke bijeenkomst hun vragen en verwachtingen te formuleren en te delen. Een aantal discussies kan men online voortzetten na een bijeenkomst. Wat heel lastig is bij asynchrone interactie is het nemen van besluiten, hier gaat erg veel tijd overheen. Dit kan dus beter in een bijeenkomst of in een synchrone activiteit plaatsvinden.

[Praktijkverhaal 41]

Van visie naar praktisch handelen in de zorg
Chantal: 'Een grote zorginstelling heeft een nieuwe benadering ontwikkeld omtrent kleinschalig wonen en werken. Het is belangrijk dat deze visie vertaald wordt in praktisch handelen, wat betekent dat de verschillende teams werkzaam in deze zorginstelling zich nieuwe aanpakken eigen dienen te maken. Een HRD-professional is gevraagd om vanuit een leerperspectief mee te denken: hoe kunnen we onze medewerkers ondersteunen bij het vertalen van de visie naar praktisch handelen? De medewerkers werken veel zelfstandig en komen elkaar niet direct tegen in de dagelijkse praktijk. Wel heeft de zorginstelling een sterk geloof in het idee dat de werkplek de krachtigste leerplek is. Daar vindt de vertaling van de visie plaats, daar komen medewerkers situaties tegen die vragen om nieuw gedrag, een andere aanpak, daar gaan experimenten ontstaan, daar worden de aanpakken zichtbaar die blijken te werken.
De HRD-professional heeft een online-omgeving ingericht waar medewerkers elkaar vragen kunnen stellen, ervaringen kunnen delen, met elkaar mee kunnen denken. Het idee is dat het online-platform ondersteunend is bij het delen van ervaringen tussen medewerkers en tussen teams en zo het gezamenlijke leerproces versnelt. Heeft de online-omgeving in deze situatie een cruciale rol? Nee. Sluit hij gemakkelijk aan bij de manier van werken van de deelnemers? Ook eigenlijk niet.

> In deze situatie heeft voornamelijk het enthousiasme van de betreffende HRD-professional ervoor gezorgd dat er een online-omgeving kwam. In de praktijk bleek er te weinig aansluiting bij de behoefte van de doelgroep te zijn om het online leren goed van de grond te laten komen.'

Uit praktijkverhaal 41 komt naar voren hoe belangrijk het is om de slag naar de praktijk te maken: uitproberen, oefenen, experimenteren met nieuwe aanpakken en tools en zien welk effect deze hebben. Een online-omgeving kan de rol vervullen van verzamelpunt en collectief geheugen. Hij kan tevens ondersteunend zijn bij het reflecteren op ervaringen in de praktijk. Echter, als hij niet aansluit bij de behoefte van de deelnemers is het moeilijk om een online-omgeving op gang te brengen. Wanneer deelnemers niet geïnteresseerd zijn, zullen ze op een bijeenkomst niet snel weglopen omdat dat onbeleefd is, maar online zullen ze wel wegklikken!

11.1.4 Begin ik online of face-to-face?

Online beginnen kan voordelen hebben boven face-to-face beginnen. Elkaar online ontmoeten is voor veel deelnemers nog relatief nieuw, waardoor het iets spannends heeft. Een groep die face-to-face begint, gaat die interactie vaak als voorkeur waarderen. Met face-to-face werken zijn we bekend en dat voelt vertrouwd. Het ligt in onze 'natuurlijke' manier van werken en leren om elkaar eerst te ontmoeten. Online werken zal dan ervaren worden als ondersteunend aan face-to-face. De stap naar online-interactie en leren vraagt dan vaak om een behoorlijke investering. Bij een online-start is de overgang naar face-to-face niet zo moeilijk, dat is namelijk bekend en vertrouwd.

Online beginnen zorgt ook voor een andere groepsdynamiek. Vaak gebruik je werkvormen waarbij iedereen op dezelfde manier wordt uitgenodigd zijn of haar inbreng te leveren. Er is onbeperkte ruimte voor iedereen. Kat-uit-de-boomkijkers of mensen die in een bijeenkomst wat verlegener zijn en niet de boventoon voeren, kunnen online wellicht gemakkelijker uit de voeten. Deelnemers kunnen hun eigen vorm kiezen om zich online te bewegen in de groep; de één zal initiatief nemen door regelmatig een nieuwe discussie te starten, een ander vindt het prettig vooral inhoudelijk aan te sluiten. Iemand die vanuit een theoretischer perspectief leert, zal links en artikelen voorstellen, een praktischer ingestelde deelnemer zal eigen ervaringen inbrengen en nieuwsgierig zijn naar de werkpraktijk van andere deelnemers.

Er zijn echter ook argumenten en voordelen om face-to-face te beginnen. Bij een face-to-face-start speelt groepsvorming gelijk een veel grotere rol dan bij een online-start, dit kan een groot voordeel zijn. Er kan bij een bijeenkomst veel energie vrijkomen, een andere energie dan je online zult bereiken. Ook is het een voordeel dat je in een bijeenkomst de online-omgeving en -tools kunt laten zien en kunt uitleggen. Zelfs is het mogelijk om mensen alvast achter de computer te laten inloggen, waarbij je hen meteen kunt ondersteunen. Dit is bij een online-start veel lastiger, al kun je natuurlijk een teleconferentie organiseren waarbij je met de deelnemers door een omgeving heen 'wandelt'.

[Praktijkverhaal 42]

Ervaringen met een online-training als deelnemer
Ina Nieborg: 'De eerste keer dat ik deelnam aan een training met een online-gedeelte vond ik erg spannend. Hoe zou dat zijn en lukt het mij wel om de online-tools te installeren en te gebruiken? Om met dat laatste te beginnen: dat is allemaal veel gemakkelijker dan ik had gedacht en de goede begeleiding nam een deel van de spanning weg. De start van de training was online: een Skype-sessie met alle deelnemers op een afgesproken tijdstip. Dat is in eerste instantie een beetje vreemd, omdat je niet gewend bent om op deze wijze kennis met elkaar te maken. Maar het blijkt in de praktijk een heel gemakkelijke manier om elkaar alvast een beetje te leren kennen.
Mijn ervaring is dat online kennismaken vooral gaat over de inhoud (het onderwerp) van de training. Dat is de gemeenschappelijke interesse van alle deelnemers. Andere aspecten van elkaar zie of hoor je nog niet, waardoor je zonder (voor)oordeel aan de kennismaking kunt beginnen. De focus op de inhoud werkt verbindend. De kennis en expertise van de deelnemers zelf krijgt een veel grotere rol in de training, door de rechtstreekse uitwisseling in een online-setting (in dit geval een forum). In ieder geval nodigde het mij uit om actief vragen te stellen en mijn eigen kennis en ervaring te delen en maakte het mij nieuwsgierig om meer informatie te vergaren en zo te leren.
Het doet wel een beroep op je eigen verantwoordelijkheid en zelfdiscipline: hoe actiever je bent, hoe meer je uit de training haalt. Met een online-start leidt de face-to-face-workshop sneller tot verdieping, is mijn ervaring. De actieve inzet online vertaalt zich in een actieve inzet tijdens de training. Verder spreek je al een beetje elkaars taal en is er al een vorm van vertrouwen ontstaan. Daar hoef je dus minder tijd aan te besteden tijdens de workshop; die tijd kun je inzetten voor het onderwerp. Omdat het voor mij de eerste keer was dat ik online een training ging volgen, was de steun en stimulans van de begeleiding heel belangrijk. Een vast punt in de ontdekkingstocht van online leren.'

11.1.5 Wat is de doorlooptijd van het leerproces? Heeft het een begin en einde of heeft het een onbepaalde tijdsduur? Hoeveel face-to-face-tijd is er? Hoeveel tijd kunnen deelnemers tussen bijeenkomsten door minimaal en maximaal besteden?

Dit zijn praktische vragen waarvan de antwoorden bepalend zijn voor de inrichting van het leertraject. Een goede inschatting helpt ook om te zien dat online leren tijd vraagt, zowel voor de trainer als de deelnemers. Het is belangrijk om deze tijdsinvestering duidelijk te maken aan de deelnemers, omdat face-to-face-tijd vaak beter afgebakend en beschermd

is dan online-tijd. Een van de factoren die maken dat online leren niet werkt, is het gebrek aan tijd van de deelnemers, hoewel dit ook samenhangt met motivatie. Een paar ideeën om te zorgen dat dit niet gebeurt:
- Maak het leertraject visueel en neem hierin zowel face-to-face- als online-onderdelen op.
- Voer een intakegesprek met alle deelnemers voor aanvang van het leertraject en bespreek daarin de tijdsbesteding.
- Maak in de communicatie gebruik van leerervaringen van eerdere deelnemers.
- Schets mogelijke activiteiten die online plaats kunnen hebben.
- Zorg dat je uitstraalt dat online even belangrijk is als face-to-face door er zelf ook evenveel aandacht aan te besteden. Het is een valkuil dat je zelf ook meer aandacht besteedt aan de face-to-face-momenten. Hierdoor kan het online uitwisselen een imago krijgen van 'een leuk extraatje, maar niet nodig'.

In het geval van een online-leernetwerk is er geen sprake van een bepaalde doorlooptijd die van tevoren vaststaat. Wel geldt dat hier een balans gevonden moet worden tussen online- en face-to-face-activiteiten, een ritme van activiteiten dat past bij de deelnemers van het netwerk.

11.1.6 Wat dient er zeker online te gebeuren? Wanneer ben je daar tevreden over?

Zeker bij een redelijk experimenteel project is het verstandig voorafgaand aan de uitvoering een aantal evaluatiecriteria te benoemen, met daarbij een indicatie wanneer je tevreden bent. Critici zullen zeker nieuwsgierig zijn naar wat het online leren bijdraagt en oplevert. Ook als trainer is het prettig zeker te weten wanneer je tevreden bent. Het zo concreet mogelijk maken van de evaluatiecriteria helpt tevens bij het sturen op het behalen van de gewenste resultaten.

Houd bij het formuleren van gewenste resultaten rekening met de ontwikkeling die een groep deelnemers doormaakt. Zeker bij onervaren deelnemers is het in het begin al goed om te zien dat iedereen zijn weg online kan vinden, regelmatig bijdraagt aan een lopende discussie en zijn of haar eigen weblog gebruikt voor persoonlijke reflectie. Als het een meer ervaren groep betreft, mag je ook vanaf het begin al meer verwachten. Een aantal voorbeelden van criteria dat iets zegt over online-activiteit in een leertraject:
- Alle deelnemers hebben zich binnen drie dagen succesvol aangemeld in de online-omgeving.
- Deelnemers weten de technology steward te vinden voor technische vragen.
- Elke deelnemer is ten minste één keer per week online aanwezig.
- Deelnemers plaatsen 'regelmatig' een bericht in een online-discussieforum.
- Alle deelnemers hebben een persoonlijke weblog die ze gebruiken voor eigen reflectie op het leerproces.
- Wanneer een deelnemer weinig tijd heeft om online actief te participeren, geeft hij of zij dit aan in de groep.

- Deelnemers nemen zelf initiatief in de online-omgeving, bijvoorbeeld door het starten van een nieuwe discussie, het maken van een samenvatting, een voorstel voor een nieuwe Skype-afspraak enzovoort. Zo start er elke week minstens één nieuwe discussie.
- Lopende discussies worden op initiatief van de groep afgerond wanneer de kern van de dialoog is geweest. Zo ontstaat er ruimte voor nieuwe discussies.

11.1.7 Hoe wisselen synchrone en asynchrone activiteiten elkaar af?

Bij synchrone communicatie, bijvoorbeeld via een teleconferentie of chat, ben je op hetzelfde tijdstip online. Bij asynchrone communicatie, denk aan e-mail of een discussieforum, reageren deelnemers wanneer het hun uitkomt en ze hoeven niet tegelijk online te zijn. Synchrone activiteiten kunnen goed werken voor een eerste kennismaking, brainstormen, besluitvorming of het creëren van een groepsgevoel. Asynchrone communicatie kan goed werken voor reflectie. Synchrone momenten inplannen helpt deelnemers om ook het online leren voor zichzelf te organiseren. Bij het werken aan een specifieke opdracht is een gepland synchroon moment een stok achter de deur. Denk aan een chatsessie om het draaiboek voor de volgende bijeenkomst te maken. Of een voorgesprek met een expert uit het buitenland om te zorgen voor goede afstemming met de rest van het programma. Een mooi overzicht met de voordelen van asynchroon en synchroon werken is van Mason[1] (zie ◘ Tabel 11.2).

Zie ook het voorbeeld van Nancy White (praktijkverhaal 31, hoofdstuk 10) voor een voorbeeld van het slim gebruiken van synchrone en asynchrone tools.

[Praktijkverhaal 43]

De waarde van vooraf online ontwerpen
Maaike: 'Ik heb een leertraject gefaciliteerd voor circa twintig professionals van verschillende organisaties, allen bezig met capaciteitsversterking. We werkten vanuit een actiereflectiebenadering, die ervan uitgaat dat deelnemers sterk zelf verantwoordelijkheid dragen voor hun leerproces, en gedurende het leertraject werken aan een vraagstuk dat op dat moment speelt in de eigen organisatie. De face-to-face-leerlijn vormde het vertrekpunt en die hebben we online ondersteund. Maandelijks was er een tweedaagse bijeenkomst waarin we ervaringen uitwisselden, reflecteerden op de praktijk, input van experts vertaalden naar ons werk en nieuwe inzichten en ideeën met elkaar verkenden. Tussen bijeenkomsten door werkten deelnemers aan het specifieke organisatievraagstuk. Om dit werken tussen bijeenkomsten door te ondersteunen leek het de moeite waard een online-werkplek te creëren, waarbij de keuze viel op Moodle (► http://moodle.org). Moodle is open source-software die je gratis kunt downloaden en die niet te ingewikkeld is om mee te beginnen. Het komt oorspronkelijk uit het onderwijs, wat je nog merkt door termen als 'teacher' en 'course' die in de basis aanwezig zijn. Er is een basislay-out die je zelf aan kunt passen, met veel functi-

---

1 Bron: Mason, R. *The Globalisation of Education*. Te vinden op: ► http://node.on.ca/

◘ Tabel 11.2   Voordelen van asynchroon en synchroon werken.

Voordelen asynchroon werken	Voordelen synchroon werken
Flexibiliteit, je kunt op elk moment inloggen.	Het werkt motiverend, je maakt gebruik van de energie van de groep.
Tijd om te reflecteren.	Interactie in de werkelijke tijd helpt bij het ontwikkelen van groepsbinding.
Leren geïntegreerd in het werk.	Maakt snelle feedback mogelijk op ideeën en ondersteunt besluitvormingsprocessen.
Kosteneffectieve technologie.	Stimuleert deelnemers om up-to-date te blijven en vraagt om discipline.

onaliteiten zoals forums, wiki, taken, questionnaires en opslaan van documenten. Het vergt even wat handigheid, maar dan kun je al snel een omgeving inrichten met veel mogelijkheden. We hebben er in dit geval voor gekozen om de Moodle-omgeving langzaam uit te breiden qua inrichting, zodat zowel trainers als er deelnemers geleidelijk aan konden wennen.

Vanaf het begin hebben we Moodle geïntroduceerd bij de deelnemers als een tool die gedurende het leertraject gebruikt zou worden. Elke actiereflectiegroep had een eigen online-werkruimte (asynchroon). Intervisie (synchroon) zou elke maand online plaatsvinden. Het idee was om voorafgaand aan een volgende face-to-face-bijeenkomst al met een gastspreker online in gesprek te gaan.

De resultaten waren gemengd. Voor de deelnemers voor wie online leren nieuw was, bleek de drempel toch hoog en de technische vaardigheden lastig: 'Ik wist mijn wachtwoord niet meer en heb hem nog niet opnieuw aangevraagd.' Sommigen gaven aan makkelijker iemand te bellen tussen bijeenkomsten door. Anderen waren wel enthousiast: 'Ik ben er halverwege bijgekomen, en de Moodle-omgeving gaf een mooi beeld van het traject tot dan toe, dat stimuleerde mij om mee te doen.' Men bleef wel vol goede moed. Zo had men in de face-to-face-bijeenkomsten het voornemen om online het gesprek voort te zetten. Echter, in de praktijk gingen de dagelijkse taken toch gemakkelijk voor. Het indelen van de deelnemers in kleinere 'actiereflectiegroepen' heeft een positief effect gehad op het online leren. Online organiseren ging gemakkelijker. Je werd eerder gemist als je online niet aanwezig was. En de manier van werken online kwam overeen met de face-to-face-dynamiek.

Wat we als trainers hiervan hebben geleerd?

het online leren veel explicieter vanaf het begin meenemen in het ontwerp van het leertraject en de communicatie daarover naar de deelnemers;

enkele online-momenten planbaar maken (door hier een synchrone activiteit van te maken);

in de bijeenkomsten uitwisselen over de ervaringen online tot dan toe en hierbij ook de kleine successen vieren.'

Stap 3: Keuze van de webtools

Door de analyse van stap 1 is bekend hoeveel ervaring deelnemers al hebben met online leren. Bij stap 2 is er een ontwerp gemaakt voor het traject. Nu volgt de keuze voor webtools. Ga je een wiki, weblog of microblogging gebruiken? Of kies je voor een platform met diverse functionaliteiten?

11.1.8 Met welke webtools zijn deelnemers mogelijk al bekend? Hoe kun je gebruikmaken van tools die al in de organisatie beschikbaar zijn? Welke tools zijn onderdeel van je eigen repertoire?

Mochten deelnemers al bekend zijn met bepaalde webtools, dan is het slim daarbij aan te sluiten. Voor die deelnemers is de drempel laag om ermee aan de slag te gaan. Je kunt gebruikmaken van beginnend enthousiasme en deze deelnemers kunnen andere deelnemers informeren, enthousiasmeren en ondersteunen bij het gebruik ervan. Soms beschikt een organisatie al over een interne wiki, een weblog of een discussieomgeving. Daarnaast werkt het bijzonder prettig wanneer je als trainer al bekend bent met de tools die je in een leertraject inzet. Het geeft vertrouwen aan de groep wanneer je als trainer de omgeving goed kent. Je kunt vragen vlot beantwoorden, meedenken vanuit een technisch perspectief en vragen stellen die behulpzaam zijn bij het verbinden van online aan face-to-face. Je kunt uitleggen op welke manier de webtool aanvullend en ondersteunend is en dit onderbouwen met eigen ervaringen. Als je als trainer nog niet bekend bent met een tool, zul je je deze ruim van tevoren eigen moeten maken. Hoe meer je met verschillende tools hebt gewerkt, hoe makkelijker dit gaat.

11.1.9 Welke webtools passen bij de leeractiviteiten die je voor ogen hebt? Op basis waarvan kies je? Kies je voor open of gesloten (password-protected) omgevingen?

Vragen die behulpzaam kunnen zijn bij het kiezen van de juiste tool zijn: welke leeractiviteiten vormen een belangrijk onderdeel van het leertraject? Welke activiteiten daarvan hebben online ondersteuning nodig? Onderstaande afbeelding (◘ Figuur 11.1) is afkomstig uit het boek *Digital Habitats. Stewarding Technology for communities*[2] en geeft een landschap van webtools weer.

Dit landschap wordt gevormd door drie 'polariteiten', zoals de auteurs van dit boek dat noemen:

---

2 Wenger, E., White, N. & Smith, J.D. (2009). *Digital Habitats. Stewarding technology for communities*. Portland: CP Square.

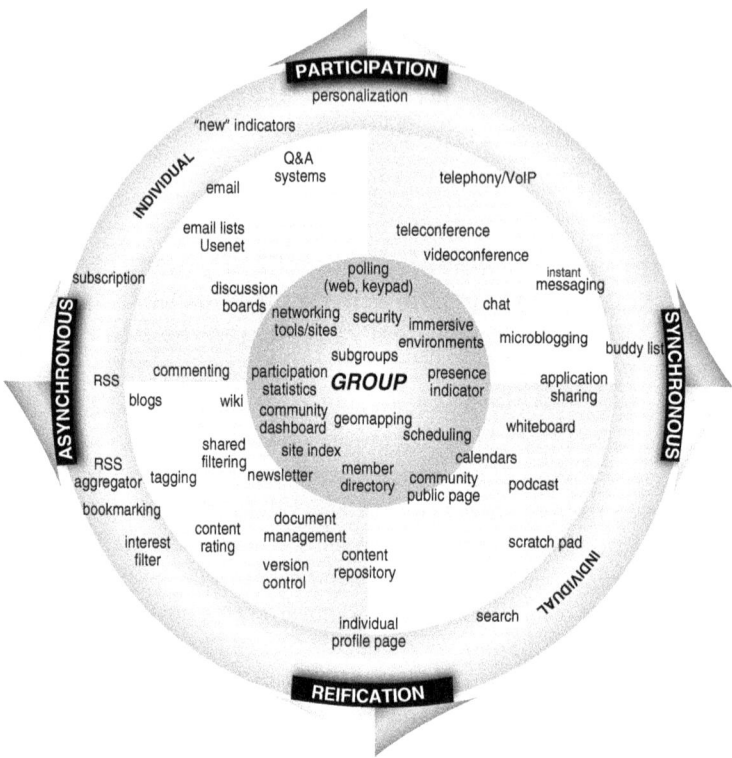

◘ **Figuur 11.1** Een landschap van webtools.[3]

1. *ritmes*: van gezamenlijk tot apart van elkaar werken. Dit ritme kan bepaald worden door tijd, afstand, commitment naar elkaar en de mate van gemeenschappelijkheid in praktijken en vraagstukken;
2. *interacties*: van deelnemen aan een proces; van betekenis maken tot het creëren van fysieke en conceptuele producten;
3. *identiteiten*: van individuele deelname tot leren en werken in gezamenlijkheid.

Tezamen vormen deze polariteiten een soort 'lens' om naar de grote verzameling van beschikbare webtools te kijken en hiermee passende keuzes te maken.

Het verbinden van tools aan leeractiviteiten is niet per se een een-op-eenproces. Sommige activiteiten vereisen meerdere webtools, denk bijvoorbeeld aan een online-vergadering waarbij het handig is gebruik te maken van een telefoon, een chat en wellicht een omgeving waarin je een presentatie met elkaar kunt delen. Andersom geldt natuurlijk ook dat één tool meerdere activiteiten kan ondersteunen. Je kunt ook kiezen voor het gebruik van een online-platform, een pakket aan tools, vaak samengesteld met het oog op een bepaald doel. Sommige platforms zijn speciaal ontwikkeld voor community's. Ook in leertrajecten kan het heel prettig zijn om gebruik te maken van een online-platform, zeker wanneer de

---

3 Wenger, E., White, N. & Smith, J.D. (2009). *Digital Habitats. Stewarding technology for communities.* Portland: CP Square.

gebruikers nog onervaren zijn met online leren. Er zijn ook veel voorbeelden van leertrajecten die worden begeleid vanuit een wiki of een weblog (zie voor een voorbeeld hiervan praktijkverhaal 24 in hoofdstuk 9 over 23 *Dingen*), maar een online-platform heeft vaak meerdere functionaliteiten in zich en geeft het gevoel als groep een online-plek te hebben voor gezamenlijk uitwisselen en werken.

Er zijn echter heel veel soorten platforms, dus hoe kies je een geschikt platform? Daartoe is het goed onderscheid te maken tussen drie typen platforms:

1. *E-mailforums*, ook wel mailinglijsten genoemd. Als deelnemers weinig ervaring hebben met sociale, interactieve media en vooral vertrouwd zijn met e-mail, is het een afweging om te kiezen voor een e-mail-based tool. Het nadeel van e-mail-based tools is dat er maar één discussielijn tegelijk kan lopen. Deelnemers ontvangen alle mails of geen mails, waardoor er geen parallelle discussies plaats kunnen vinden. Bij een heel intensieve uitwisseling wordt het snel onoverzichtelijk.
2. *Online-platforms met een discussieforumfunctie* (voorbeelden van software/services zijn Ning, Sharepoint, Elgg, Moodle, Drupal). Bij deze forums kunnen er verschillende gesprekken tegelijkertijd lopen via zogenoemde 'discussion threads'. Ook staat er vaak een foto van de inbrenger bij zijn/haar bericht. Een platform met een groot aantal onderwerpen tegelijk kan wel wat overweldigend overkomen. Wanneer je een platform speciaal kunt laten ontwerpen en inrichten, sluit het precies aan bij wat je wilt en heeft het geen 'overbodige' functionaliteiten. Wel moet je dan van tevoren een goed beeld hebben van je wensen.
3. Bekende *socialenetwerksites* zoals Hyves, LinkedIn en Facebook hebben ook de mogelijkheid om een groep aan te maken met daarbij vaak een discussiefunctie.

Deze typologie kan een eerste richting bieden bij het kiezen van een online-toolset. Er zijn ook andere factoren waar je naar kunt kijken. Zoals al eerder genoemd: probeer allereerst zo veel mogelijk aan te sluiten bij wat deelnemers al gewend zijn. Als een organisatie al een platform beschikbaar heeft waar deelnemers ervaring mee hebben, is het slim om hiervoor te kiezen. Zijn deelnemers vooral gewend aan e-mail, dan ligt een e-maillijst als basis voor de hand. Bij deelnemers die op veel verschillende sites zitten en gewend zijn zelf profielen aan te maken en weblogs te delen zal dit niet aantrekkelijk overkomen.

De mate van publieke toegankelijkheid kan ook invloed hebben op de keuze. Sommige platforms zijn voor iedereen toegankelijk. Betreft het een gesloten traject waarin mensen in vertrouwen met elkaar moeten kunnen werken, dan zal de keuze eerder vallen op een omgeving die voor deelnemers alleen toegankelijk is via een persoonlijke uitnodiging. Elk platform heeft weer zijn eigen functionaliteiten. Een Ning-omgeving is sterk in het bieden van een sociale omgeving en biedt onder andere een forum- en weblogfunctie. Wil je veel werken met documenten en artikelen, dan leent deze omgeving zich hier minder voor. Bij een Google Group is het makkelijk om de aandacht van de groep te concentreren op een bepaald onderwerp of een vraag, doordat de focus ligt op forummogelijkheden.

Vragen die je jezelf kunt stellen om een keuze te maken:
- Hoe gemakkelijk kun je het uiterlijk van het platform aanpassen, zodat het qua uitstraling, functionaliteiten en opbouw aansluit bij het beoogde doel?
- Kun je als trainer of begeleider zien wanneer een deelnemer voor het laatst is ingelogd, ook al heeft hij op dat moment geen directe actie uitgevoerd?

- Hebben deelnemers een persoonlijke pagina waar ze kunnen laten zien wie ze zijn?
- Kun je in het platform een e-mail sturen aan alle deelnemers tegelijk? En apart?
- Kunnen deelnemers een berichtje in hun gewone mail ontvangen als er iets nieuws is toegevoegd op het platform? Kunnen ze zelf aangeven wat ze wel en niet willen volgen?

Als de tools zijn gekozen, moet er nog besloten worden hoe open of gesloten de omgevingen zullen zijn. Bij een traject waar een veilige omgeving nodig is, zal worden gekozen voor een gesloten omgeving waar alleen deelnemers met een wachtwoord in kunnen. Echter, bij een netwerk of community kan het voordelen hebben om gebruik te maken van open omgevingen; dit vergroot de zichtbaarheid en de mogelijkheid om nieuwe deelnemers aan te trekken. Een overweging die mee moet worden genomen in dit soort besluiten is de mate waarin deelnemers gewend zijn aan open communicatie of hierdoor geremd zullen worden. Mensen die niet actief zijn met sociale media hebben al snel het gevoel dat ze iets 'aan de hele wereld' vertellen wat er nooit meer af kan. Dit werkt natuurlijk niet mee aan openlijk delen. Er kan ook gekozen worden voor een mix. In praktijkverhaal 26 over de Ecollaboration community is te lezen dat de community een gesloten mailinglijst heeft, maar een publieke weblog.

11.1.10 Waar wordt aan producten gewerkt?

In het boek *Digital Habitats*[4] wordt een onderscheid gemaakt tussen verschillende 'oriëntaties' in de interactie. Is de groep gericht op bijeenkomen, explorerende gesprekken of juist op het ondernemen van gezamenlijke projecten en ontwikkelen van kennisproducten? Groepen die gericht zijn op het creëren, delen en toegang verzorgen tot documenten en tools hebben behoefte aan een gedegen contentmanagementsysteem, bijvoorbeeld de mogelijkheid om via duidelijke mappen of via een wiki documenten en informatie te delen. De oriëntatie is een van de elementen die meegenomen worden bij de uiteindelijke keuze van de webtools.

11.1.11 Het inrichten van de online-omgevingen en -tools

Bij een online-leertraject is het goed om een aantal weken van tevoren al te beginnen met het inrichten van de omgeving. Het kan fijn zijn om hier samen te werken met iemand die goed ingewerkt is in de techniek van de gekozen software en eventueel ook een grafisch ontwerp kan verzorgen om het aantrekkelijk te maken. Zet materiaal (bijvoorbeeld een online-bibliotheek), linken en welkomstberichten al klaar. In het geval van een wiki is een uitleg fijn, net als een structuur, al kun je er ook voor kiezen de structuur samen te bepalen met andere wikibijdragers. Bij het inrichten hoort ook het kiezen van een overzichtelijke lay-out en het testen van de omgeving.

---

4   Wenger, E., White, N. & Smith, J.D. (2009). *Digital Habitats. Stewarding technology for communities.* Portland: CP Square.

Stap 4: Inrichten van de online-facilitatie

Een goed ontwerp moet samengaan met goede facilitatie van online-dialogen, wil het een effectief leerproces worden. Het participatieve karakter van sociale media kan de indruk wekken dat het online-gedeelte veelal vanzelf moet gaan. Er is echter organisatie en facilitatie nodig, zowel inhoudelijk als technisch. De mate waarin technische ondersteuning nodig is, hangt af van de online-vaardigheden van de deelnemers, hun bekendheid met de online-tools en de gebruikersvriendelijkheid. De mate van inhoudelijke facilitatie hangt af van de intensiteit die je wilt geven aan het online-gedeelte.

Bij een gecombineerd face-to-face- en online-traject is het tevens belangrijk om goed door te denken hoe je gebruikmaakt van de voordelen van beide media en hoe je de overgangen faciliteert. Zo kun je aan het einde van een face-to-face-bijeenkomst een aantal vragen formuleren die je online gaat verkennen, een concrete opdracht met elkaar afspreken of een Skype- of chatbijeenkomst plannen voor een online-vervolg. In de opmaat naar een face-to-face-bijeenkomst kun je online het programma met elkaar maken, al een gesprek met een genodigde of intervisie voorbereiden door de casus reeds online inhoudelijk met elkaar te verkennen. Kortom, het is duidelijk dat het succes van online leren staat of valt met de kwaliteit van faciliteren. In hoofdstuk 12 staan we expliciet stil bij de rol van de trainer in een online-leerproces. Hier kijken we kort naar de vragen omtrent de inrichting van de facilitatie.

11.1.12 Wie gaat faciliteren? Wat zijn daarin cruciale taken? Hoe ga je het zo organiseren dat je op de goede momenten online aanwezig bent?

Zoals een face-to-face-bijeenkomst vaak vraagt om facilitatie geldt dit ook voor een online-omgeving.

[Praktijkverhaal 44]

Een 100% online-leertraject
Joost: 'Twintig personen hebben deelgenomen aan een geheel online-leertraject van zeven weken met als doel het leren faciliteren van online-community's. De deelnemers hadden enige online-ervaring. De cursusleiding heeft gezorgd dat deelnemers vier tot vijf uur per week beschikbaar zouden hebben voor online-deelname en het lezen en plaatsen van berichten. Mensen die het heel druk hadden is afgeraden om mee te doen.
Er is gekozen voor een geheel online-traject omdat de deelnemers online-community's zouden gaan faciliteren. De online-omgeving was gebouwd met Microsoft Sharepoint omdat de meeste deelnemers hiermee werkten. Het leertraject duurde vier actieve weken, met tussendoor drie rustweken. Elke actieve week had een thema en begon met een teleconferentie op een vast tijdstip waarin de voortgang en de activiteiten besproken werden. In de eerste week zijn groepjes gevormd in de vorm van 'huishoudens' om informele communicatie online te stimuleren, vergelijkbaar met de

kletspraatjes in pauzes. In de themaweken werd bovendien een expert uitgenodigd die zowel online participeerde als in de teleconferenties. Per thema werd er in verschillende discussieruimtes (gesprekstafels genoemd) uitgewisseld over praktijkervaringen en specifieke vragen.

Gedurende het gehele leertraject werd mensen gevraagd om in blogposts te reflecteren op hun ervaringen en geleerde lessen vanuit de workshops. Tegen het einde van het leertraject, in de derde actieve week, kon er worden ingeschreven op projectgroepjes rond een thema. In deze groepjes werd een thema uitgediept zoals 'hoe kun je online sociale verbindingen stimuleren?' Hoewel een aantal mensen gedurende het proces minder zichtbaar werd, werd het leertraject heel hoog gewaardeerd. Tussendoor werd regelmatig feedback verzameld door middel van een 'barometer', een korte online survey.

Wat waren in dit traject belangrijke momenten?

Voor aanvang is deelnemers duidelijk gemaakt wat het hen per week aan tijd kost om goed mee te kunnen doen. Als vuistregel is gebruikt dat een week online-interactie gelijk staat aan een dag workshop of training.

Er is een duidelijke structuur geboden die ook was vastgelegd in een handboek: hoeveel weken loopt de workshop, wat wordt er elke week van je verwacht, wat is het minste dat je kunt doen.

De eerste week lazen de trainers alle berichten en reageerden veel. Er is voorkomen dat mensen het gevoel hadden dat niemand hun berichten las. Door de reactie kwam een proces van interactie op gang.

Elke themaweek startte met een teleconferentie. Dit was een moment van gezamenlijke aftrap voor verdere inhoudelijke verkenning. Deze teleconferentie vond plaats op een vast moment. Dit was ook de gelegenheid voor deelnemers om vragen te stellen over het programma.

De themaweken werden afgewisseld met rustweken. Dit om te voorkomen dat bij zo'n intensief traject een aantal deelnemers afhaakte en niet meer mee kon komen, overweldigd door het aantal berichten. De rustweken boden de deelnemers de kans, voor wie dit nodig was, om bij te lezen. Bovendien konden de moderatoren even op adem komen.

Als dit traject face-to-face was georganiseerd, zouden de deelnemers niet ervaren hebben wat er online mogelijk is. Voor veel deelnemers was het een openbaring dat je elkaar niet hoeft te zien om echt contact te hebben, van elkaar te leren en aan het denken gezet te worden.'

Online-facilitatie gaat over het motiveren, betrekken en begeleiden van deelnemers in een omgeving die veilig en stimulerend aanvoelt. Dit vraagt allereerst om een positieve houding met betrekking tot online leren en het vermogen om innovatief te zijn en te willen experimenteren. Er zijn verder veel mogelijkheden om de rol van online-trainer invulling te geven. Er worden veel verschillende namen gebruikt voor de begeleidersrol, rollen zoals knowledge steward, expert, technology steward, moderator, evaluator, manager, convenor, linking pin en docent. Natuurlijk hebben al deze termen een specifieke rolinvulling. De rolinvulling die je kiest, hangt voor een deel af van de manier waarop je naar leren kijkt en wat je vanuit dat perspectief graag ziet gebeuren in de online-omgeving. Het overbrengen van nieuwe kennis vraagt iets anders dan het uitwisselen van ervaringen, kennis creëren en stimuleren van sociaal leren.

In alle overzichten in de literatuur komt wel de driedeling technisch, faciliterend en management naar voren; meer hierover vind je in hoofdstuk 12 over de rol van de online-trainer.

11.1.13 Wat zijn belangrijke momenten in het proces? Welke facilitatie is daarin ondersteunend?

Zoals je ziet in praktijkverhaal 43 is het begin van online-deelname een belangrijk moment, zeker als mensen niet erg online-vaardig zijn. Een eerste plaatsing van een bericht moet makkelijk zijn en zeker een reactie ontvangen, anders hebben deelnemers snel het gevoel dat hun ideeën in het niets verdwijnen. En dat is natuurlijk funest voor iemands motivatie om achter een toetsenbord gedachten op te schrijven. Ook bij een community is het belangrijk dat nieuwe leden goed ontvangen worden en het gevoel krijgen dat er mensen zijn die naar hen 'luisteren' en ze het gevoel hebben contact te krijgen.

Het ritme dat je creëert is ook belangrijk. Dit kan zijn een afwisseling tussen actieve en rustweken zijn, zoals in praktijkverhaal 44, het kan ook een maandelijkse teleconferentie of chatsessie zijn. In het kader van de #netwijs onderwijsuitwisseling wordt elke dinsdag van 12.00-14.00 uur een Twitter-chat georganiseerd, een vast moment dat mensen helpt om aan te haken (zie praktijkverhaal 29). Zelfs bij een online-netwerk van ervaren deelnemers die actief zelf discussies beginnen, kan het helpen om een bepaald tempo te vinden in activiteiten dat past bij wat deelnemers aankunnen. Zo is er een Yahoo Group over 'videoblogging' waar wel 10-15 berichten per dag langskomen (▶ http://tech.groups.yahoo.com/group/videoblogging); dit hoge tempo werkt goed voor deze groep. Voor de online-vaardige deelnemers die met videoblogging bezig zijn, is dit geen probleem. Voor anderen kan het tempo weleens te hoog liggen.

11.1.14 Hoe ondersteun je deelnemers bij het wegwijs raken in de online-omgeving?

Als online leren nieuw is voor deelnemers, zul je tijd en ondersteuning moeten inbouwen zodat mensen vertrouwd kunnen raken met de nieuwe media. Een deelnemer die voor het eerst deelnam aan een teleconferentie zei: 'Het is als het leren van een nieuwe taal'. Maak duidelijke keuzes, zorg voor heldere instructies en just-in-time ondersteuning.

Een veelgehoorde ervaring van beginnende deelnemers is dat ze na enige tijd door de bomen het bos niet meer zien. Er is zo veel informatie te vinden. Er lopen zo veel interessante discussies. En het ontwikkelt zich voortdurend door de interactie tussen deelnemers. Het gaat maar door. Moet je als trainer deelnemers behoeden voor het 'verdwalen' in deze veelheid aan informatie? Of is het een essentiële vaardigheid voor online leren en moeten alle beginnende deelnemers hier een keer aan geloven? Deelnemers dienen zo ondersteund te worden dat ze niet afhaken omdat ze niet meer weten wat te doen, of de angst hebben dat ze interessante dialogen missen. Dit vraagt van jou als trainer voortdurend de vinger aan de pols te houden. Wat je verder kunt doen:

- Schat van tevoren goed in wat het niveau is van de groep deelnemers en hoe bekend ze zijn met deze en andere tools.
- Maak duidelijk dat het ook werk is en tijd kost om te leren hiermee om te gaan. Je kunt tips geven om tijd in te plannen in de agenda, zodat het niet van de radar verdwijnt. Benadruk dat het overweldigend kan zijn en dat je moet kiezen en niet alles hoeft te lezen.
- Monitor gedurende het traject of deelnemers de weg vinden of niet en help hen met het vinden van hun eigen manier om te navigeren en bij te blijven, bijvoorbeeld door deelnemers te laten uitwisselen hoe ze dit doen.
- Bied een 'Frequently Asked Questions'-document aan. De meerderheid zoekt zijn weg waarschijnlijk al klikkend, maar er zijn altijd wel een paar deelnemers bij die het prettiger vinden snel iets op te zoeken als iets niet lukt of moeilijk gaat.
- Organiseer een teleconferentie aan het begin van het traject om zo samen naar de online-omgeving te kijken. Zolang deelnemers moeite hebben met de tool, zullen ze minder aandacht hebben voor de inhoud.
- Zorg voor een goede helpdesk. Het helpt als je als trainer veel online bent en makkelijk te bereiken vanaf het moment dat deelnemers uitgenodigd zijn voor de online-omgeving. Juist in het begin kunnen onverwachte drempels zwaar wegen bij nieuwe deelnemers en vaak zijn kleine problemen snel op te lossen. Een eerste succesvolle ervaring maakt dat je terugkomt.
- Bel als het je opvalt dat iemand al lange tijd niet online is. Of stuur een mail. Maar onderzoek even of het te maken heeft met hoe het online gaat.

In dit hoofdstuk hebben we vier ontwerpstappen aangeboden die je kunt volgen bij het ontwerpen van een hybride, online- en face-to-face-leertraject, workshop of cursus. Je kunt de stappen natuurlijk ook gebruiken als je een 100% online-activiteit wilt gaan organiseren, maar in de praktijk zal er vaak sprake zijn van een combinatie van face-to-face en online om de voordelen van beide modaliteiten te benutten. We zijn ook vrij uitgebreid ingegaan op de verschillende ontwerpkeuzes en overwegingen, je zult moeten kiezen voor bepaalde tools, maar waarom zou je het een of het ander kiezen? Waarom zou je bijvoorbeeld liever online beginnen dan face-to-face? Dit hoofdstuk kan je hopelijk helpen bij het maken van keuzes wanneer je zelf een hybride leerproces gaat ontwerpen. In de praktijk zul je niet alles kunnen ontwerpen, maar ook afhankelijk zijn van de omstandigheden. In het laatste hoofdstuk gaan we in op de rol van de trainer, want hoe doe je dat nu online als je je deelnemers niet kunt zien?

De rol van de online-trainer

12.1 Van face-to-face naar online faciliteren – 201

12.2 Activiteiten en vaardigheden voor online faciliteren – 203

12.3 Verschillende rollen in een online-leeromgeving – 205
12.3.1 De begeleider van leerprocessen – 205
12.3.2 De moderator – 206
12.3.3 De technology steward – 206
12.3.4 Helpdesk en ICT-ondersteuning – 206
12.3.5 De 'verwelkomer' – 207
12.3.6 Inhoudelijk expert of trainer – 207
12.3.7 Begeleider van groepsprocessen – 207

12.4 Faciliteren van de overgangen face-to-face en online – 208

12.5 Stimuleren van online-activiteit – 208

12.6 Wat te doen als…? – 210
12.6.1 Er ontstaan technische problemen tijdens een synchrone activiteit – 210
12.6.2 Er is al een tijd geen activiteit online (bij asynchroon online-proces) – 210
12.6.3 Deelnemers worstelen met beschikbare tijd om goed deel te nemen – 211
12.6.4 Niemand voelt zich verantwoordelijk voor de onderwerpen/discussies – 211
12.6.5 Er is een conflict binnen de groep – 211
12.6.6 Er is een groot verschil in niveau tussen deelnemers – 212
12.6.7 Dezelfde groep is al geruime tijd online aan het uitwisselen en er is behoefte aan meer dynamiek – 212
12.6.8 Er is sprake van periodes van heel intensieve uitwisseling en periodes dat er niets gebeurt – 212
12.6.9 Jongere mensen met minder ervaring zijn veel actiever online dan ouderen met meer inhoudelijke ervaring, wat het type onderwerp beïnvloedt en het voor ouderen weer minder interessant maakt – 213

12.7	Afsluiting deel 3: Sociale media veranderen het faciliteren van leren – 213	
12.8	Tips & Tools bij deel 3: Faciliteren van online leren – 214	
12.8.1	Literatuur over het ontwerpen van leerprocessen (trajecten, trainingen, workshops) – 214	
12.8.2	Literatuur en andere bronnen over online faciliteren en specifieke online-interventies – 215	
12.8.3	Een voorbeeldvragenlijst om ervaringen met online-tools te inventariseren (◘ Tabel 12.1) – 216	
12.8.4	Welk type online-trainer ben jij? – 217	
12.8.5	Faciliteren van een cocreatietraject in een wiki – 220	
12.8.6	Online-community's die interessant zijn voor HRD-professionals – 221	
12.8.7	Tips voor teleconferenties – 222	
12.8.8	Tien online-ijsbrekers – 223	
12.8.9	Synchrone werkvormen: combineren van tekst en steminteractie – 225	

Faciliteren van online leren is in de vorige hoofdstukken al regelmatig aan de orde geweest als middel om mensen te ondersteunen bij online-interactie, dialoog en kennisontwikkeling. In dit hoofdstuk staan we stil bij de rol van de trainer. We vergelijken online faciliteren met face-to-face-faciliteren en geven aan wat kenmerkende verschillen zijn. Hierna komen taken, vaardigheden en verschillende rollen van een online-trainer aan bod. Naast het faciliteren van interactie gaat het, afhankelijk van het type leertraject of community, ook om het ondersteunen bij technische vragen, het toevoegen van inhoudelijke expertise, het creëren van draagvlak bij het management of het modereren van berichten van deelnemers. Zoals face-to-face-faciliteren al heel wat van een persoon vraagt, en het soms prettig kan zijn dit in duoschap met een collega te doen, zo geldt dit zo mogelijk nog sterker voor online faciliteren. Omdat dialoog een belangrijk element is in online-leerprocessen, gaan we vervolgens in op de vraag hoe je deze dialogen online zo kunt faciliteren dat hierin echt iets gebeurt voor deelnemers. Tot slot gaan we in op een aantal veelvoorkomende praktische vragen van trainers, zoals 'wat doe ik als de techniek me in de steek laat?' of 'hoe stimuleer ik vertrouwen in de groep?'

12.1 Van face-to-face naar online faciliteren

[Praktijkverhaal 45]

Mijn stijl van faciliteren laat ik afhangen van de aard van het traject en het doel
Heleen: 'Een trainer van een online-leertraject of community zorgt ervoor dat discussies blijven lopen, gebruikt informele kanalen om participatie aan te moedigen, helpt bij het opstellen en naleven van de 'regels van betrokkenheid' en stelt goede vragen. De rol van een trainer varieert per leertraject of community en het doel dat je ermee nastreeft. Je kunt vanuit een neutrale rol faciliteren en vooral berichten bekijken op juistheid en duidelijkheid. Je kunt ook veel provocerender werken door mensen uit te dagen en te prikkelen. Je kunt coachen op de manier waarop men met elkaar leert en interacteert. Of je bent iemand die vooral oog heeft voor teambuilding en interventies doet om van de groep een community te maken (voor zover dat kan).
Mijn stijl van faciliteren laat ik afhangen van de aard van het traject en het doel. In sommige trajecten ondersteun ik vooral op technisch vlak, in andere kan ik een leider zijn tussen professionals, waarbij ik ook mijn kennis inbreng en mijn mening geef over zaken die aan de orde komen. Als er echt gewerkt moet worden, kan ik directief zijn. Ik vind het dan belangrijk dat we toewerken naar de gewenste opbrengsten, dat er aan het eind iets concreets staat. Ik geloof dat ik de groep dan help wanneer ik daar gericht op stuur. Daarnaast draag ik dan bij door samen te vatten, rode lijnen uit de discussie te halen, besluitvorming te begeleiden en feedback te geven op tussenproducten.'

Online faciliteren heeft een aantal specifieke uitdagingen in zich. Deelnemers zijn misschien nog niet bekend met de tools die je gebruikt. De aard van de communicatie is beperkt, je moet het doen zonder non-verbale signalen. Onderzoek naar de manier waarop mensen communiceren geeft aan dat 55% van onze communicatie bestaat uit lichaamstaal, 38% gebeurt met de stem(klank) en 7% vindt plaats door middel van woorden. Anders gezegd; 93% van onze communicatie vindt non-verbaal plaats! In plaats van het kijken naar de gezichtsuitdrukking en het voelen van het energieniveau moet een trainer andere signalen leren opvangen. Hij of zij zal misschien actiever feedback moeten vragen aan de groep om een inschatting te kunnen maken van wat er gebeurt in een leertraject. Nancy White noemt het daarom 'een wandeling met een blinddoek voor' in praktijkverhaal 31. De uitdaging is om zicht te houden op de wijze waarop het leerproces van de deelnemers verloopt, doordat dit op afstand plaatsvindt en voor een deel ook in het informele en niet zo zichtbare circuit.

Als trainer of begeleider van face-to-face-bijeenkomsten ben je bekend met een breed scala aan stijlen en technieken. Een overeenkomst tussen offline en online faciliteren is dat je voortdurend bekijkt wat de groep nodig heeft in relatie tot de gestelde taak of doelen. Je zult merken dat je als online-trainer veel hebt aan je face-to-face-technieken. Online faciliteren kent echter een aantal verschillen die een andere aanpak vereisen dan offline faciliteren. Denk bijvoorbeeld eens aan de volgende aspecten:

- De tijdsbesteding is bij online leren vaak minder afgebakend en beschermd (behalve bij synchrone activiteiten), waardoor je als trainer minder greep hebt op de aandacht van de deelnemers. Je bent nog sterker afhankelijk van de intrinsieke motivatie van deelnemers.
- Voor veel deelnemers zal online-interactie een nieuwe ervaring zijn. Als trainer zul je hier een ondersteunende rol in moeten vervullen, wat face-to-face niet het geval is.
- Non-verbale signalen ontbreken. Deelnemers zien elkaar vaak niet. Het ontbreken van non-verbale signalen in de communicatie maakt dat deelnemers gevraagd wordt met veel aandacht en zorgvuldigheid te schrijven en te lezen. We horen geen intonatie van de stem, wat maakt dat het moeilijker kan zijn een zin te interpreteren. Zo is een bepaalde mate van sarcasme moeilijk online over te brengen.
- Veel online-interactie vindt asynchroon plaats. De vertraging in interactie kan verschil in respons opleveren. Dit kan een negatief effect hebben (waarom duurde het zo lang voor je reageerde?). Prettige bijkomstigheid van asynchroon werken is dat je de boodschap die je hebt geschreven nog eens kunt nalezen of aan iemand anders kunt voorleggen alvorens deze online te plaatsen.
- Online-interacties voelen anoniemer dan andere interacties. Groepsprocessen hebben minder invloed omdat we de nabijheid van andere deelnemers niet voelen. Het voordeel kan zijn dat we makkelijker bijdragen aan een discussie. Een bepaalde hiërarchie, status of dynamiek tussen mensen speelt niet of minder.
- Veel online-interacties zijn gebaseerd op tekst. Het gebruik van beelden, geluidsopnames en video doet steeds meer zijn intrede, maar tekst zal een belangrijke drager blijven voor online-interactie. Gebruikers dienen zich op hun gemak te voelen voor wat betreft hun schrijfvaardigheid ('als ik een reactie post, moet ik die wel goed hebben geschreven'). Hier kun je als trainer in ondersteunen.

12.2 Activiteiten en vaardigheden voor online faciliteren

De lerende bepaalt wanneer hij inlogt, wat hij leest, hoeveel initiatief hij neemt, met wie hij contact legt en hoeveel energie hij steekt in bepaalde discussies of dialogen. De tijd die een deelnemer steekt in participeren is niet meer afgebakend, zoals in een face-to-face-training. Online faciliteren vraagt om andere en gedeeltelijk meer aanvullende competenties dan het face-to-face-faciliteren. Net zoals je dan nadenkt over geschikte werkvormen, zorgt voor een duidelijke uitleg, en zowel op procedure- als procesniveau interventies doet, is dat online ook nodig. Echter, online blijven de deelnemers niet uit beleefdheid luisteren en kan een trainer niet naar de gezichten kijken om een reactie te peilen. De belangrijkste vaardigheid van een online-trainer is daarom duidelijk communiceren. Een begeleider mag niet te snel gaan interpreteren, maar dient zuiver naar de feiten te kijken en op tijd ervoor te kiezen feedback te vragen.

Activiteiten van een online-trainer worden door verschillende auteurs verdeeld in categorieën. Wij kiezen voor de volgende specificatie met de driedeling technische, faciliterende en managementrollen[1]:

- Technische rol
    - online-omgevingen inrichten en aanpassen;
    - navigeren in de omgeving(en) en wegwijs zijn;
    - problemen signaleren met de techniek en samenwerken met een technische persoon om problemen op te lossen;
    - zorgen voor een technische helpdesk voor deelnemers met problemen.
- Faciliterende rol
    - verwelkomen van deelnemers door het ondersteunen van de entree (onder andere door het zorgen voor een goede inlog- en ondersteuningsprocedure en een snel en relevant antwoord);
    - overgangen faciliteren van face-to-face naar online en terug;
    - identificeren van deelnemers die moeite hebben met deelnemen en deze ondersteunen;
    - faciliteren van de uitwisseling door het stellen van vragen, stimuleren van discussies en reflecties, actief luisteren en antwoorden;
    - participatie van deelnemers stimuleren (vaak via e-mail of andere persoonlijke media), samenvatten;
    - organiseren van activiteiten die de groepsdynamiek bevorderen, zoals synchrone uitwisseling;
    - bewaken van leerdoelen (als deze zijn vastgesteld);
    - feedback vragen op het proces.
- Management- en procedurele rol
    - zorgen voor uitnodigingen en aanmeldingen, eventueel handboek, materialen;
    - bewaken van de agenda/het programma;
    - structureren van de informatie in de online-omgeving (en aanbieden van informatie);
    - afsluiten, bijvoorbeeld omgeving afsluiten, betalingen afronden.

---

1   Bron: Berge, Z.L. *The role of the online instructor/facilitator*. Te downloaden van: ▶ www.cordonline.net/mntutorial2/module_2/Reading 2-1 instructor role.pdf

Deelnemers zijn op zoek naar een gevoel van verbondenheid en contact in een online-leeromgeving. Als trainer heb je er een rol in deelnemers dit gevoel te geven. Er is ook behoefte aan iemand die hen met elkaar verbindt, die ondersteunt bij online-gesprekken door het stellen van goede vragen. Daarnaast hebben deelnemers behoefte aan technische ondersteuning. Het is nogal wat. Wat voor vaardigheden heb je als online-trainer nodig om je werk goed te doen? Nancy White, een bekende internationale online-facilitator, heeft acht competenties benoemd van een online-facilitator[2]:

1. zelfperceptie; kennis van eigen voorkeuren, aannames, stijlen; handig om te weten waar je sterke punten en valkuilen liggen;
2. online-vaardig; online kunnen communiceren en niet bang zijn iets uit te proberen;
3. samen leren; je hebt een sociale visie en intentie nodig om tot een community of groepsgevoel te komen;
4. faciliteren met oog voor groepsdynamiek, relaties, identiteit en flow, de ins en outs van psychologie en groepsdynamiek kennen en ermee om weten te gaan;
5. interculturele antennes; speciaal bij internationale groepen, maar ook bij het werken met verschillende disciplines, organisaties enzovoort;
6. hoog tolerantieniveau voor onduidelijkheden en verschillen; kunnen accepteren dat er andere meningen zijn en andere manieren om een situatie uit te leggen;
7. de capaciteit om tussen contexten (online, face-to-face, achtergronden deelnemers, betrokken organisaties) te manoeuvreren;
8. synthetische capaciteit; kunnen samenvatten en overzicht houden.

Het is interessant om te zien dat deze competenties veelal overlappen met die van een face-to-face-trainer. Technische kennis staat niet in het rijtje, wel online-vaardig zijn. Het is een vaardigheid die nieuw is voor face-to-face-trainers, coaches en workshopbegeleiders en kan afschrikken. Bij trainers en procesbegeleiders die online beginnen met faciliteren zit vaak veel ongerustheid over het functioneren van de technische middelen, een factor die wordt overschat vergeleken met het sociale proces.

Een basisvaardigheid die we de moeite waard vinden om apart te noemen is het creëren van vertrouwen in de online-omgeving. Deelnemers kunnen bang zijn dat de informatie die ze online delen op een verkeerde manier gebruikt wordt. Om met elkaar te leren is een zekere kwetsbaarheid en openheid vereist. Maar dat wat je online deelt komt 'zwart op wit' te staan. Je gedachten verwoorden in tekst en ze dan plaatsen in een online-omgeving waarin je het merendeel van de deelnemers niet kent, vraagt om vertrouwen. Vertrouwen dat jouw woorden geïnterpreteerd worden zoals je ze bedoelt, dat anderen je het voordeel van de twijfel geven, dat anderen je echt proberen te begrijpen, ook als het je niet makkelijk lukt je boodschap heel helder te maken. Deelnemers kunnen zich onzeker voelen over de waarde van hun bijdrage: 'Heb ik voldoende kennis om me in deze discussie te mengen? Lever ik met dit bericht een goede bijdrage? Weten anderen het niet veel beter dan ik? Schrijf ik goed genoeg?'

Er zijn een paar dingen die je kunt doen om zorgvuldig om te gaan met vertrouwelijkheid en opbouwen van vertrouwen. Maak vanaf het begin afspraken met de groep over

---

2 Bron: *Online Facilitation Wiki.* ▶ http://onlinefacilitation.wikispaces.com

vertrouwelijkheid. Wanneer er een hoge mate van vertrouwelijkheid nodig is, kun je overwegen een afgebakende omgeving te gebruiken met een specifieke deelnemersgroep. Dit gaat echter enigszins in tegen het principe van sociale media, dat ervan uitgaat dat nieuwe inzichten juist voortkomen uit de interactie tussen mensen met verschillende belangen, achtergronden en perspectieven. Denk ook, net als bij een face-to-face-situatie, goed na over de samenstelling van de deelnemersgroep. De dynamiek in een intervisiegroep waarbij iedereen uit een andere organisatie of sector komt, zal anders zijn dan in een groep waarin mensen uit eenzelfde sector of organisatie komen of waar leidinggevenden en medewerkers gezamenlijk aan deelnemen. En stel ook jezelf als trainer kwetsbaar op. Vraag feedback van de deelnemers op je rol en de manier waarop je je beweegt in de omgeving.

Als de veiligheid in de groep wegvalt, kun je dat al snel herkennen. Er wordt niet meer actief op discussies gereageerd en het is lastig om als trainer de opinieleiders bij de discussie te betrekken. Daarom is het verstandig om in het begin veel tijd te besteden aan kennismaking, simpele vragen en pas naar diepgang te gaan als je elkaar wat beter kent en vertrouwt. Dus wanneer je elkaar al een aantal keren via Skype hebt gesproken, of elkaar face-to-face hebt ontmoet.

Enkele valkuilen voor een online-trainer zijn:
- te veel de leiding nemen als er weinig gebeurt en al het werk naar je toetrekken (omdat je bang bent dat niemand anders het doet);
- een te moeilijk platform of tool nemen en te veel functionaliteiten openzetten, waardoor de site onoverzichtelijk wordt;
- sneller gaan dan je deelnemers (qua techniek of inhoudelijk);
- online faciliteren even tussendoor willen doen; het vraagt een behoorlijke tijdsinvestering, nog meer van de trainer dan van de deelnemers;
- in het begin te veel tegelijk starten, waardoor de deelnemers door de bomen het bos niet meer zien en je zelf ook te veel lijntjes door elkaar hebt lopen.

12.3 Verschillende rollen in een online-leeromgeving

In de literatuur zien we veel overzichten van rollen die nodig zijn om een online-leeromgeving goed te faciliteren. Een rol kan gekoppeld zijn aan één persoon of een persoon vervult meerdere rollen. Het onderscheid in rollen is met name behulpzaam bij het serieus inrichten van de online-ondersteuning en facilitatie die nodig is. We hebben hier niet de intentie om met de rollen volledig te zijn of het 'juiste' rijtje weer te geven. Er zit hier en daar ook overlap tussen de rollen. We noemen hier de rollen die naar ons idee nodig zijn om het leren in een online-omgeving goed vorm te geven. Een trainer kan switchen tussen verschillende rollen naarmate het proces vordert.

12.3.1 De begeleider van leerprocessen

Als trainer ben je bezig met het individuele en groepsleren, zowel op inhoudelijk als sociaal vlak. Deelnemers kunnen over het algemeen aanmoediging gebruiken bij het verantwoordelijkheid nemen voor het eigen leren. Verder heeft de trainer een ondersteunende taak om deelnemers bewust te maken van hun eigen denkwijze en manier van redeneren, en te leren van de manier waarop anderen leren en denken. Hier speelt bijvoorbeeld het belang van het respecteren en waarderen van verschillende perspectieven een rol. Verder is de trainer of begeleider degene die een mix van voorstellen en ondersteunende commentaren biedt om conversaties uit te breiden of meer diepgang te geven. Hij of zij is ook degene die vanuit een waarderend perspectief commentaar geeft op input van deelnemers. En die zorg draagt voor een veilige omgeving waarin deelnemers zich vrij genoeg voelen om zichzelf kwetsbaar op te stellen, fouten te mogen maken, wezenlijk bij te dragen. Er wordt verschillend gedacht over de noodzaak om te faciliteren vanuit eigen expertise. Voor de duidelijkheid hebben wij deze rollen uit elkaar getrokken.

12.3.2 De moderator

Het verschil tussen online faciliteren en online modereren zit vooral in de nadruk die wordt gelegd op de technische functie. De term online-moderator legt meer nadruk op het inlogproces, het goedkeuren van online-bijdragen enzovoort. Bij de online-facilitator is er meer aandacht voor het faciliteren van de communicatie tussen mensen. Op een dieper niveau betrokken zijn als deelnemer in plaats van alleen puur uitwisselen kan aangemoedigd worden door een zorgvuldige moderatie van berichten.

12.3.3 De technology steward

Online leren heeft natuurlijk altijd een technologische kant in zich. Wenger, White en Smith[3] beschrijven de technology steward als iemand die een community (of groep) helpt om de beste technologieën te kiezen en toe te passen al naargelang de behoeften en doelen van de groep. De technology steward helpt bij het vooraf plannen, maar ook bij spontane nieuwe ontwikkelingen. Gedurende het traject kan er bijvoorbeeld behoefte ontstaan om samenvattingen online beschikbaar te maken voor een breder publiek. De technology steward kan dan helpen bij het zichtbaar maken van de behoefte (een groep met weinig online-ervaring is zich soms niet bewust van alle mogelijkheden), kan een oplossing voorstellen en de groep helpen een tool of nieuwe functionaliteit in gebruik te nemen. Bij een ervaren groep kan iemand uit de groep zelf deze rol op zich nemen.

12.3.4 Helpdesk en ICT-ondersteuning

Afhankelijk van de complexiteit van het platform en de vaardigheid van de trainer zelf is het meer of minder belangrijk om een technisch expert te hebben, die alle ins en outs kent van de software. Dit is nodig tijdens het inrichten van de omgevingen en ook tijdens

---

3 Wenger, E., White, N. & Smith, J.D. (2009). *Digital Habitats. Stewarding technology for communities*. Portland: CP Square.

het leerproces. Bij sociale media die ghost worden door een bepaalde service is het vaak mogelijk deze ondersteuning in te kopen. Algemene ondersteuning wordt altijd gegeven, maar je kunt vaak niet van de reactietijd op aan.

12.3.5 De 'verwelkomer'

Dit is iemand die zich richt op nieuwe deelnemers. Bij een open traject waarbij mensen voortdurend nieuw instromen is dit een belangrijke rol. Afhankelijk van het type online-leeromgeving en aantal nieuwkomers is deze rol klein of groot. Een 'verwelkomer' is handig in een omgeving waarbij regelmatig nieuwe deelnemers aanhaken en het ook de bedoeling is dat de groep groeit. Het kan één persoon zijn die voortdurend uitkijkt naar nieuwe deelnemers, hen welkom heet en hen ondersteunt bij het in de community stappen, maar het kan ook een groep deelnemers zijn die hierop let. Bij wijze van gids kan de verwelkomer uitleggen wat de geschiedenis van de community is, waar interessante actuele discussies te vinden zijn, wat informele regels zijn en wat je als nieuwkomer het beste kunt doen om aan te haken. Het kan ook een rol zijn die je iemand geeft als tijdelijk 'maatje' van een nieuwkomer. Je koppelt dan een ervaren deelnemer aan degene die nieuw is.

12.3.6 Inhoudelijk expert of trainer

Deelnemers dienen zich soms nieuwe kennis eigen te maken. Of men werkt toe naar een concreet product, zoals een beleidsdocument, onderzoeksvoorstel of ingerichte workshop. De trainer richt zich op het proces dat daarbij komt kijken, de expert levert gerichte input, maakt het einddoel concreet en stuurt op mijlpalen en gewenste resultaten. In een online-community kunnen afhankelijk van het onderwerp bepaalde deelnemers zich opwerpen als inhoudelijk expert.

12.3.7 Begeleider van groepsprocessen

Bij het gebruik van sociale media speelt het sociale aspect een belangrijke rol. Het is nodig om een specifieke focus te hebben op het groepsproces. Vanuit deze rol richt je de start van een online-leerproces in, ondersteun je het proces van kennismaken en richt je je op culturele issues die aan de orde kunnen komen. Je let op de diversiteit van de deelnemers, je ondersteunt deelnemers om de vaardigheid te leren ontwikkelen van het online samenwerken. Het gaat hierbij ook om het inrichten van discussies, posts en threads, evenals het bewaken van de balans tussen privéberichten en publiekelijk geplaatste berichten. Online gezamenlijke betrokkenheid dient voor een deel ontworpen te zijn. Je kunt niet van een groep deelnemers verwachten dat ze allemaal in een betekenisvolle dialoog over een bepaald onderwerp betrokken zijn als ze zich in verschillende fasen van hun leerproces bevinden. Groepswerk en online-dialoog hebben een gemeenschappelijk doel nodig. Deelnemers geven vaak aan dat ze overweldigd worden door de veelheid aan berichten.

Samenwerken en werken in kleinere groepen kan een manier zijn om de dialogen meer 'behapbaar' te houden. Samenvatten en verbindingen maken tussen verschillende lopende discussies zorgen ervoor dat deelnemers focus kunnen houden, keuzes kunnen maken en er goed over kunnen communiceren.

12.4 Faciliteren van de overgangen face-to-face en online

In face-to-face-bijeenkomsten is het wenselijk om expliciet aandacht te besteden aan de manier waarop het online leren vorm krijgt tijdens het leertraject. Deelnemers ervaren het over het algemeen als prettig om het hierover te kunnen hebben met elkaar. En zeker als men worstelt met bepaalde online-elementen ('ik krijg het niet geïntegreerd in mijn werk', 'ik heb toch een sterke voorkeur voor even bellen of elkaar ontmoeten', 'ik kan niet goed overweg met die tool'), dan kan een face-to-face-gesprek zorgen voor opluchting, opheldering, herkenning, aanmoediging of het besluit om over te gaan op andere manieren van samenwerken. Waarderen van de inspanning die deelnemers tonen om het online leren op te pakken en het benoemen van successen, hoe klein ook, kan zeker in de beginfase belangrijk zijn om het online leren goed van de grond te krijgen. Ook kunnen deelnemers veel praktische tips uitwisselen, bijvoorbeeld over hoe ze zorgen dat ze bijblijven met nieuwe onderwerpen. Overigens, als er geen face-to-face-bijeenkomst georganiseerd kan worden, kan dit ook een onderwerp zijn om te bespreken in een chatsessie of teleconferentie.

Hoe maak je nu de overgangen van face-to-face naar online of van een teleconferentie terug naar een asynchrone discussie? Daarvoor is het wenselijk dat de face-to-face- en online-trainers dezelfde personen zijn, anders riskeer je een grote breuk tussen de twee processen. Maar zelfs als het dezelfde trainer is, kan een overgang naar een ander medium problematisch zijn. Het helpt om face-to-face attent te zijn op losse eindjes, waarop online verder kan worden gegaan. Als trainer kun je ervoor zorgen dat er aan het einde van een bijeenkomst afspraken worden gemaakt hoe online door te gaan. Het kan ook goed zijn om online een verdiepingsslag te maken en gebruik te maken van de reflectieve kant van het medium, bijvoorbeeld door argumenten die face-to-face besproken zijn online nog eens te verkennen met de vraag wat ieders voorkeur is. Hierbij krijgt iedereen evenveel ruimte, terwijl er in een vergadering vaak geen plek is om naar iedereen te luisteren. Ook bij het organiseren van een online-verdiepingsslag speelt de trainer een belangrijke rol.

12.5 Stimuleren van online-activiteit

Een vraag die bij online-community's, maar ook bij online-leertrajecten vaak opkomt, is hoe je deelnemers kunt stimuleren actief te zijn en te blijven. Een online-platform zonder activiteit is eigenlijk niets. Naast technische aspecten die het aantrekkelijk of makkelijk maken om te participeren, kan de trainer een belangrijke rol vervullen in het ondersteunen van participatie. Daarnaast helpt het om iets meer te weten over manieren waarop deelnemers betrokken kunnen zijn in een online-community, om daarmee signalen die er zijn goed te interpreteren en ook te weten waar je moet kijken voor waardevolle signalen.

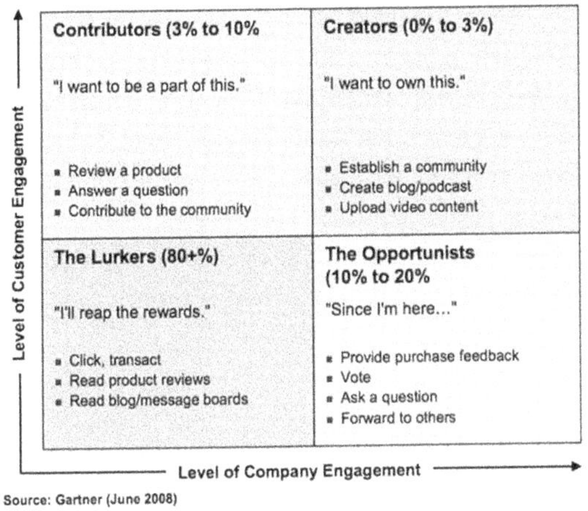

12.5 · Stimuleren van online-activiteit

	Contributors (3% to 10%)	Creators (0% to 3%)
	"I want to be a part of this."	"I want to own this."
	• Review a product • Answer a question • Contribute to the community	• Establish a community • Create blog/podcast • Upload video content
	The Lurkers (80+%)	The Opportunists (10% to 20%)
	"I'll reap the rewards."	"Since I'm here…"
	• Click, transact • Read product reviews • Read blog/message boards	• Provide purchase feedback • Vote • Ask a question • Forward to others

Level of Customer Engagement ↑ — Level of Company Engagement →

Source: Gartner (June 2008)

Figuur 12.1 Gartners vier niveaus van betrokkenheid in een online-community.[4]

Veel literatuur gaat in op de betrokkenheid van deelnemers aan een online-activiteit zoals een community. Zo definieert Gartner vier niveaus van betrokkenheid in een online-community (Figuur 12.1)
1. scheppers;
2. medewerkers;
3. opportunisten;
4. 'lurkers'.

De scheppers voelen zich thuis in de uitdrukking: 'Ik wil hier mede-eigenaar van zijn.' Zij zetten community's op, starten nieuwe initiatieven, voegen inhoud toe en activeren anderen om ook een bijdrage te leveren. De medewerkers zeggen: 'Ik wil hier deel van uitmaken' en denken mee over nieuwe initiatieven, geven feedback op nieuwe inhoud, beantwoorden vragen, doen mee in een discussie en dragen graag vanuit hun expertise bij aan de community. Opportunisten zeggen: 'Nu ik toch hier ben…' en geven feedback als ze daartoe worden uitgenodigd, stellen vragen en wijzen anderen op het bestaan van de community. Tot slot zijn er de 'lurkers', die vooral graag 'de opbrengst van de community oogsten'. Ze kijken rond in de community of ze iets zien wat hen interesseert, ze volgen diverse discussies en ze lezen blogs en andere nieuwe informatie die ze tegenkomen.

Het is goed je te realiseren dat er verschillende niveaus van betrokkenheid zijn in elk sociaal netwerk of online-leertraject. Het succes van een online-traject wordt snel afgemeten aan het aantal bijdragen en activiteiten op een platform, maar er is een relatief kleine groep die actief is, eigenlijk gelijk aan de dynamiek in een vergadering waar er maar weinig praten. Als trainer is het de kunst om de groep 'scheppers' en 'medewerkers' te vinden en hen actief uit te nodigen een bijdrage te leveren. Zij hebben soms een klein duwtje nodig om iets te gaan doen. Daarnaast is het belangrijk je te realiseren dat er ook veel waarde

---

4   Bron: Gartner report (2008). How to Determine Levels of Engagement for Generation Virtual. By Adam Sarner. Available from ▶ http://www.gartner.com/DisplayDocument?ref = g_search&id = 684508&subref = simplese arch

in een community zit die wellicht niet direct zichtbaar wordt door naar de activiteit in de community te kijken. Opportunisten heb je nodig als kritische vriend. Ze houden je scherp, waarborgen de verbinding met andere activiteiten die zich net buiten de community afspelen. En de lurkers zijn degenen die het minst zichtbaar zijn, maar wel gebruikmaken van wat er in de community gebeurt. Zij maken een vertaling van de opbrengst van de community naar hun eigen werkpraktijk. De term 'lurker' zou wellicht de moeite waard zijn om te vervangen door een andere. Deze benaming wekt nu de indruk dat het eigenlijk gaat om gedrag dat we niet goedkeuren omdat hun bijdrage te laag zou zijn.

12.6 Wat te doen als…?

Wat zijn nu typische situaties die je tegen kunt komen bij het online faciliteren? Situaties die je wellicht niet kunt voorkomen, maar waar je je wel op voor kunt bereiden? Situaties waar je tegenop ziet? De situaties hieronder zijn naar voren gekomen in gesprekken met diverse online-trainers en workshopbegeleiders van beginnend tot zeer ervaren.

12.6.1 Er ontstaan technische problemen tijdens een synchrone activiteit

Je hebt geen verbinding meer met de expert die een online-sessie aan het verzorgen was. En je bent nog maar bij het begin, met twintig deelnemers die op afstand meedoen. Tips:
- Altijd een plan B paraat hebben, zeker in het begin van je rol als online-trainer. Bijvoorbeeld materiaal uitprinten zodat je toch nog verder kunt. Of stel dat de verbinding met de webcam wegvalt, dan kun je wellicht met tekstchat verder gaan.
- Snel handelen, keuzes maken. Afhankelijk van de groep kun je dit als een gezamenlijk probleem zien waar je samen over besluit. Je kunt de verantwoording voor het vinden van een technische oplossing delen met de groep; er kunnen heel handige mensen bijzitten.
- Je kunt een deel van deze problemen voorkomen (niet alles) door de techniek van tevoren dubbel te checken en een keer 'droog' te oefenen, een dag of week van tevoren.

12.6.2 Er is al een tijd geen activiteit online (bij asynchroon online-proces)

Niemand plaatst een nieuw bericht. Er komen geen vragen van deelnemers. Als je als trainer online bent, ben je de enige.
- Hou rekening met activiteit via andere kanalen en probeer uit te vinden welke activiteit er wellicht wel plaatsvindt via de telefoon of mail. Communiceren via de mail is niet fout!
- Probeer te achterhalen wat de oorzaak is: gebrek aan interesse, tijd of onbekendheid met de online-tool. Je kunt een online-enquête of poll uitzetten (kort onderzoekje)

om beter te begrijpen wat de oorzaak is, of je kunt een aantal mensen bellen om hen hierover te polsen.
- Je kunt zelf een discussie starten over het waarom van deze stilte.
- Plaats nieuwe onderwerpen, stel vragen, vraag deelnemers via andere kanalen waar ze mee bezig zijn en stimuleer hen om nieuwe onderwerpen te plaatsen.
- Je kunt iets inbrengen waar de deelnemers direct een groot belang bij hebben (bijv. locatie volgende bijeenkomst in Venlo gepland, tenzij…). Al zal dit geen grote reactie op gang brengen, zo stimuleer je wel een bezoek aan de site.
- Kijk naar onderwerpen: lopen discussies al lang, is er behoefte aan nieuwe input of activiteit?
- Durf de stekker eruit te halen en besluit (samen) het proces af te ronden of over te gaan naar andere media zoals telefoon of face-to-face-contact.

12.6.3 Deelnemers worstelen met beschikbare tijd om goed deel te nemen

Men heeft onderschat wat online leren vraagt aan tijd. En wat het van je vraagt in termen van discipline om de beschikbare tijd ook echt voor online leren te benutten.
- Bespreek welke activiteiten wel mogelijk zijn en pas het programma aan.
- Pas het tempo aan aan wat er wel mogelijk is.
- Ga door met een kleiner groepje dat wel tijd heeft. De kans is groot dat als de inhoud interessant is, mensen later wel aanhaken.
- Besluit om alleen face-to-face door te gaan en het op een later tijdstip nog eens te proberen.

12.6.4 Niemand voelt zich verantwoordelijk voor de onderwerpen/discussies

- Spreek enkele mensen aan die al vaker actief zijn (bellen) en kijk of zij interesse hebben om een onderwerp onder hun hoede te nemen.
- Start een kernteam met mensen die zich medeverantwoordelijk (gaan) voelen voor het proces en de inhoud.
- Vraag of iemand modereert, een samenvatting maakt, bekijk de verdeling van rollen.
- Voeg nieuw bloed toe. Ga op zoek naar nieuwe deelnemers met enthousiasme en ideeën, die liefst online-vaardig zijn.

12.6.5 Er is een conflict binnen de groep

- Als het conflict tussen een paar mensen plaatsvindt: een-op-een oplossen.
- Als de boodschap verkeerd begrepen wordt: benoem dat het anders bedoeld is.
- Spreek de groep aan, waarbij je wel moet letten op formulering (etiquette). Let ook op de uitwerking van humor en sarcasme, die online niet altijd begrepen worden.

- Het ontstaan van een conflict zegt ook iets over het ontwikkelstadium van de groep en de waarde die men hecht aan uitwisseling of betrokkenheid. Het heeft ook een positief aspect: zonder diepgang ontstaat er geen conflict.
- Geef deelnemers de ruimte om te reageren op het conflict; je moet er als trainer niet te dicht bovenop zitten.

12.6.6 Er is een groot verschil in niveau tussen deelnemers

- Zorg dat iedereen aangehaakt blijft; dit betekent extra aandacht en hulp voor de mensen die minder makkelijk meekomen.
- Maak duidelijk dat het niet erg is als je iets niet weet of kunt en dat er ruimte is om dit te vragen.
- Plan een rustweek in zodat mensen die achterlopen kunnen bijlezen.
- Organiseer voldoende nieuwe activiteiten voor de snellere deelnemers zodat ook zij niet afhaken. Je kunt dit wellicht optioneel maken.
- Maak gebruik van synchrone activiteiten, deze helpen bij het op dezelfde lijn komen of blijven.

12.6.7 Dezelfde groep is al geruime tijd online aan het uitwisselen en er is behoefte aan meer dynamiek

- Organiseer een nieuwe activiteit, bijvoorbeeld een wedstrijd, een chatsessie of een Twitter-chat.
- Nodig nieuwe mensen uit en zorg dat er ruimte is voor hun inbreng.
- Organiseer een face-to-face-bijeenkomst.
- Nodig gastsprekers uit van buiten met een nieuw perspectief op het onderwerp.

12.6.8 Er is sprake van periodes van heel intensieve uitwisseling en periodes dat er niets gebeurt

- Onderzoek wat de oorzaak is: zijn dit vakantieperiodes of periodes dat mensen druk zijn met andere zaken?
- Creëer een ritme door het organiseren van activiteiten die met een bepaalde regelmaat terugkomen, bijvoorbeeld een maandelijkse gastspreker of chatsessie.
- Nodig mensen tijdens stille periodes via persoonlijk contact uit om een nieuw onderwerp te starten.
- Vraag jezelf af of het erg is. Vraag ook aan de deelnemers hoe zij het ervaren.

12.6.9 Jongere mensen met minder ervaring zijn veel actiever online dan ouderen met meer inhoudelijke ervaring, wat het type onderwerp beïnvloedt en het voor ouderen weer minder interessant maakt

- Nodig de ouderen uit om hun ervaringen te delen via het medium dat hen het beste ligt. Dit kan zijn een teleconferentie of een interview per mail dat je weer online plaatst.
- Vraag de mensen met veel ervaring om een discussie te organiseren en te leiden. Bied hierbij voldoende ondersteuning.
- Maak teams met een combinatie van ouderen en jongeren om samen aan een onderwerp te werken.

12.7 Afsluiting deel 3: Sociale media veranderen het faciliteren van leren

Tot slot de vraag aan het einde van deel 3 of sociale media het organiseren en faciliteren van leren gaan veranderen of wellicht al aan het veranderen zijn. Er is een discussie gaande, onder onderwijskundigen en andere professionals die zich met leerprocessen bezighouden, of sociale media het leren nu wel of niet veranderen. Binnen het onderwijs woedt er een discussie over 'flipping the classroom'. Geïnspireerd door het voorbeeld van de Khanacademy[5], waar video's voor de les beschikbaar worden gesteld zodat leerlingen in eigen tempo en eigen tijd de stof kunnen bestuderen, wordt er in Nederland ook geëxperimenteerd, zoals blijkt uit het artikel van Jelmer Evers over de 'geflipte' geschiedenisles.[6] Ernst Bouwman en Diana van Miltenburg van ABN AMRO signaleren dat er een grote omslag voor trainers en trainingsbureaus op komst is: het gaat meer om 'on demand learning' in kleine brokjes. Je medewerkers een week naar een training sturen wordt te duur en werkt niet.[7]

De Leeuwe[8] beschrijft dat de nationale en organisatiecultuur van grote invloed zijn op de waardering van technische hulpmiddelen en didactische werkvormen. Zo bleken Grieken in een online-cursus elkaar spontaan op te zoeken en te starten met een groepsblog, wat goed matcht met de Griekse cultuur van onzekerheidsvermijding en voorkeur voor een collectieve benadering boven een individuele. Andere nationaliteiten deden dit niet. Daarmee worden de mate en snelheid waarin online leren omarmd zal worden en het type online-interactie die aanslaat afhankelijk van de organisatiecultuur; dit is niet te generaliseren. Het omarmen van online leren kan dus per sector verschillen. Van Dam[9] geeft een voorbeeld dat deze stelling ondersteunt. Deloitte organiseerde een wedstrijd waarbij teams een videofilm konden insturen, een werkwijze die waarschijnlijk niet in iedere organisatie

---

5 ▶ http://www.khanacademy.org/
6 Bron: ▶ www.ictgeschiedenis.blogspot.nl/2012/06/flip-je-geschiedenisles.html
7 Bron: ▶ nvo2leren.wordpress.com/2012/06/06/trainer-u-heeft-een-ander-vak-gekregen/
8 De Leeuwe, M. (2008). De invloed van technologie in het juiste perspectief. *Develop*, nr. 4.
9 Van Dam, N. (2008). *25 best practices in learning and talent development*. Lulu Publishers, ▶ www.lulu.com/product/hardcover/25-best-practices-in-learning-talent-development/2721226

aan zal slaan. In Deloitte, een organisatie van professionele, hoogopgeleide kenniswerkers met open communicatie, sluit de nieuwe mogelijkheid om YouTube-filmpjes te gebruiken rondom verschillende thema's goed aan. Een ander voorbeeld is het feit dat Moodle (▶ http://moodle.org) goed aansluit bij het Nederlandse onderwijsveld. Met andere worden, techniek verandert niet het leren, maar de gangbare ideeën over leren bepalen eerder welke technologieën worden omarmd.

Siemens[10] ziet in de trends rondom online-interactie via sociale media een aanleiding voor het formuleren van een nieuwe leertheorie die aansluit bij de manier van online leren via het web: het connectivisme. De andere benaderingen zijn ontwikkeld voor het socialemediatijdperk, waarin leren volgens hem duidelijk verandert door technologie. Hij benadrukt net als wij dat de halfwaardetijd van kennis korter wordt en dat informeel leren belangrijk is. Bij deze theorie is kennis niet zozeer aanwezig bij één persoon, maar zit in het netwerk van relaties verweven. Hiermee wordt (online) netwerken een kernactiviteit. Aan 'know-how' (vaardigheden) en 'know-what' (kennis) wordt nu toegevoegd 'know-where', weten waar je kennis kunt halen, en 'know-who', weten bij wie je terechtkunt. Sociale netwerken en media zijn hiervoor belangrijk.

Wat betekent dit voor de praktijk van HRD-professionals, trainers en procesbegeleiders? Het is vrijwel zeker dat HRD-professionals de kans hebben om door gebruik van sociale media leren dichter bij de praktijk te brengen. De toenemende aandacht voor informeel leren zal leiden tot een grotere aandacht voor het organiseren en stimuleren van (online) leernetwerken, zelforganisatie en het organiseren van informeel (online) leren. Dit biedt mogelijkheden om het organiseren van leren beter aan te laten sluiten bij individuele leervoorkeuren, passies, intrinsieke motivatie en vragen uit de praktijk.

12.8 Tips & Tools bij deel 3: Faciliteren van online leren

12.8.1 Literatuur over het ontwerpen van leerprocessen (trajecten, trainingen, workshops)

Succesvol ontwerpen. Curriculumconsistentie in opleidingen. Het succes van een leertraject wordt voor een belangrijk deel bepaald door de wijze waarop het is ontworpen. Dit boek is een rijke informatiebron voor professionals die zich met de ontwikkeling van opleidingsprogramma's bezighouden. Geschreven door Joseph Kessels, Kluwer, Deventer, 1996.

Opleidingskunde. Een bedrijfsgerichte benadering van leerprocessen. Een basisboek als het gaat om het zorgvuldig ontwerpen van leerprocessen. Geschreven door Joseph Kessels en Cora Smit, Kluwer, Deventer, 2005.

Trainingen ontwerpen. Hoe kun je een training ontwerpen die werkt, vanaf het eerste idee tot de uiteindelijke uitvoering? Geschreven door Karin de Galan, Pearson Education, Amsterdam, 2007.

---

10 Siemens, G. (2004). *Connectivism: a learning theory for the digital age.*
▶ www.elearnspace.org/Articles/connectivism.htm

Hartelijk gefaciliteerd! Succesvol veranderen met de workshopaanpak. Praktijkboek voor het ontwerpen en faciliteren van workshops in organisaties. Geschreven door Annet Noordik en Jeroen Blijsie, Kluwer, Deventer, 2008.

Het geheim van de trainer. Boek met een schat aan duidelijke handreikingen voor het opzetten, uitvoeren en evalueren van trainingen. Het staat vol met checklists, tips en adviezen om goed beslagen ten ijs te komen en valkuilen te omzeilen. Geschreven door Lianne Kaufman en Janneke Ploegmakers, Pearson Education, Amsterdam, 2005.

Prachtige bijeenkomsten. 39 praktijklessen voor een wakker publiek. Boek dat uitgaat van het idee dat je een bijeenkomst ontwerpt met en voor deelnemers. Vol praktische tips. Geschreven door Eelco Koolhaas en Peter van der Geer, Academic Service, Schoonhoven, 2008.

Kennis maken. Leren in gezelschap. Een boek met een verzameling artikelen over het inrichten en ondersteunen van leerprocessen in en rond het werk. Onder redactie van Mariel Rondeel en Sibrenne Wagenaar, Scriptum, Schiedam, 2002.

Liefde voor Leren. Over diversiteit en ontwikkelen in en van organisaties. Een wegwijzer bij het vormgeven van leren op individueel, groeps- en organisatieniveau. Alle basistheorieën over leren vind je hierin terug. Van Kolb en Weggeman tot Senge. Geschreven door Manon Ruijters, Kluwer, Deventer, 2006.

Handboek Human Resource Development. Organiseren van het Leren. Een veelzijdig overzicht van actuele denkwijzen, theorieën en praktijken rond HRD, samengesteld door toonaangevende auteurs. Onder redactie van Joseph Kessels en Rob Poell, Bohn Stafleu van Loghum, Houten, 2010.

Hoe boek voor de trainer. Een complete gids voor trainers. Door Marcolien Huybers, Uitgeverij Thema, 2010.

12.8.2 Literatuur en andere bronnen over online faciliteren en specifieke online-interventies

H@llo ik ben uw e-coach. Immediate-coaching, een innovatieve manier van coachen. Bart Hisschemoller, Scriptum Management, Schiedam, 2006.

Ecoaching: Video. Marja Verstelle praat over e-coaching in het onderwijs. ▶ www.youtube.com/watch?v=TYWuE_r218c&hl=nl

Managing online forums. Everything you need to know to create and run successful communitiy Discussion Boards. Patrick O'Keefe, American Management Association, 2008.

Developing serious games. Bryan Bergeron, Charles River Media, 2006.

Serious games: online games for learning. ▶ www.adobe.com/products/director/pdfs/serious_games_wp_1107.pdf

Digital game-based learning. Marc Prensky, Paragon House Publishers, 2007.

Wikipatterns. A practical guide to improving productivity and collaboration in your organization. Stewart Mader, Wiley, 2008. Zie ook: ▶ http://wikipatterns.com

Wikis for dummies. Dan Woods and Peter Thoeny, For dummies, 2007.

Designing for the social web. Joshua Porter, New Riders Press, 2008.

Handboek Communities, de kracht van sociale netwerken. Erwin Blom, A.W. Bruna, 2009. ▶ www.handboekcommunities.nl

Online communities. Designing usability, supporting sociability. Jennifer Preece, Wiley, 2000.

Digital Habitats, stewarding technology for communities. Etienne Wenger, Nancy White en John D. Smith, CPsquare, 2009. ▶ http://technologyforcommunities.com

The backchannel. How audiences are using twitter and social media and changing presentations forever. Cliff Atkinson, New Riders Press, 2009.

Facilitating Online Learning: Effective Strategies for Moderators. Door George Collison, Bonnie Elbaum, Sarah Haavind, Robert Tinker, Atwood Publishing, 2000.

Facilitating Online, A course leader's guide. Door Tony Carr, Shaheeda Jaffer and Jeanne Smuts. 2009. Te downloaden via: ▶ http://www.cet.uct.ac.za/FacilitatingOnline

E-tivities, the key to active online learning. Gilly Salmon, published by Kogan Page Limited, 2002.

Learning in Real Time, Synchronous Teaching and Learning Online door Jonathan Finkelstein. Jossey-Bass, 2006.

The New Social Learning. Boek over de veranderende werkplek als gevolg van het gebruik van social media. Tony Bingham en Marcia Conner: ASTD Press, 2010.

Social media for trainers. Techniques for enhancing and extending learning. Jane Bozarth. Praktisch boek hoe je twitter, facebook, blogs, wikis en andere tools in kunt zetten in trainingssituaties.John Wiley and Sons, 2010.

Social learning Handbook. Een verkenning van wat de mogelijkheden van sociale media betekenen voor L&D (learning and development) professionals. Jane Hart: Centre for Learning & Performance Technologies, 2011.

Omdat het werkt! 11 praktijkcasussen over leren met sociale media. Gratis te downloaden in ruil voor een tweet via ▶ www.losmakers.nl

12.8.3 Een voorbeeldvragenlijst om ervaringen met online-tools te inventariseren (◘ Tabel 12.1)

1. Welke van de volgende tools ken je en/of gebruik je actief? Meer dan één antwoord mogelijk.
2. Welke online-tools gebruik je zelf het actiefst om informeel te leren? Kies maximaal 3 tools en leg uit waarom deze tools voor jou het beste werken.
3. Hoe vaak check je je e-mail?
    - Continu.
    - Meerdere keren per dag.
    - 1-2 keer per dag.
    - Niet dagelijks.
4. Zijn er factoren die je deelname aan een online-traject zouden kunnen belemmeren? (Meerdere antwoorden mogelijk.)
    - Ik loop vaak achter met e-mail.
    - Ik ben niet handig met inloggegevens en weet vaak het juiste wachtwoord niet meer.
    - Ik heb niet veel tijd in deze periode.
    - Ik zit met meerdere mensen op een kamer zodat bellen of teleconferenties lastig zijn.
    - Een aantal sites is op mijn werk geblokkeerd, te weten:

Tabel 12.1 Een voorbeeldvragenlijst om ervaringen met online-tools te inventariseren

	Ken ik niet.	Van gehoord, maar weet niet precies.	Ken ik wel, maar geen actief gebruiker.	Gebruik ik actief privé.	Gebruik ik actief professioneel.
Skype of ander voice-over IP-programma					
RSS-feeds					
RSS-lezers					
Weblogs					
Wiki's					
Instant message/chat (bijv. MSN, Yahoo Messenger of Google Talk)					
Online-discussieforums					
Google Alert					
Social bookmarking					
Microblogging (zoals Twitter)					
Andere tools, te weten:					

- Ik heb weinig ervaring met online-conversaties en online leren.
- Ik heb negatieve ervaringen met online-conversaties en online leren.
- Anders, te weten:

5. Wat vind je belangrijk bij het gebruik van online-tools? Wat werkt voor jou wel? En wat niet?
6. Waar ben je nieuwsgierig naar? Wat zou je weleens willen proberen?
7. Ken je collega's die er gebruik van maken?
8. Wat lijkt je de toegevoegde waarde van het gebruik van sociale media? Nadelen?

12.8.4 Welk type online-trainer ben jij?

Online-trainers: verschillende stijlen (zie ◘ Figuren 12.2–12.7).[11]

---

11 Copyright Simon Kneebone. Cartoonist and Illustrator. Address: 70 Strathalbyn Road, Aldgate SA 5154, AUSTRALIA, Phone +61 (0)8 83709152. Email: simknee@bigpond.net.au

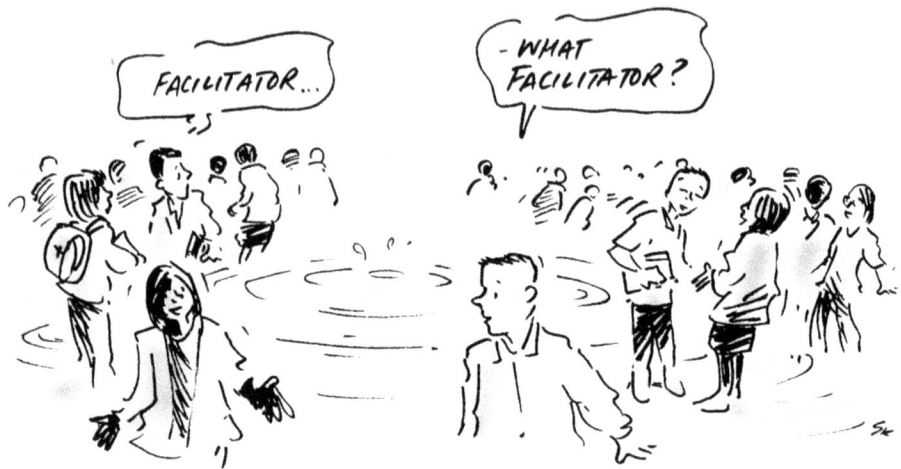

Figuur 12.2 De onzichtbare trainer.

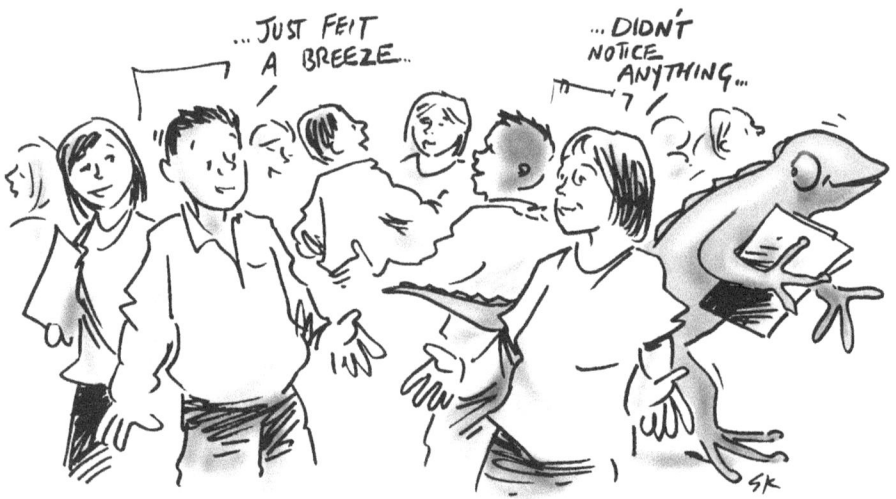

Figuur 12.3 De kameleon.

12.8 · Tips & Tools bij deel 3: Faciliteren van online leren

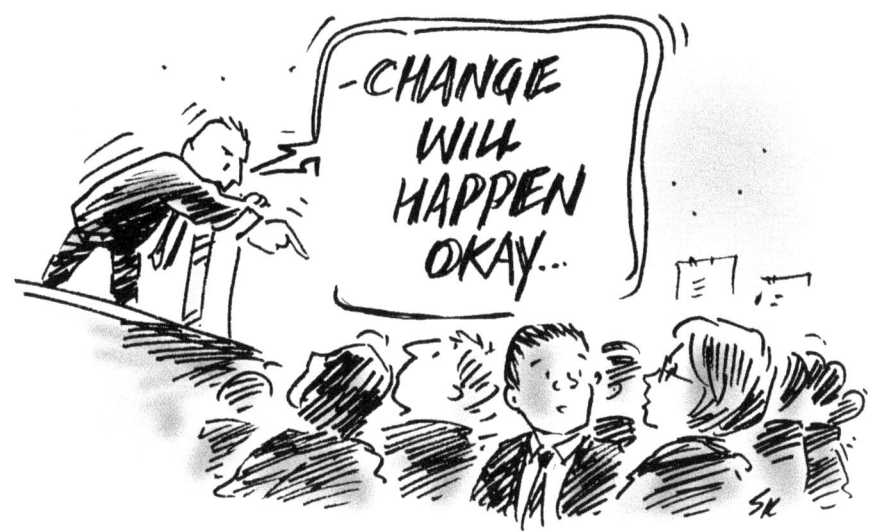

◘ **Figuur 12.4** Dictator.

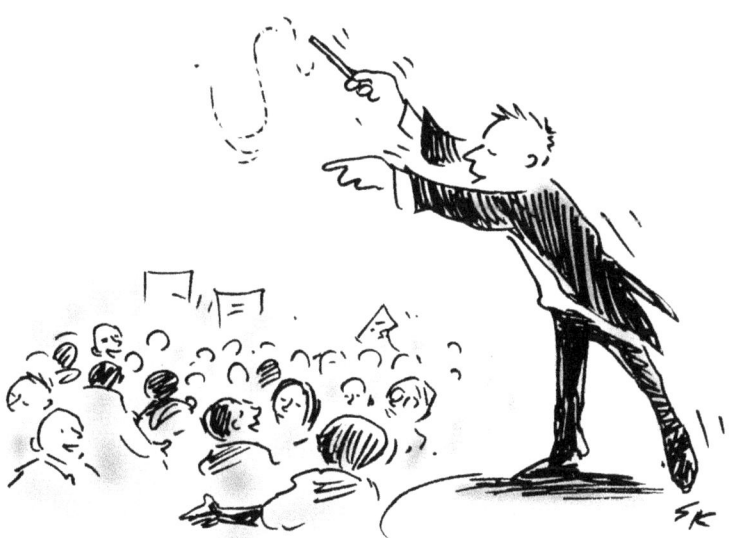

◘ **Figuur 12.5** Trainer als dirigent.

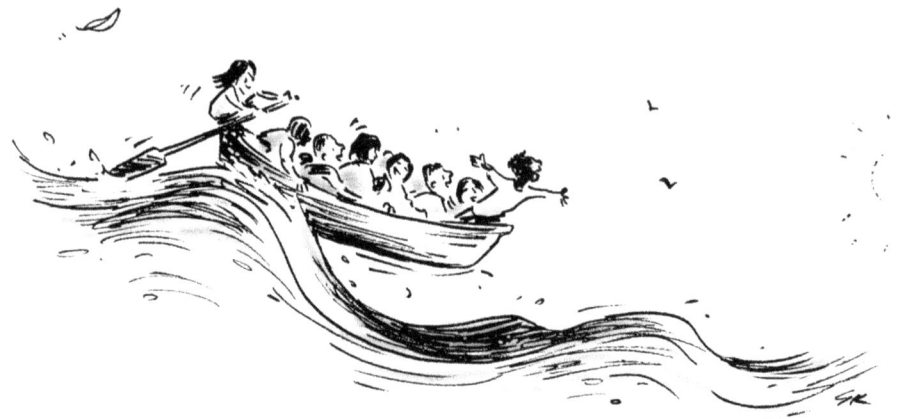

Figuur 12.6 Facilitatie als het meebewegen met de elementen en het zeilen op zee.

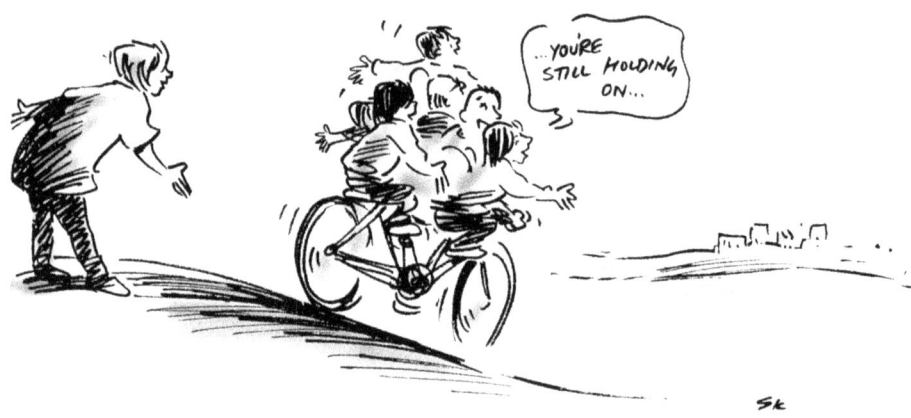

Figuur 12.7 Facilitatie als een ouder die eerst de fiets vasthoudt en dan loslaat.

12.8.5 Faciliteren van een cocreatietraject in een wiki

- Kies een goede wiki: functionaliteit is belangrijker dan het uiterlijk.
- Laat de wiki groeien door informele contacten. Maak er niet direct iets officieels van, maar houd het laagdrempelig, met gerichte ondersteuning en begin bij een groep mensen die enthousiast is en wel zin heeft in een experiment. Gebruik deze enthousiaste verhalen in je organisatie. Vraag mensen die enthousiast zijn om de rol van ambassadeur te vervullen door anderen er bijvoorbeeld af en toe eens iets van te laten zien.
- Vind en gebruik 'wiki champions' in elk team dat er gebruik van maakt. Je hoeft niet alles zelf te doen. Als iemand veel interesse toont, maak hem of haar 'administrator'.

En benoem voor elk team dat gebruik gaat maken van een wiki één of twee personen als de 'wiki champions'. Zij zijn het eerste aanspreekpunt, zij promoten de wiki in hun team, zorgen voor ondersteuning bij het werken in de wiki en dragen bij aan de algehele groei en structuur van de wiki.

- Start zo open mogelijk. Regels kun je later nog toevoegen.
- Verwijs mensen naar de wiki zoveel als je kan.
- Hanteer een bottom-up strategie.
- Beperk de training tot maximaal één uur demo. Als er meer voor nodig is, is de wiki die je hebt gekozen wellicht te ingewikkeld. Laat zo nodig de wiki champion ondersteuning bieden.[12]

12.8.6 Online-community's die interessant zijn voor HRD-professionals

Enkele voorbeelden van community's in Nederland of de Benelux die interessant kunnen zijn om te volgen:

- *NVO2*: Nederlandse vereniging van HRD-professionals in ontwikkelen en opleiden; organiseren o.a. workshops en trainingen. Op de website ▶ www.nvo2.nl vind je meer informatie. De NVO2 heeft een actieve weblog op ▶ http://nvo2leren.wordpress.com/
- *SOL Netherlands, Society for Organisational Learning*: Er is een Ning-omgeving voor leden en potentiële leden. Je kunt SOL ook volgen op Twitter @SoLFlash. ▶ www.solonline.nl, ▶ http://solonline.ning.com
- *Ooa, Orde van organisatie-adviseurs*: De Orde van organisatiekundigen en -adviseurs (Ooa) is een beroepsvereniging die de belangen behartigt van haar leden. De Ooa biedt een platform waar je je kunt professionaliseren en profileren. Leden kunnen inloggen op een besloten forum. ▶ www.ooa.nl
- *Community managers*: CommunityManagers.nl is een kenniscentrum voor en door Nederlandse community managers en -strategen. ▶ www.communitymanagers.nl
- *IAF, Stichting faciliteren in de Benelux*: IAF heeft een groep op LinkedIn. ▶ www.iaf-benelux.org. ▶ www.linkedin.com/groups?gid=1798176&trk=myg_ugrp_ovr&goback=%2Emyg
- *Consortium voor Innovatie*: Een compleet nieuwe online-community, speciaal voor het BVE-veld en gericht op mensen met interesse in onderwijsvernieuwing en ICT. ▶ www.cvicommunity.nl
- *Dutch ecoaching, etraining and elearning professionals*: Een LinkedIn-groep over online leren. ▶ www.linkedin.com/groups?gid=2123732&trk=anetsrch_name&goback=.gdr_1263726827362_1
- *HR –community op LinkedIn*. Met verschillende subgroepen zoals vitaliteit en inzetbaarheid. Te vinden via deze link: ▶ http://www.linkedin.com/groups?gid=62437&trk=group-name

---

12 Bron: *Seven wiki adoption techniques for the enterprise* (blogposts made by Blog the web… and anything 2.0).

En een aantal internationale, Engelstalige online-community's (er zijn er natuurlijk veel meer!):
- *CPSquare*: 'CPsquare is like a town square, a place where people gather to connect and learn together. We are from corporate, private, non-profit, and academic organizations; we hail from many nations across the globe; we are involved in consulting, research, and direct support of communities of practice.' ▶ www.cpsquare.com
- *The World Café*: 'This is a place where World Café practitioners and supporters can share their experiences and learn from each other, a place for those new to the World Café to ask questions.' ▶ www.theworldcafecommunity.org
- *Online Facilitation Yahoo Group*: Een mailinglijst opgezet door Nancy White over online faciliteren. Ook als archief te raadplegen. ▶ http://groups.yahoo.com/group/onlinefacilitation

12.8.7 Tips voor teleconferenties

Uit verschillende bronnen hebben we de volgende tips gedestilleerd voor het faciliteren van teleconferenties. Het doel kan zijn een teamoverleg of een uitwisselingsconferentie van een netwerk.
- Identificeer van tevoren verschillende rollen, bijvoorbeeld die van gespreksleider, iemand die technologie ondersteunt, iemand die aantekeningen maakt. Het scheiden van een inhoudelijke en technische rol maakt het makkelijker om door te gaan als er problemen zijn met het inbellen van individuele deelnemers.
- Zorg dat de deelnemers van tevoren duidelijke instructies hebben over hoe ze in kunnen loggen of bellen. Als mensen er nog niet mee gewerkt hebben, is het fijn als ze een keer kunnen oefenen. Bijvoorbeeld in een oefensessie een dag voor de teleconferentie.
- Als je met mensen uit verschillende tijdszones werkt, is het belangrijk dat het duidelijk is op welke tijd mensen moeten inbellen. Je kunt een tool zoals de wereldklok (▶ www.timeanddate.com) gebruiken zodat mensen makkelijk kunnen omrekenen.
- Zorg dat je als trainer samen met andere sleutelfiguren in de teleconferentie iets eerder inbelt. Hiermee zorg je ervoor dat je eventuele problemen nog kunt oplossen en dat je mensen die inbellen kunt verwelkomen en ze niet verloren aan de lijn hangen.
- Spreek duidelijk en rustiger dan je normaal zou doen. Probeer te veel 'ums' en 'ahs' te vermijden. Vergeleken met een face-to-face-bijeenkomst is je stem hier een nog belangrijker instrument.
- Doe een introductieronde aan het begin, waarbij je mensen uitnodigt om even iets te vertellen. Bij een teleconferentie kun je elkaar niet zien, dus het is goed om aan het begin even elkaars stem te horen. Het is ook leuk om deelnemers te wijzen op een visualisatie van de groep als die er is, zoals bij Skype.
- Maak voor jezelf een plaatje, bijvoorbeeld in de vorm van een klok waar je alle deelnemers in tekent. Dit helpt je om niemand te vergeten als je bijvoorbeeld een rondje wilt doen.
- Als mensen elkaar niet goed kennen en onervaren zijn, help je hen door een aantal dingen duidelijk af te spreken, zoals je afmelden (of niet) als je eerder weg moet en je naam zeggen voor je gaat spreken.

- Maak gebruik van een chatroom (bijv. Meebo) of de chatmogelijkheid van je teleconferentiesoftware (bijv. bij Skype). De chat kan de verbale communicatie ondersteunen als je het gebruikt voor het maken van aantekeningen of kan een laag toevoegen als je het gebruikt om mensen vragen te laten stellen of beantwoorden.
- Je kunt de teleconferentie toegankelijk maken voor geïnteresseerden die er niet bij kunnen zijn door de teleconferentie op te nemen en/of aantekeningen te maken. Als je de conferentie opneemt, zorg dan dat deelnemers dit weten en hun toestemming geven. De aantekeningen kun je opschonen en beschikbaar maken.

Bronnen:
- Techsoup. Tips for conducting a succesfull webinar, ▶ www.techsoup.org/learningcenter/training/page11265.cfm
- Anecdote. Seven ways to get more out of your teleconference, ▶ www.anecdote.com.au/archives/2008/01/seven_ways_to_g.html
- Nancy White, More on telephone facilitation, ▶ www.fullcirc.com/weblog/2006/08/more-on-telephone-faciltiation.htm
- John Smith, Conference call practices to generate knowledge and record learning, ▶ http://learningalliances.net/resources/conference-call-practices

12.8.8 Tien online-ijsbrekers

Twee leugens en één waarheid
Vraag de deelnemers om drie interessante dingen over zichzelf te vertellen. Bijvoorbeeld: 'Ik bezit twee leguanen, ik heb een keer handen geschud met Tom Cruise, en ik waterski graag'. Twee moeten leugens zijn en de derde moet waar zijn. Andere deelnemers moeten stemmen om te bepalen wat de waarheid is. De deelnemer met de meeste onjuiste stemmen wint. Als alternatief kunnen deelnemers in kleine groepen worden ingedeeld om samen uit te vinden wat waarheden en leugens zijn. Een alternatief spel is drie waarheden en een leugen.

Jeugddromen
Vraag de deelnemers om hun jeugddroom te delen (wat wilden ze worden of doen) en vraag hen na te denken over hoe dit correleert met hun huidige ambities.

Miscomm-computer-isatie
Vraag de deelnemers om hun gênantste miskleun met een computer te delen. Deel je eigen ervaring, bijvoorbeeld de verkeerde persoon een belangrijke e-mail doorgestuurd. Dit zal op een losse manier het gesprek brengen op het gebruik van technologie in plaats van papier en pen.

Drie woorden
Vraag de deelnemers om samen een verhaal te schrijven. De regel is dat iedereen drie woorden schrijft, niet meer, niet minder. Zij mogen pas weer drie woorden toevoegen aan het verhaal als ten minste één andere deelnemer drie woorden heeft toegevoegd. Aan het

einde van de oefening kun je een samenvatting van het hele verhaal plaatsen: als tekst, als audio-bestand of als video.

Zes graden
Vraag elke deelnemer om uit te vinden hoe hij of zij is gekoppeld aan een andere deelnemer via vijf anderen omdat ze een soort overeenkomst hebben. De oplossing moet worden geplaatst en moet er zo uitzien: ik> Jeffrey> Donna> Patricia> Hans> Sherry, met een uitleg over de verbindingen. Bij het vinden van de antwoorden moeten de deelnemers veel samenwerken en veel vragen stellen aan elkaar. Het kan gemakkelijk een week duren. Een kortere variant van deze oefening is om aan de deelnemers te vragen een verband te vinden met één andere persoon.

Persoonlijke kaarten
Vraag de deelnemers om een online-kaart te maken met een foto van zichzelf. Een tool hiervoor is te vinden op: ▶ http://bighugelabs.com/flickr/deck.php. Na het maken van een kaart over zichzelf kunnen ze hem online delen met de andere deelnemers. Je kunt deelnemers de opdracht geven op de kaart iets te vermelden over een specifiek aspect van hun leven of hun eigen stijl, bijvoorbeeld hun eigen communicatie- of leerstijl.

Wat staat er op je leeslijst?
Vraag de deelnemers om een foto van enkele van de boeken die ze onlangs hebben gelezen of op dit moment aan het lezen zijn te plaatsen. Door te vertellen over de boeken die je leest, vertel je iets over jezelf.

Wat wil je liever?
Stel de deelnemers een aantal 'Wat wil je liever'-vragen en laat ze die beantwoorden. Kom met een lijst van eigen aangepaste vragen of gebruik er een aantal van deze:
- Wil je liever een diepzeeduiker of een astronaut zijn?
- Zou je liever onzichtbaar zijn of gedachten kunnen lezen?
- Wil je liever de populairste of de slimste persoon die je kent zijn?
- Wil je liever een zandkasteel bouwen of golf spelen?

Overeenkomsten en verschillen
Zet de deelnemers in groepen en vraag ze om iets te vinden dat de groep gemeen heeft (bijv.: 'iedereen is naar Frankrijk geweest') en iets dat uniek is voor elke persoon in de groep (bijv.: 'speelt waterpolo', 'spreekt Grieks', 'werd geboren in Apeldoorn').

Videoberichten
Je kunt de deelnemers vragen een videoboodschap te maken voor elkaar met behulp van Bubblejoy (▶ www.bubblejoy.com). Het is gemakkelijk om te doen, maar het vereist een webcam en enige ervaring in het gebruik ervan. Na de opname van een bericht, kun je dit via e-mail versturen. Het is mogelijk om de deelnemers te vragen de link te kopiëren en online te plaatsen voor de andere deelnemers.[13]

---

13 Bron: ▶ http://joitskehulsebosch.blogspot.com/2009/03/10-online-icebreakers.html

12.8.9 Synchrone werkvormen: combineren van tekst en steminteractie

Bij teleconferenties waarbij iedereen via de computer belt (zoals bij een Skype-conferentie) is het mogelijk om tegelijkertijd een chatruimte te starten. Dit kan zijn een chat in hetzelfde medium zoals Skype, of een speciale chatruimte die hiervoor gemaakt wordt. Hierbij een aantal werkvormen om gebruik te maken van de combinatie van tekst en chat.

Aantekeningen maken in de chatruimte
Bij een teleconferentie kun je de chatruimte gebruiken om aantekeningen te maken. Dit kan een speciale rol zijn of deelnemers kunnen het per toerbeurt doen. Het voordeel is dat er aan het einde van de teleconferentie aantekeningen beschikbaar zijn, voor de groep zelf, maar ook voor mensen die er niet bij waren. Het werkt ook ondersteunend voor de mensen die meedoen en slecht geluid hebben, of visueel zijn ingesteld. Door de chat kunnen ze de inhoud beter volgen.

Chatten als brainstorm
Bij het faciliteren van een groepsgesprek over een bepaald onderwerp kan de chat gebruikt worden voor een inventarisatie of brainstormrondje. De trainer stelt een duidelijke vraag en de deelnemers antwoorden allemaal door tegelijk in de chat te typen. De trainer kan mensen erop wijzen dat het lezen van de antwoorden van anderen tot nieuwe ideeën kan leiden, die opnieuw kunnen worden opgeschreven. De trainer maakt aan het eind de balans op, al kunnen deelnemers natuurlijk ook meehelpen met samenvatten en het zoeken naar rode draden.

Chat voor metacommunicatie
Omdat er bij een teleconferentie weinig zichtbaar is van de beleving van deelnemers, kan de chat ook gebruikt worden voor het delen van emoties of reacties op vragen. In het geval van een spreker kan het laagdrempeliger zijn om in een chat aan te geven dat je een vraag hebt dan om per tekst te onderbreken.

Dubbele chatruimtes
Gevorderde groepen die gewend zijn aan teleconferenties kunnen ook twee chatruimtes tegelijk openen, met verschillende doelen, bijvoorbeeld een chatruimte voor aantekeningen en een chatruimte voor brainstormen of metacommunicatie.

Stemmen
Webconferencingsoftware levert vaak veel mogelijkheden op. Afhankelijk van de gebruikte software, kan er de mogelijkheid zijn om te stemmen. Dit kan een snelle manier zijn om de meningen van de hele groep zichtbaar te maken en hierna een gesprek te hebben over de verschillen.

Over de auteurs

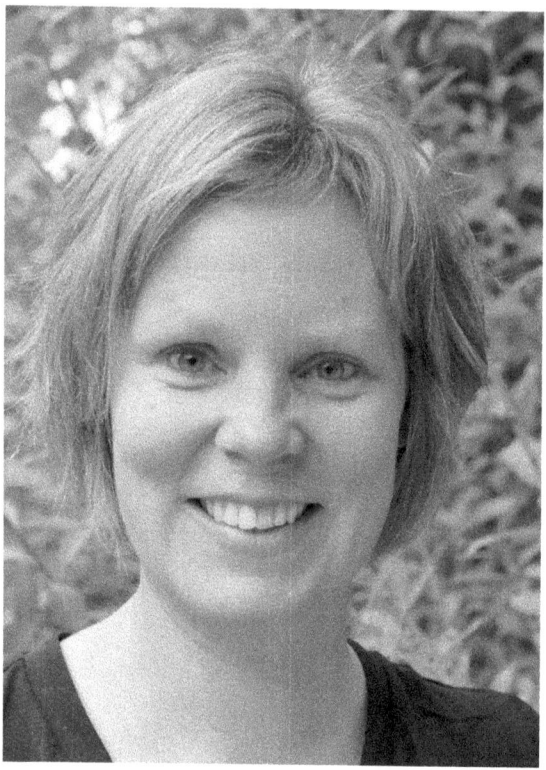

◘ Figuur 0.1   Sibrenne Wagenaar

Sibrenne Wagenaar werkt als adviseur en facilitator vanuit *Link2Learn*. Haar belangstelling gaat uit naar manieren om leren in het dagelijkse werk te ondersteunen. Leren van en met elkaar. Zij gelooft dat leren start bij het opdoen van ervaringen. Rondom datgene wat je zelf belangrijk vindt, waar je nieuwsgierig naar bent. En dat leren plaatsvindt in interactie met collega's. Samen zoeken vanuit waardering, elkaars perspectieven bevragen en komen tot nieuwe, verrassende inzichten.

Sociale media kunnen in deze leerprocessen een sterk ondersteunende rol vervullen. Dat ondervindt zij zelf door er gebruik van te maken in haar eigen werk als professional. Ze blogt, twittert en is actief in online-fora. Ook bij het begeleiden van (online) leernetwerken en in leer- en veranderingsprocessen in organisaties zet zij regelmatig sociale media in als hulpmiddel bij samenwerking en interactie.

Weblog: ► www.link2learn.eu
Twitter: ► www.twitter.com/sibrenne

Over de auteurs

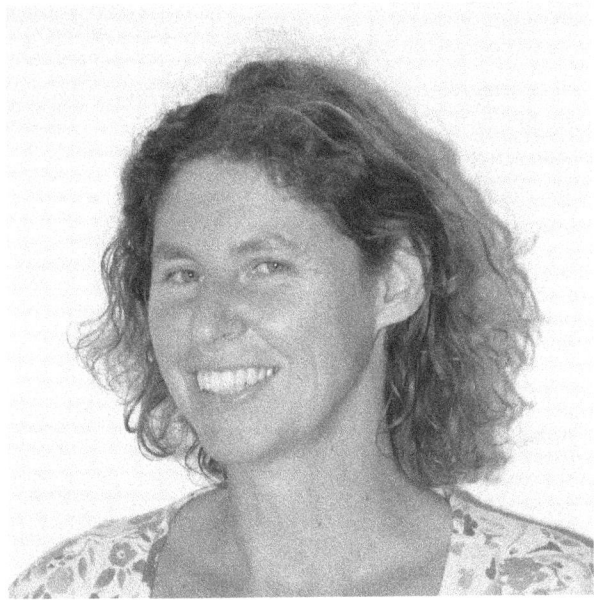

◘ Figuur 0.2   Joitske Hulsebosch

Joitske Hulsebosch heeft haar roots in de ontwikkelingssamenwerking als organisatieadviseur en veranderkundige, met een speciale interesse in leerprocessen in netwerken, community's en organisaties. Als trainer was ze teleurgesteld in het vermogen om via trainingen de praktijk te veranderen en ging op zoek naar manieren van leren die hun directe weerslag hebben op de praktijk. Zij werkt vooral vanuit de theorie van communities of practice.

In 2004 kwam zij door een online-workshop in aanraking met de vele mogelijkheden van online-tools om leren tussen professionals mogelijk te maken, met name weblogs, wiki's, online-discussieforums en recentelijk Twitter. Zij is daarna zelf gaan experimenteren met het deelnemen aan sociale media en online-netwerken, met als doel meer te leren over netwerken en community's. Tegelijkertijd is ze het gaan inzetten bij verschillende adviestrajecten. Ze ziet veel nieuwe mogelijkheden om via sociale media professionals te stimuleren om zich voortdurend te ontwikkelen en creatiever te worden in hun werk. Momenteel werkt ze als freelance consultant en adviseert ze klanten over hoe je sociale media in kunt zetten om de kwaliteit van leren in communities of practice, netwerken en organisaties te vergroten.

Weblog: ▶ www.joitskehulsebosch.nl (Nederlands) en ▶ www.joitskehulsebosch.blogspot.com (Engels).

Twitter: ▶ www.twitter.com/joitske

Samen werken ze in het maatschap 'En nu online' en verzorgen onder andere een leergang, trainingen en workshops over leren en veranderen met sociale media. Zie ook ▶ www.ennuonline.com. En nu online biedt verschillende manieren om op de hoogte te blijven van nieuwe ontwikkelingen op het gebied van leren en veranderen met sociale media:

Iedere dag is er een tip via ▶ www.twitter.com/en_nu_online

Je kunt fan worden van de Facebook-pagina via ▶ http://facebook.com/en.nu.online

Ontvang elke maand onze nieuwsbrief door je in te schrijven via ▶ http://eepurl.com/iA7Dg

Samen met de LOSmakers (een groep professionals die zich bezighoudt met 'Leren en Organiseren met Sociale media') hebben zij *Omdat het werkt* geschreven, met 11 praktijkvoorbeelden. Dit boek is gratis te downloaden via ▶ www.losmakers.nl

Overzicht van links

Hoofdstuk 1

Blogger: ▶ www.blogger.com
Flickr: ▶ www.flickr.com
Handige websites voor het zoeken naar een specifieke webtool:
- Go2web2.0: ▶ www.go2web20.net
- Seomoz web2.0 Awards: ▶ www.seomoz.org/web2.0
- Top 100 tools for learning door Jane Hart: ▶ http://c4lpt.co.uk/top-100-tools-for-learning-2011/

Wikitools:
- Pbworks: ▶ www.pbworks.com
- Mediawiki: ▶ www.mediawiki.org
- Wikispaces: ▶ www.wikispaces.com
- Wetpaint: ▶ www.wetpaint.com
- Bekend voorbeeld van een wiki: ▶ www.wikipedia.nl

Social bookmarking-tools:
- Delicious: ▶ http://delicious.com
- Gnolia: ▶ http://gnolia.com
- Furl: ▶ www.furl.net

RSS-feeds en RSS-lezers:
- Bloglines: ▶ www.bloglines.com
- Google: ▶ www.google.com/ig
- Pageflakes: ▶ www.pageflakes.com

Teleconferentietools:
- Skype: ▶ www.skype.nl
- VOIPbuster: ▶ www.voipbuster.com
- GoogleTalk: ▶ www.google.com/talk

Chattools:
- Yahoo: ▶ http://messenger.yahoo.com
- MSN: ▶ www.msn.com
- Gabbly: ▶ http://home.gabbly.com
- Todaysmeet: ▶ http//todaysmeet.com

Discussieforums:
- Google groups: ▶ http://groups.google.com
- Yahoo groups: ▶ http://groups.yahoo.com
- Ning: ▶ www.ning.com
- Socialgo: ▶ www.socialgo.com
- Socialengine: ▶ www.socialengine.com
- Elgg: ▶ http://elg.com

Overzicht van links

Microbloggingtools:
- Twitter: ▶ www.twitter.com
- Jaiku: ▶ www.jaiku.com
- Yammer: ▶ www.yammer.com

Bloggingtools:
- Blogger: ▶ www.blogger.com
- Wordpress: ▶ www.wordpress.com
- Weblog: ▶ www.weblog.nl

Verwijzingen:
- ▶ http://newton.typepad.com/content/2008/07/how-web-20-will.html
- Voor een video waarin Tim Berners-Lee over het semantische web praat, zie: ▶ www.youtube.com/watch?v=HeUrEh-nqtU
- ▶ http://en.wikipedia.org/wiki/Web_3.0
- ▶ http://en.wikipedia.org/wiki/Social_media
- ▶ http://nl.wikipedia.org/wiki/Nieuwe_media
- Van House, Nancy A. *Distant closeness: cameraphones and public image sharing.* School of Information, University of Berkeley, California, ▶ http://bit.ly/PBgbyM

Hoofdstuk 2

Verwijzingen:
- ▶ www.worldchanging.com/archives/007925.html
- ▶ www.krisjordan.com/2008/09/19/jay-adelson-organizing-chaos-the-growth-of-collaborative-filters
- Lifehacking: ▶ http://lifehacking.nl, Getting things done: ▶ http://www.mecreffect.nl
- Vrouwen presteren met sociale media meer dan mannen!
  ▶ http://95.211.20.22/~pimage/copy/?p=3164

Hoofdstuk 3

Webtools die wij gebruiken in ons werk:
- Flickr: ▶ www.flickr.com
- Blip.tv: ▶ http://blip.tv
- Youtube: ▶ www.youtube.com
- Wiki: ▶ www.werkenmetweb2.wikispaces.com
- Weblog: ▶ www.link2learn.eu, ▶ www.joitskehulsebosch.nl
- Skype: ▶ www.skype.com
- Yahoo Group: ▶ http://groups.yahoo.com/group/com-prac
- Twitter: ▶ www.twitter.com
- LinkedIn: ▶ www.linkedin.com
- Delicious: ▶ www.delicious.com, ▶ www.delicious.com/tag/web2boekje

- To-do: ▶ www.rememberthemilk.com
- Meetingwizard: ▶ www.meetingwizard.com
- Dopplr: ▶ www.dopplr.com

Voor informatie scannen, zoeken en verwerken:
- In Delicious: ▶ www.delicious.com/tag/wastemanagement en ▶ www.delicious.com/choconancy
- Via Twitter: ▶ http://search.twitter.com
- Op LinkedIn: ▶ www.linkedin.com/answers
- In weblogs: ▶ http://blogsearch.google.nl
- Verzamelsites: ▶ http://workliteracy.com, ▶ www.elearninglearning.com en ▶ http://cc.fullcirc.com
- RSS reader: ▶ www.google.nl/ig

Informatie over het bouwen van een eigen zoekmachine:
- ▶ www.google.nl/cse/

Voor participeren in online-conversaties:
- Martin Kloos: ▶ http://twitter.com/martinkloos
- Menno Lanting: ▶ http://twitter.com/mlanting
- Techcrunch: ▶ www.techcrunch.com
- Mashable: ▶ http://mashable.com

Zoekmachines voor weblogs:
- Google blogs: ▶ http://blogsearch.google.com
- Technorati: ▶ www.technorati.com

Socialenetwerksites:
- Hyves: ▶ www.hyves.nl
- LinkedIn: ▶ www.linkedin.com

Samenwerken via sociale media:
- Wiki bij Wikinomics: ▶ www.socialtext.net/wikinomics/index.cgi

Tools om je te kunnen concentreren:
- Pomodoro ▶ www.pomodorotechnique.com
- Selfcontrol ▶ http://visitsteve.com/made/selfcontrol/
- FocusBooster ▶ www.focusboosterapp.com/
- Think ▶ http://freeverse.com/mac/product/?id=7013

Verwijzingen:
- Top 10 favoriete e-learningtools: ▶ www.c4lpt.co.uk
- Wopereis, I. & Sloep, P. (2009). *Het weblog als instrument voor reflectie op leren en handelen.* Gepubliceerd op ▶ http://onderzoek.kennisnet.nl
- Wikinomics Playbook: ▶ http://bit.ly/MInxkG

Overzicht van links

Hoofdstuk 4

Meetup: ▶ www.meetup.com
Verwijzingen:
Kirkpatrick, M. (2008). *Ten common objections to social media*, ▶ www.readwriteweb.com/archives/ten_common_objections_to_socia.php
▶ www.intermediair.nl/artikel/competenties-en-vaardigheden/70880/multitasken-is-te-leren.html#ixzz0h2LwwzDG
CBS. ▶ www.cbs.nl/nl-NL/menu/themas/vrije-tijd-cultuur/publicaties/artikelen/archief/2008/2008-2397-wm.htm
De Baak (2009). *The phenomena of social networking in businesses in Dutch society: The opportunities and challenges.* Te downloaden van: ▶ www.debaak.nl/socialnetworking
▶ www.technorati.com
Davey, N. (2010). *How is social media impacting knowledge sharing and learning?* Knowledge Board: ▶ www.knowledgeboard.com

Tips & Tools bij deel 1

Technorati: ▶ http://technorati.com
Delicious: ▶ http://delicious.com, ▶ http://delicious.com/tag/xxx (waarbij 'xxx' jouw onderwerp is)
Wikispaces: ▶ http://werkenmetwiki.wikispaces.com
Informatie en tips om efficiënter te werken:
Lifehacking: ▶ http://lifehacking.nl
Meereffect: ▶ www.meereffect.nl

Een persoonlijke startpagina maken:
Google: ▶ www.google.com, ▶ www.google.nl

Weblogs van Nederlanders die schrijven over sociale media en/of het nieuwe werken:
Frankwatching: nieuws en opinie over digitale trends. ▶ www.frankwatching.com
Lifehacking: nieuws en tips om met informatieoverload om te gaan. ▶ http://lifehacking.nl
Ambtenaar 2.0: over sociale media en de overheid. ▶ www.ambtenaar20.nl
Community Managers: een blog voor online community managers. ▶ www.communitymanagers.nl
Het Nieuwe Werken Blog: ▶ http://hetnieuwewerkenblog.nl
Steven Kop: over het nieuwe werken. ▶ www.stevenkop.com
Erwin Blom, gespecialiseerd in ICT en media/journalistiek. ▶ www.erwinblom.nl
Willem Karssenberg, gespecialiseerd in ICT en onderwijs. ▶ www.trendmatcher.nl
Erno Hannink, over klanten krijgen via internet. ▶ www.ernohannink.nl
Wilfred Rubens, over 'technology enhanced learning'. ▶ http://wilfredrubens.com

Socialenetwerksites:
- Hyves: ▶ www.hyves.nl
- Facebook: ▶ www.facebook.com
- LinkedIn: ▶ www.linkedIn.com
- Xing: ▶ www.xing.com
- Higherlevel: ▶ www.higherlevel.nl
- Ecademy: ▶ www.ecademy.com
- Re.Public: ▶ http://republic.nl
- Overheidscircuit: ▶ www.overheidscircuit.nl
- Ning: ▶ www.ning.com
- Mindz: ▶ www.mindz.com

Netwerken op Linkedin:
- LinkedIn: ▶ www.linkedin.com, ▶ www.linkedin.com/in/sibrennewagenaar, ▶ www.linkedin.com/answers
- Erno Hannink: ▶ www.ernohannink.nl/archives/2008/02/28/27-tips-voor-een-perfecte-profielpagina-in-linkedin-om-klanten-te-krijgen
- Chris Brogan: ▶ www.chrisbrogan.com/make-your-linkedin-profile-work-for-you
- 100+ ways to use LinkedIn: ▶ www.linkedintelligence.com/smart-ways-to-use-linkedin

Een eigen weblog beginnen:
- Blogger: ▶ www.blogger.com
- Wordpress: ▶ www.wordpress.com
- Weblog: ▶ http://www.weblog.nl
- Typepad: ▶ www.typepad.com
- Sitemeter: ▶ http://sitemeter.com
- Google Analytics: ▶ www.google.com/analytics
- Technorati: ▶ www.technorati.com
- Blogged: ▶ www.blogged.com
- Plaxo: ▶ www.plaxo.com
- How addicted to blogging are you?: ▶ www.oneplusyou.com/bb/blog_addiction

Microblogging met Twitter:
- Twitter: ▶ www.twitter.com
- Erwin Blom: ▶ http://twitter.com/erwblo
- Willem Karssenberg: ▶ http://twitter.com/trendmatcher
- Davied van Berlo: ▶ http://twitter.com/Davied
- Menno Lanting: ▶ http://twitter.com/mlanting
- Wilfred Rubens: ▶ http://twitter.com/wrubens
- Twitter Search: ▶ http://search.twitter.com
- Twitter Map: ▶ www.twittermap.nl
- Listorious: ▶ http://listorious.com

Overzicht van links

Hoofdstuk 8

Skype: ▶ www.skype.com
   Box: ▶ www.box.net
   Basecamp: ▶ www.basecamp.com
   Remember the milk: ▶ www.rememberthemilk.com
   Delicious: ▶ www.delicious.com
   Flickr: ▶ www.flickr.com
   Picasa: ▶ http://picasa.google.nl
   Google Docs: ▶ http://docs.google.com
   Verwijzingen:
- ▶ http://www.distantteamwork.com/publicaties.html
- King, K. (1999). *Group dynamics for the online professor.* Gedownload van: ▶ http://ausweb.scu.edu.au/aw99/papers/king/paper.html
- De term grenzeloos faciliteren van teamleren is geïnspireerd op het artikel van Lisa Kimball et al., *Boudaryless Facilitation, maximazing team learning through boundaryless facilitation.* Te downloaden via: ▶ www.co-i-l.com/coil/knowledge-garden/vc/index.shtml
- Zie vorige: Kimball et al.
- Callahan, S., Schenk, M. & White, N. *Building a collaborative workplace.* Te downloaden via: ▶ www.anecdote.com.au/whitepapers.php?wpid=15

Tips en tools bij deel 2

Een aantal bronnen met social media guidelines:
- Een modelprotocol voor het onderwijs ontwikkeld door de besturenraad: ▶ www.besturenraad.nl/content/modelprotocol-sociale-media
- Een protocol voor het onderwijs van mediawijzer.net en CNV onderwijs: ▶ http://dossiers.kennisnet.nl/dossiers/mediawijsheid/cnv-onderwijs-publiceert-sociaal-media-protocol/
- Handreiking artsen en sociale media: ▶ http://knmg.artsennet.nl/Nieuws/Nieuwsarchief/Nieuwsbericht-1/KNMG-publiceert-handreiking-social-media-voor-artsen.htm
- Handreiking sociale media voor verpleegkundigen door V&VN: ▶ http://www.nursing.nl/verpleegkunde/recht-en-ethiek/nieuw/7834/handreiking-social-media-voor-verpleegkundigen
- American Cancer Society High Plains Social Media Guidelines: ▶ http://501derful.org/economics/american-cancer-society-high-plains-social-media-guidelines/
- 16 social media guidelines used by real companies: ▶ http://econsultancy.com/blog/5049-16-social-media-guidelines-used-by-real-companies
- Red Cross Online Communications Guidelines: ▶ http://sites.google.com/site/wharman/social-media-strategy-handbook
- IBM's social computing guidelines: ▶ www.ibm.com/blogs/zz/en/guidelines.html
- 118 Policies for social media governance: ▶ http://socialmediagovernance.com/policies.php

Skype: ► www.skype.nl
VOIPbuster: ► www.voipbuster.com
GoogleTalk: ► www.google.com/talk
Gotomeeting: ► www.gotomeeting.com
Webex: ► www.webex.com
Elluminate: ► www.elluminate.com
Adobe Connect ► www.adobe.com/nl/products/connect/
Bigmarker ► www.Bigmarker.com
Meetingburner ► www.meetingburner.com
Familieberaad van KPN: ► http://www.familieberaad.nl
Easy Conference: ► www.easyconference.nl/nl
Call4conference: ► www.call4conference.nl
Skype Recording http://voipcallrecording.com/
Hotrecorder ► www.hotrecorder.com
Yahoo Messenger: ► http://messenger.yahoo.com
MSN: ► www.msn.com
Gabbly: ► http://home.gabbly.com
Meebo: ► www.meebo.com
Meetingwords: ► www.meetingwords.com
Skype: ► www.skype.com
Meetingwizard: ► www.meetingwizard.com
Datumprikker: ► www.datumprikker.nl
Afspreken: ► www.afspreken.nl
Join me: ► http://join.me
Vyew: ► www.vyew.com
Screenleap ► www.screenleap.com
Google Hangout: ► www.google.com/±/learnmore/hangouts/
Synchtube: ► www.synchtube.com
Watch2gether: ► www.watch2gether.com
Delicious: ► www.delicious.com
Digg: ► http://digg.com
Diigo: ► http://www.diigo.com
Whatthetrend: ► www.whatthetrend.com
Twubs: ► www.twubs.com
Tagalus: ► http://tagal.us
Hashtags: ► http://hashtags.org
Monitter: ► http://monitter.com
Twitterfall: ► http://twitterfall.com
Twapperkeeper: ► http://twapperkeeper.com
Twistory: ► http://twistory.net
Twitter: ► http://twitter.com
Jaiku: ► www.jaiku.com
Yammer: ► www.yammer.com
Sharetronix: ► http://sharetronix.com/opensource

Wikipedia: ▶ www.wikipedia.nl
Pbworks: ▶ www.pbworks.com
Mediawiki: ▶ www.mediawiki.org
Wikispaces: ▶ www.wikispaces.com
Wetpaint: ▶ www.wetpaint.com
Basecamp: ▶ www.basecamp.com
Flowdock: ▶ www.flowdock.com
Taskfreak: ▶ www.taskfreak.com
Verwijzingen:
Rolf Kleef van Nivocer ▶ www.drostan.org
▶ http://mashable.com/2009/05/17/twitter-hashtags

Hoofdstuk 9

Bibliotheek 2.0: ▶ http://bibliotheek20.ning.com
23dingen: ▶ www.23dingen.nl
Verwijzingen:
Keursten, P. (2006). *Ontwikkeling van leren in organisaties: Van conditioneren naar samen construeren.* Te vinden op: ▶ www.kessels-smit.nl/de/424
▶ www.fd.nl (2007)

Hoofdstuk 10

Weblog e-collaboration: ▶ www.icollaborate.blogspot.com
NPtech tagstroom: ▶ www.delicious.com/tag/nptech
NPtech: ▶ http://nptech.info
NPtech samenvatting: ▶ http://beth.typepad.com/beths_blog/2009/09/an-amazing-nptech-social-media-link-buffet-take-your-pick-.html
Edublogs: ▶ http://edublogs.org
Discussie dinsdag: ▶ http://discussiedinsdag.yurls.net
Communities & Networks Platform: ▶ http://cc.fullcirc.com
Twittergids: ▶ www.twittergids.nl
Full Circle Associates: ▶ www.fullcirc.com
Moodle: ▶ http://moodle.org
Partos Plaza: ▶ www.partosplaza.nl
Picnic: ▶ www.picnicnetwork.org
Picnic op slideshare: ▶ www.slideshare.net/tag/picnic09
Mobypicture: ▶ http://mobypicture.com
Jan-Jaap in der Maur: ▶ www.dagvoorzitter.nl
Hallo community: ▶ www.kvk.nl/hallo
NODE conferencing: ▶ http://node.on.ca/conferencing
Social reporting: ▶ http://socialreporter.com

Strategy for Disaster Reduction: ▶ www.stopdisastersgame.org/en/faq.html
Verwijzingen:
- ▶ www.frankwatching.com/archive/2007/08/02/framework-voor-succesvolle-community-portals
- Nancy White on blogging communities: ▶ http://kt.flexiblelearning.net.au/tkt2006/edition-11-editorial/blogs-and-community-launching-a-new-paradigm-for-online-community
- Green, L. (1998). *Playing croquet with flamingos: a guide to moderating online conferences.* Te downloaden van: ▶ http://emoderators.com/wp-content/uploads/flamingoe.pdf
- ▶ www.personeelslog.nl/2008/11/28/landmacht-traint-personeel-met-games

Hoofdstuk 11

CPsquare: ▶ http://cpsquare.com
Moodle: ▶ http://moodle.org
Yahoo Group over videoblogging: ▶ http://tech.groups.yahoo.com/group/videoblogging
Verwijzingen:
- Mason, R. *The Globalisation of Education.* Te vinden op: ▶ http://node.on.ca/

Hoofdstuk 12

Verwijzingen:
- Berge, Z.L. *The role of the online instructor/facilitator.* Te downloaden van: ▶ www.cordonline.net/mntutorial2/module_2/Reading 2-1 instructor role.pdf
- *Online Facilitation Wiki:* ▶ http://onlinefacilitation.wikispaces.com
- Van Dam, N. (2008) *25 Best practices in learning and talente development.* Lulu Publishers, ▶ www.lulu.com/product/hardcover/25-best-practices-in-learning-talent-development/2721226
- Siemens, G. (2004). *Connectivism: a learning theory for the digital age.* ▶ www.elearnspace.org/Articles/connectivism.htm

Tips en Tools bij deel 3

Literatuur en andere bronnen over specifieke online-interventies:
- Ecoaching: Video, Marja Verstelle praat over e-coaching in het onderwijs. ▶ www.youtube.com/watch?v=TYWuE_r218c&hl=nl
- *Serious games: online games for learning.* ▶ www.adobe.com/products/director/pdfs/serious_games_wp_1107.pdf
- *Wikipatterns. A practical guide to improving productivity and collaborator in your organization.* Steward Mader, Wiley, 2008. Zie ook: ▶ http://wikipatterns.com

Overzicht van links

- *Handboek Communities, de kracht van sociale netwerken*. Erwin Blom, A.W. Bruna, 2009. ▶ www.handboekcommunities.nl
- *Digital Habitats, stewarding technology for communities*. Etienne Wenger, Nancy White en John D. Smith, CPsquare, 2009. ▶ http://technologyforcommunities.com

Enkele voorbeelden van community's in Nederland of Benelux die interessant kunnen zijn om te volgen:
- NVO2: ▶ www.nvo2-hrd.ning.com, ▶ www.linkedin.com/groups?home=&gid=914467&trk=anet_ug_hm&goback=%2Ehom
- SOL Netherlands, Society for Organisational Learning: ▶ www.solonline.nl, ▶ http://solonline.ning.com
- Ooa, Orde van organisatieadviseurs: ▶ www.ooa.nl
- Community managers: ▶ www.communitymanagers.nl
- IAF, Stichting faciliteren in de Benelux: ▶ www.linkedin.com/groups?gid=1798176&trk=myg_ugrp_ovr&goback=%2Emyg
- Consortium voor Innovatie: ▶ www.cvicommunity.nl
- Dutch e-coaching, e-training and e-learning professionals: een LinkedIn groep over online leren. ▶ www.linkedin.com/groups?gid=2123732&trk=anetsrch_name&goback=.gdr_1263726827362_1
- Online faciliteren en meer: onze eigen site en community over online faciliteren. ▶ www.ennuonline.com

Een aantal internationale, Engelstalige online-community's
- CPSquare: ▶ www.cpsquare.com
- The World Cafe: ▶ www.theworldcafecommunity.org
- Online Facilitation Yahoo Group: ▶ http://groups.yahoo.com/group/onlinefacilitation

Bronnen met tips voor teleconferenties:
- Techsoup Tips for conducting a succesfull webinar: ▶ www.techsoup.org/learningcenter/training/page11265.cfm
- Anecdote Seven ways to get more out of your teleconference: ▶ www.anecdote.com.au/archives/2008/01/seven_ways_to_g.html
- Nancy White, *More on telephone facilitation*: ▶ www.fullcirc.com/weblog/2006/08/more-on-telephone-faciltiation.htm
- John Smith, *Conference call practices to generate knowledge and record learning*: ▶ http://learningalliances.net/resources/conference-call-practices

Wereldklok: ▶ www.timeanddate.com
  Flickr-tools: ▶ http://bighugelabs.com/flickr/deck.php
  Bubblejoy: ▶ www.bubblejoy.com
  Verwijzingen:
- Anecdote. What kind of facilitator are you? ▶ www.anecdote.com.au/archives/2006/11/what_kind_of_fa.html
- ▶ http://joitskehulsebosch.blogspot.com/2009/03/10-online-icebreakers.html

GPSR Compliance
The European Union's (EU) General Product Safety Regulation (GPSR) is a set of rules that requires consumer products to be safe and our obligations to ensure this.

If you have any concerns about our products, you can contact us on

ProductSafety@springernature.com

In case Publisher is established outside the EU, the EU authorized representative is:

Springer Nature Customer Service Center GmbH
Europaplatz 3
69115 Heidelberg, Germany

www.ingramcontent.com/pod-product-compliance
Ingram Content Group UK Ltd.
Pitfield, Milton Keynes, MK11 3LW, UK
UKHW051250180426

11947UKWH00020B/1625